1949

1979

新中国
地方中草药
文献研究

（1949—1979年）

『十三五』国家重点出版物出版规划项目

国家出版基金资助项目

土单验方卷 **8**（下）

U0242870

张瑞贤　张卫
刘更生　蒋力生

主编

SPM
南方出版传媒 广东科技出版社
北京科学技术出版社

目 录

中草药单验方（汇编）

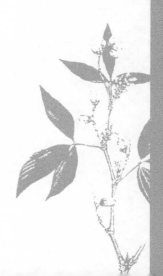

提　要

福州军区后勤部卫生部编。

1969 年 10 月出版。共 91 页，其中前言、目录共 11 页，正文 79 页，插页 1 页。

纸质封面，平装本。

　　福州军区的医务工作人员大力开展利用中草药单方、验方治疗常见病、多发病的诊疗活动，取得了一定的成绩，总结了不少经验，在 1969 年的全区卫生工作会议期间将其成果进行了展览介绍，并编印成《中草药单验方（汇编）》。

　　全书涉及内科疾病 51 种、外科疾病 18 种、传染科疾病 6 种、五官科疾病 13 种、皮肤科疾病 19 种、妇科疾病 12 种、小儿科疾病 10 种、其他疾病 4 种，共 133 种疾病。每种疾病后列出 2 ~ 10 个处方。每个处方包括组成、用法等。个别处方下详述其制法，例如治疗胃及十二指肠溃疡的"处方 7"，制法是"首先称取氧化镁二百克，放于大乳砵中研细，然后将次碳酸铋和苏打大黄粉分别研成细粉，过筛，与氧化镁混合均匀，再把小苏打粉、陈皮粉、木香粉、菖蒲粉，依次与上面药混匀，最后加上甘草流浸膏混合均匀即得"。

　　书中所用的药物计量单位，部分采用旧市制，即 1 斤等于 16 两；部分采用公制，即 1 公斤等于 1000 克。

中草药单验方

（汇编）

福州军区后勤部卫生部

一九六九年十月

目 录

内科：

1949

新 中 国
地方中草药
文 献 研 究
(1949—1979年)

1979

2

·3

1949

新 中 国
地方中草药
文 献 研 究
(1949—1979年)

1979

4

1949

新 中 国
地方中草药
文 献 研 究
(1949—1979年)

1979

6

7

1949

新中国
地方中草药
文献研究
(1949—1979年)

1979

· 白 页 ·

內　科

一、胃及十二指肠溃疡

处方1：薏米、陈皮、冬瓜子、白芨，各二两，研細粉。

用法：日服三次，每次一至二錢。

处方2：松花蛋一个，生姜四錢。

用法：两药在瓦上烤干，研細，日一剂，分三包，上午十时、下午三时、晚睡前各服一包。

处方3：蜂蜜适量，加小苏打少量。

用法：煮沸，日服三次，每次一湯匙。

处方4：仙人掌粉。

用法：每日二次，每次二克，早晚服。

处方5：仙人掌粉五份，鸡內金細粉一份，乌贼骨細粉一份，上药混合均匀备服。

1

1949

新 中 国
地 方 中 草 药
文 献 研 究
(1949—1979年)

1979

用法：每日二次，每次二克，早晚服。

注明：胃酸过多，胃功能紊乱也可应用。溃疡出血加白芨一份；胃窦炎、化脓性胃炎加黄连素五十至一百毫克。

处方6：仙人掌细粉一斤，鸡内金粉二两，乌贼骨细粉二两，杜仲细粉一两，桑寄生细粉五钱，上药混合均匀备服。

用法：每日二次，每次二克，早晚服。

注明：适应于溃疡伴有高血压、心脏病者。

处方7：氧化镁二百克，次碳酸铋四百克，甘草流浸膏四百毫升，陈皮粉四百克，木香一百三十点四克，菖蒲三十三点四克，小苏打粉四百克，苏打大黄粉三十三点四克，上药制作分为二千包。

制法：首先称取氧化镁二百克，放于大乳钵中研细，然后将次碳酸铋和苏打大黄粉分别研成细粉，过筛，与氧化镁混合

2

均匀，再把小苏打粉、陈皮粉、木香粉、菖蒲粉，依次与上面药混匀，最后加上甘草流浸膏混合均匀即得。

用法：每日三次，每次服一至二包。

处方8：元胡、香附、良姜各二钱，白酒三两。

用法：泡酒中一周，每日二次，每次十毫升。

处方9：

1号溃疡散（片）：高良姜四两，制香附四两，海螺蛸半斤，白芨四两，甘草四两。

用法：研成粉末，每日二次，每次服一钱。此药具有止酸、止痛、止血，保护溃疡面。

2号溃疡散（片）：土木香二两，模积樟二两，桃金娘一两，牡荆根一两。

用法：研成粉末，每日二次，每次服

3

1949

新 中 国
地方中草药
文 献 研 究
(1949—1979年)

1979

一錢。

3号溃疡散（片）：乌药二錢，山鸡椒一錢，楤木一两，海螵蛸二两，粗糠柴叶（紫珠草）一錢。

用法：研成粉末，每日三次，每次三克，主治胃酸过多。

处方10：止血散。

紫珠草六份，仙鹤草四份，茜草根四份。

用法：晒干研成粉或压成片剂，每日四次，每次两克，主治胃、十二指肠出血。

二、溃疡病出血

处方1：头发二两，旧棕毛二两。

用法：烧成灰研末，每日三次，每次二錢，温水送服。

处方2：侧柏叶，白芨等量。

用法：研粉，每日二次，每次五克。

4

处方3：乌贼骨，白芨等量。

用法：研粉，每日三次，每次四克。

处方4：紫珠草五份，仙鹤草五份，茜草（根）二份。

用法：烤干研粉备用，日三至四次，每次服二克。

处方5：紫珠草一两，地稔一两。

用法：水煎，日一剂，分二次口服。

三、消化不良，腹胀

处方1：山楂、麦芽、神粬、蝉蜕各一两。

用法：研粉，小儿每次三至五分，成人每次六至十分，日服三次。

处方2：芥末适量。

用法：冷水调成糊状，敷于中脘（直径十公分）到不可忍为止，一般不超过二小时。

5

1949
新 中 国
地 方 中 草 药
文 献 研 究
(1949—1979年)
1979

处方 3：鸡蛋（鸭蛋也可）。

用法：将熟蛋黄放于温火 烤 取 其 油汁，每次口服三至五毫升，日一次。

四、呃逆

处方：柿蒂五至十个。

用法：水煎，日一剂，分二次口服。

五、习惯性便秘

处方 1：杏仁八錢，枇杷叶二两。

用法：水煎服，日一次。

处方 2：猪胆汁。

用法：取鲜猪胆一个，炖一小时（消毒、浓缩），用注射器抽吸胆汁注入肛门，保留二小时以上，连续三次，日一次。

六、急性腹痛

处方：防巳一份，两面针一份，陈皮一份，甘草半份。

6

制法：研末混合压片，每片零点三克。

用法：每日三次，每次三片。

七、胃及食道癌

处方1：嫩核桃枝半斤，鸡蛋六个。

用法：砂锅将鸡蛋羹成半熟，打出裂纹，再羹鸡蛋至酱色，每日三次，每次一个。

处方2：断肠草根。

用法：烤炭存性，每次五钱，炖猪肋骨吃，至食道通畅为止。

八、肝癌

处方：白参一钱（另煎）黄芪三钱，丹参三钱，郁金三钱，凌霄花三钱，桃仁三钱，八月扎（预知子）三钱，香附子三钱，炙鳖甲四钱，全虫散一钱五分（另

7

1949

新 中 国
地方中草药
文 献 研 究
(1949—1979年)

1979

服）。

　　用法：水煎服，每日一剂。

　　注明：全虫散成份：全蝎、蜈蚣、水蛭、僵蚕、蛴螬、守宫（壁虎）、五灵脂各等份为末，每日二次，每次服一钱。

九、淋巴癌

　　处方：核桃树枝四至五两（剪一寸长），带壳鸡蛋四至五个。

　　用法：水煎，日吃二至三个。

十、各种癌

　　处方1：断肠草灰二钱，夹竹桃（红花）三钱，鸽沙二钱，血余炭二钱、水蛭一钱。

　　用法：将该草烧成白色粉末后混合，每日一次，每次一钱，开水冲服。

　　处方2：川楝子五两，海螵蛸十两，

8

甘草十一两，粘米粉十两。

制法：先将海螵蛸研粉，另将川楝子、甘草，用水五碗煎至一碗，去粗渣，将米粉加入羹成糊状，再将海螵蛸末加入制丸。

用法：每日二次，每次口服三钱。

处方3：红花草一两，两面针五至六钱，青蒿五至六钱，算盘子一两，白花益母草五至六钱。

用法：水煎，日一剂，分三次口服。

十一、胆道结石

处方：大黄、黄芩、黄连、甘草各三钱。

用法：水煎，日一剂，分二次口服。

十二、胆道蛔虫

处方：食醋四十毫升。

9

1949

新 中 国
地 方 中 草 药
文 献 研 究
(1949—1979年)

1979

用法：二至三小时服一次，服一至二次可缓解，同时可服适量阿斯匹林。

十三、慢性胆囊炎

处方：广郁金、干姜、茵陈各五錢。

用法：水煎，发作时连服二至三剂。

十四、肝硬化出血

处方：鲜旱莲草一斤，嫩侧柏叶一斤。

用法：将药分别捣烂取汁后混匀，每次口服五十毫升，日服多次卽可。

十五、肝硬化腹水

处方：地绵根（南岭荛花），取干根去外皮，每次服五分至一錢。

用法：取一个芋头，挖一个洞，将去皮的地绵根，置入洞內封好，然后放灶里

10

烤，熟后去皮，捣烂冲水内服。

注明：服药期间腹泻厉害，属于正常反应，服冷稀饭后即止泻。

十六、肝硬化

处方：老须根五钱至一两。

用法：水煎，日一剂，分二次口服。

十七、伤风感冒

处方1：鲜白茅根一两半，葱头五个。

用法：水煎，日一剂，分二次口服。

处方2：旱莲草根适量。

用法：捣烂取汁加白糖一两，白酒适量，炖服，日一剂，分二次口服。

处方3：木通、麻黄、杏仁各一钱，甘草二钱。

用法：水煎，每日一剂，分二次口服。

11

1949

新 中 国
地 方 中 草 药
文 献 研 究
(1949—1979年)

1979

处方4：生姜三錢，葱胡数个，香菜根数个。

用法：水煎，每日一剂，分二次口服。

十八、急性支气管炎

处方1：核桃一两，白糖一两。

用法：烤焦研成粉，加白糖拌匀服下，每晚一次，连续服三次。

处方2：威灵仙一至二两，冰糖适量。

用法：水煎，日一剂，分二次口服。

注明：二至六岁小儿，服二至四錢。

处方3：地耳草（又名田基黄）一两，野菊花一两，金银花三至五錢。

用法：水煎，日一剂，分二次口服。

处方4：三荚草二两，红糖一两。

用法：水煎，每日一剂，分二次口

12

服，连服七剂。

处方5：紫苏叶、山薄荷、地胆头各一两。

用法：水煎，每日一剂，分二次口服。

十九、慢性支气管炎

处方1：大蒜头六至八瓣，与冰糖适量捣烂。

用法：开水冲服，日一剂，分二次口服。

处方2：枇杷叶五至十叶，冰糖适量。

用法：鲜枇杷叶去毛加水煎，后放冰糖，日一剂，分三次口服。

处方3：白茅根一两，山芝麻一两，干姜五钱。

用法：水煎，每日一剂，分二次口服。

13

1949

新　中　国
地 方 中 草 药
文 献 研 究
(1949—1979年)

1979

二十、哮喘

处方1：杏仁、知母、桑白皮、阿胶、生地、熟地、天冬、寸冬各二分。

用法：水煎去渣，熟鸡蛋七个，去壳，浸入药汁内煮，晨服。

处方2：蝙蝠。

用法：去头、皮、肠，瓦上焙干研粉，每次一至二錢，日一至二次，连服数日。

处方3：芝麻油，白糖适量。

用法：麻油炸白糖，日服三次，每次适量。

处方4：鸡蛋一个，醋一两。

用法：温火炖煮，日二次，重者日三次内服。

处方5：自尿。

用法：在玻璃试管把尿煮沸，取澄清液，肌注，每侧各注二毫升，隔日一次，

14

七次为一疗程。

处方 6：羊大便适量。

用法：将上药晒干研粉，开水送服，日一次，每次五克，小儿酌减。

处方 7：万毒虎（鲜草）二至三两，肥猪肉一两。

用法：水煎，日一剂，分三次口服，连服七天。

处方 8：地龙（蚯蚓）。

用法：取蚯蚓干研粉，每日三次，每次一克，口服。

处方 9：白酒、红糖各四两。

用法：每晚睡前服一次，共三次，服后出大汗效果好。

注明：高血压、心脏病禁用。

二十一、急性胸膜炎

处方：毛桃仁十二粒，车前子一两

15

1949

新　中　国
地方中草药
文　献　研　究
(1949—1979年)

1979

半，小茴香三錢，菁木香錢半。

用法：毛桃仁捣烂和上药加半碗水蒸浓汁，一次服，四小时后再服一剂，痛卽止。

二十二、肺脓疡

处方：银花一两，连翘三錢，桔梗三錢，芦根五錢，生甘草三錢。

用法：水煎，日一剂，分三次口服。

注明：对急性疗效显著，久病者在服上剂后加鱼腥草三錢，败酱草三錢；伴发热加黄芩三錢；伴咳嗽加贝母三錢。

二十三、肺结核，颈淋巴结核

处方1：猪胆七个。

用法：取汁加黄酒一斤，放锅内熬成浸膏，制丸二十一粒，每次三粒，每日三次。

16

处方 2：百部一两，童母鸡一只（去内脏）不下水，装入百部封好。

用法：隔水炖熟，晚十二点服下，连服五至六次。

处方 3：全蝎、蜈蚣各一条。

用法：烤干研粉，每日一剂，分三次口服。

注明：颈淋巴结核特效方。

二十四、肺结核空洞

处方：白芨、百部、穿山甲、牡蛎(生)、紫苏各等量。

用法：研粉，每日三次，每次一钱，开水冲服。

二十五、肺结核咳血

处方：百条根(又名一枝黄花)二两，冰糖适量。

17

1949

新 中 国
地 方 中 草 药
文 献 研 究
(1949—1979年)

1979

用法：水煎，日一剂，分二次口服。

二十六、盗汗，自汗症

处方1：猪蹄甲八个

用法：水煎，日一剂，小儿减半。

处方2：燕麦适量。

用法：水煎，每日一剂，晚睡前服。

二十七、高血压

处方1：葫芦茶（双剑草），担子草（龙葵），各一两。

用法：水煎，日一剂，一次服完。

处方2：紫石英一钱，生龙骨一钱，代赭石一钱。

用法：将上药研粉，每日一剂，分三次口服。

处方3：桑枝五两，桑叶一两，充蔚子四钱。

18

用法：每日一剂，羹水洗脚。

二十八、急性脑溢血引起半身不遂症

处方：酢浆草半斤至一斤。

用法：鲜全草捣烂绞汁，加入适量红糖、红酒，炖，用时取汁一百毫升加热内服，日一至二次，七次为一疗程。

二十九、神经衰弱

处方：花生叶六至八两。

用法：水煎，当茶饮。

三十、偏头痛

处方：川附片三钱，绿豆一茶碗。

用法：水煎，日一剂，分二次口服。

三十一、神经性头痛

处方：大青根（土地骨皮）一至二两，

19

1949

新 中 国
地方中草药
文 献 研 究
(1949—1979年)

1979

臭牡丹一两。

用法：水煎，日一剂，分二次口服。

三十二、癫痫病

处方：七叶一枝花（蚤休）根块适量。

用法：研粉，每日三次，每次五分，小儿减半，连服一至二个月。

三十三、血小板减少性紫癜

处方：藕片、白茅根各一两，白芨粉三钱。

用法：将藕片、白茅根水煎去渣，白芨粉冲服，每日一剂，一般服七剂后见效，连服十四剂。

三十四、过敏性紫癜

处方：大麦二两，大枣五个。

用法：水煎，每日一剂，日服一次。

20

三十五、出血性紫癜

处方：大红枣。

用法：将大红枣放在锅内蒸熟，装瓶备用，每日三次，每次服七个，七天为一疗程，连服三个疗程。

三十六、再生障碍性贫血

处方：鳖鱼血液（取颈脖血）凑足一百毫升。

用法：趁热喝下，每周二至三次，疗程不限。

三十七、亚急性白血病

处方1：黄鼠狼。

用法：去皮、内脏，将骨肉烤干，研末粉，每日三次，每次一汤匙。

处方2：小柿子叶（又名黑枣叶）二

21

1949

新 中 国
地方中草药
文 献 研 究
(1949—1979年)

1979

两。

用法：水煎，每日一剂，分二次口服。

三十八、白血病引起的脾肿大

处方：鸡蛋五个，真阿魏粉一钱，黄腊一两。

用法：黄腊先放在锅内溶解，随之放下鸡蛋，再加阿魏粉搅拌之，分二次服。

三十九、白血病，白细胞增多症

处方：何首乌一钱，白芷二钱。

用法：水煎，每日一剂，分二次口服。

四十、血栓性静脉炎

处方：生地四钱，赤芍三钱，黄连二钱，黄芩三钱，知母三钱，只壳二钱，天花粉三钱，红花三钱，乳香三钱，没药二

22

錢，甘草二錢。

用法：水煎，每日一剂，十五日为一疗程。

四十一、急、慢性肾盂炎、肾炎

处方1：盐酸鸡（大叶酢浆草）鲜二两，鸡蛋二个。

用法：切碎加油炒蛋，日服二剂，连服四十天。

处方2：活青蛙一只，巴豆四粒。

制法：将青蛙腹部两侧用小刀各切一约一公分长的小口，将巴豆四粒分放于蛙腹，再将青蛙两后肢绑住悬吊，阴干（约十天左右）后，切成小块，放瓦上焙干，俟呈咖啡色，再将烤的巴豆拿出，用纱布稍摩脱脂，和焙干青蛙一块研成細粉即成，放于瓶內封好备用。

用法：每次口服二百毫克，每日三至

1949

新　中　国
地方中草药
文　献　研　究
(1949—1979年)

1979

四次或四至六次，如急性发作时，疗程为七天，二至三天见效，连服一至二个疗程。作为巩固治疗，可连服四周。

处方3：野蓆草（灯芯草）二至三两，豆腐二块。

用法：生全草与豆腐炖服，每日一剂，分二次服。

处方4：絲瓜根、空心菜根各适量。

用法：炖服，每日一剂。

处方5：鲜车前草一两，鸡蛋清二个。

用法：将草捣烂，调入鸡蛋清，做成饼状敷于脐上一昼夜换一次。

注明：忌盐、油、辛、酸等刺激性食物。

处方6：积雪草、元胡、野菊花全草各一两。

24

用法：水煎，每日一剂，分二至三次口服。

处方7：益母草七钱，夏枯草五钱，白茅根八钱。

用法：水煎，每日一剂，分二次口服。

注明：处方5至7，专治急性肾炎。

四十二、尿频

处方：韭菜适量。

用法：韭菜洗净切碎，捣烂，挤汁四十毫升炖服，日一次。

四十三、夜尿

处方1：硫磺少许，葱白适量。

用法：一起捣烂，晚睡前将药敷在脐部，固定好，晨取。

处方2：雄黄五钱，葱头十只。

25

1949
新 中 国
地 方 中 草 药
文 献 研 究
(1949—1979年)
1979

用法：一起捣烂，晚睡前将药敷在脐部，固定好，晨取。

四十四、血尿

处方1：鲜大蓟根一至二两。

用法：加水捣烂绞汁内服，对吐血也有效。

处方2：紫茉莉根（胭脂花）二至三两，冰糖适量。

用法：水煎，每日一剂，分二次口服。

四十五、糖尿病

处方：铁扫帚（干里光）二两，冰糖适量。

用法：水煎，每日一剂，分二次口服。

26

四十六、前列腺炎

处方：胭脂花根二至三钱，冰糖适量。

用法：水煎，每日一剂，分二次口服。

四十七、遗精

处方：五倍子适量。

用法：将五倍子研粉，加温水调匀后，敷于脐部，每晚一次，连续作五至六次。

四十八、心动过速

处方：莲子心三钱，丹参三钱。

用法：水煎，每日一剂，分二次口服。

27

1949

新 中 国
地 方 中 草 药
文 献 研 究
(1949—1979年)

1979

四十九、各种浮肿

处方：野菊花、马鞭草各一两。

用法：水煎，每日一剂，分二次口服。

五十、美尼尔氏综合症

处方：当归、怀山药、桂圆肉、五味子各三錢。

用法：水煎，每日一剂，分二次口服。

五十一、甲状腺肿大

处方：昆布四两，白酒半斤。

用法：泡一天后，每日服二次，每次五毫升。

28

外　科

一、跌打损伤

处方1：马鞭草适量。

用法：取鲜全草洗净捣烂取汁，加酒少许，加温內服，渣外敷患部，日一剂。

处方2：蛇莓（龙吐珠）一至二两，鸡蛋一个。

用法：取鲜全草切碎捣烂，加适量酒，油炒蛋，酒冲服，每日一剂。

处方3：酢浆草二两，红糖、米酒适量。

用法：切碎水煎，加红糖、米酒后口服，每日一剂，滤渣外敷患部。

二、扭伤

处方1：一见消（白花丹）适量。

29

1949

新　中　国
地 方 中 草 药
文　献　研　究
(1949—1979年)

1979

用法：取鲜叶捣烂外敷患处，一次敷十五分钟拿掉，以防起泡。

处方2：萝卜、石膏等量。

用法：捣烂混合拌匀，外敷患部，日更换一至二次，连敷几天。

处方3：救必应（山熊胆），酢浆草等量。

用法：取鲜全草切碎合捣烂，加百分之七十五酒精适量调匀，外敷患部，包扎固定。

处方4：枝子五钱，生姜一两，樟脑粉一克。

用法：先将枝子、生姜捣烂加入樟脑粉用百分之七十五酒精合面粉成糊状，敷扭伤点，每日更换一次，塑料布覆盖药面上以保持温度。

30

三、外伤出血

处方1：当归一钱，枣树皮（越老越好）三钱，三七一钱。

用法：各炒，共研末拌匀，撒敷破伤处。

处方2：鲜桑叶适量。

用法：取适量鲜桑叶放口内嚼烂敷伤口。

四、腰肌劳损

处方1：大叶十大功劳根半斤，米酒半斤，猪蹄一只，冰糖二两。

用法：加水适量，炖烂猪蹄后放冰糖，连汤一起服之，日一剂，服二至三剂为一疗程。

处方2：徐长卿（逍遥竹，苗竹消）二至三钱。

31

1949

新 中 国
地 方 中 草 药
文 献 研 究
(1949—1979年)

1979

用法： 茎根洗净晒干研粉， 合 猪 腰
子， 米酒炖服， 日一剂， 连服数剂。

注明：对风湿腰痛效果更佳。

五、类风湿性关节炎

处方1：雷公藤干根五錢。

用法：取去皮干根切片加 水 四 百 毫
升， 煎成一百五十毫升， 分二次饭前服，
复渣一次， 一周为一疗程， 药效不足时，
可增加到七至八錢， 以不超过一两为限。
此方对纤维组织炎， 腰肌劳损亦有效。

注明：雷公藤， 根皮， 茎叶有剧毒，
用时必须处理干净。服药期间， 禁 食 酸
辣、油炸等刺激食物， 姙娠、心、肝、肾
脏病， 慎用。

处方2：风伤膏。

海风陈二两， 海桐皮二两， 五加皮二
两， 九重皮二两， 羌活二两， 独活二两，

32

辣椒粉二两半，冰片五錢，樟脑粉一两。

用法：前六种研为粗粉，后三种研为細粉，每帖可用3—5天。

六、结核性瘘管

处方：壁虎（守宫）尾巴。

用法：取壁虎尾巴若干，焙焦研粉，备用，用时取粉末适量撒于瘘管內。

七、脱肛

处方1：扛板归（鲜）四两。

用法：水煎，日一剂，分二次口服。

注明：适用于內痔引起脱肛。

处方2：乌龟头（王八脑袋）一只。

用法：取乌龟头一个焙干研細末过筛备用，用时将粉末撒于布上用手托已脱出部分，轻揉复位，二、三次可治愈。

处方3：五倍子适量。

33

1949

新中国
地方中草药
文献研究
(1949—1979年)

1979

用法：取五倍子研末加少 许 冰 片 混匀，撒布纸上，便后敷于肛门处并用力复托。

注明：适应于小儿脱肛。

八、化脓性腱鞘炎

处方：旱莲草（墨汁草）适量。

用法：取鲜叶加第二次洗米水混合捣烂外敷患部，每日一次。

九、无名肿毒

处方：七叶一枝化根，酸醋适量。

用法：干根磨水，调醋，外涂患处，日多次。

十、多发性疖肿

处方1：紫花地丁、蒲公英、甘草（干）各三錢，射干四錢。

34

用法：水煎，每日一剂，早晚饭前分服。

处方2：田螺一个，冰片少许。

用法：捣烂外敷。

处方3：犁头草、碗缺草等量。

用法：采鲜者捣碎外敷患处。

处方4：绿豆粉一钱，蜂蜜十五毫升，薄荷油三毫升，醋二百毫升。

用法：将绿豆粉炒成灰黑色后与其它药混合调糊状涂患处。

注明：处方2至3治疖肿。

处方5：消炎粉，七叶一枝花，甘草。

用法：研成粉，甘草量为七叶一枝花的一半，口服或外涂。治各种炎症、疖肿。

十一、小腿溃疡

处方1：鸡蛋数个。

35

1949

新 中 国
地方中草药
文 献 研 究
(1949—1979年)

1979

用法：取熟蛋黄炼油，涂敷创面包扎，日更换一次。

处方2：蛇蜕、芝麻油适量。

用法：取蛇蜕焙灰调麻油成糊状，涂创面，每日一次。

处方3：黄连、黄芩、黄柏等量。

用法：共研細末，涂患处，日一次。

处方4：胆矾一錢，目石一錢，梅片五分，红丹一錢，石膏二錢。

用法：烤干，研成細末，存于瓶內，用时将伤口洗干淨撒在上面。

注明：适用于慢性溃疡。

十二、脚部顽固性溃疡

处方1：苍术、黄柏、木瓜、玄胡索、郁金、白芨、汉防巳，各六錢，生石膏、炉廿石各八两，用童尿浸四至八个月，以后煅研过筛，芝麻油二斤。

36

制作过程：

1、浸渍：将苍术，黄柏，汉防巳，郁金，宣木瓜，玄胡索，白芨切片，浸入麻油内二十四小时。

2、熬煎：将上药物放钢锅内煎约二、三小时（200C°左右）至药呈枯黄色，去渣过滤，即得药油。

3、炼油：滤净之油用温火加约二三小时至滴水成珠为度。

4、成膏：将炼好之油趁热逐渐加煅石羔，煅炉甘石细粉（勿使结成块或沉于锅底），随加随拌，加完后继续保持微沸，此时上面应无浮油或极小量浮油，加热约二三小时，可取出小量冷却，已成固体膏状即可停火收膏。

用法：

1、干棉球拭去创面分泌物，用酒精棉花消毒创面周围。

37

1949

新中国
地方中草药
文献研究
(1949—1979年)

1979

2、将膏药均匀涂于膏药纸上贴于创面。

3、然后在膏药纸上面敷盖纱布以便吸水，再用绑带加压包扎，使脓液外渗，若创面较深，需用干棉花垫于膏药纸外层，使膏药与创面充分接触。

4、如分泌物多者，每日更换一次，分泌物少者可酌情减之。

5、防止敷料脱落及水洗继发感染。

治疗范围：一切烂脚，化脓感染及烫伤，烧伤和新老外伤，皮肤癣病等。

处方2：川槿皮一两，白芷一两，槟榔五錢，斑蝥五錢，皂夹一条，红信三分，轻粉四錢，苦楝子二两，百分之七十五酒精三斤，浸七天后调掺外用。

治疗范围：神经性皮炎，慢性湿疹，皮肤苦癣等。

用法：

38

1、先用酒精消毒患处，再用小刀或三棱针点刺、放血或竹片刮破亦可。

2、将血用干棉球拭干净，再用力将药涂患处。

3、如涂药的皮面起泡或破溃者即停药，改用第一方。

4、创面不可用水洗以防感染。

十三、急性睾丸炎

处方：风不动（穿根藤）、千里光各二两。

用法：水煎，每日服一剂。

十四、脚跟垫石痛

方法：令病人直立，将患肢后伸，足跟部垫砖头以暴露腘窝部，再用一条粗铁丝从腘窝处用力迅速向下推达下腿二分之一，此时可见一条怒张血管即达目的。

39

1949

新 中 国
地 方 中 草 药
文 献 研 究
(1949—1979年)

1979

操作准备：滑润剂，粗铁丝或者光滑木棒皆可。

十五、骨折

处方1：水杨梅、野葡萄、南五味子适量。

用法：取干根各适量，磨粉加老酒少许，鸡蛋白二至三个（糯米也可），姜、葱头适量捣烂拌匀，外敷患处，日一次（十五至二十天即可），并配合局部小夹板固定。

处方2：接骨丹

坡柴根皮，咸胡根皮，山莉荆根皮，桑树根皮，溪蘇边根皮，柳桥头（薤白头）三至五粒，松树根皮。

用法：根据骨折及扭伤的部位范围而酌情决定，一般一剂为：前三种四两，桑树根皮、溪麻边根皮、松树根皮各三两，

40

柳桥头五粒卽可。各种成分捣烂后加适量糯米以增加粘性。治骨折、扭伤、局部红肿。

十六、烧伤

处方1：

（1）南瓜囊，油桐树花（桐子花），木梓油（水油，乌柏子油）

用法：老南瓜剖开取囊去子（勿用水洗），卽浸入适量木梓油加盖密封，让其发酵，待来年取与南瓜囊等量的桐树花洗净凉干捣烂共存放备用，一般过二至三个月南瓜囊，桐子花，下沉卽可外用，陈放久疗效越好，此药涂于创面有消炎干燥生肌等作用。

（2）梗见七（硬建七）粉剂。

用法：取其花或叶（花较叶好）洗净晒干或烤干研粉，每斤粉剂中加二至三钱

41

1949

新 中 国
地方中草药
文 献 研 究
(1949—1979年)

1979

冰片，也可不加，撒于创面，有生肌作用。

（3）甲鱼蛋（鳖蛋）

用法：用时取出完整甲鱼蛋一个打碎加入一斤油剂（即南瓜囊、桐树花油剂）中涂创面，一般轻的灼伤不用。

注明：此三方也可同时应用，轻度烧伤用一方，即可，重者用一、三方并用，后期生肌加二方并用或单用，抢救时应配合西药疗法。

处方2：酸枣树内皮

制作：取鲜的树皮或阴干后的树皮适量，切成碎片，加水适量，温水煎约一小时，过滤残渣，再煎一次过滤，取二次滤液浓缩至缩面有薄膜时，即可供临床使用。

使用注意事项：

1.在涂浸液前，将水泡刺破，剪除残

42

皮，清创要彻底，创面涂抹浸液时，如有疼痛发烧反应，应对症处理，浸液干燥后呈棕红色，药痂随创面癒合而自行脱落，不需另外处理。

2.一度烧伤一般涂抹一层，二度烧伤涂二至三层，每涂一层待干后再涂，治疗中如有干燥脱落，可随时补涂。

3.此浸液疗效适应于一至二度烧伤。

处方3：漆大伯五钱，扛板归五钱，金银花钱半，黄连钱半。

用法：煎水一千毫升，用于外洗和湿敷。也可混合磨粉，消毒，撒于创面。

处方4：火烧草。

用法：取鲜的火烧草叶，洗净凉干，合第二次洗米水适量共捣烂成糊状，用纱布包好挤出汁，煮沸后加少许菜油，再煮沸，冷却后即可应用，用消毒好的羽毛或棉签，蘸火烧草汁涂创面，每日约涂十五

43

1949

新　中　国
地 方 中 草 药
文 献 研 究
(1949—1979年)

1979

至二十次，直至痊愈。

处方5：白杨树皮，冰片二钱。

用法：将白杨树皮适量烧成灰，加入冰片，用香油调匀，敷于患处。

十七、冻伤

处方1：鲜白萝卜叶一斤（南方）。

用法：加水三千毫升，煮开，洗患部，每日一次。

处方2：生萝卜十一个。

用法：切成二半，取其一半，用刀在中心挖一孔，将食油加入，火上加热至沸，待凉后涂入患处。

十八、肋软骨炎

处方：玄胡、乳香、桃仁、川芎、丹参、陈皮、苍术各三至四钱。

用法：水煎，每日一剂，分二次口服。

44

传 染 科

一、急、慢性肝炎

处方1：假艾二至三两，大蓟根一两，金针头二两。

用法：水煎，每日一剂，分二次口服。

处方2：乌胆草、茵陈各一两。

用法：水煎，每日一剂。

处方3：大蓟根（干）一两，白糖适量。

用法：水煎，每日一剂，空腹，三十天为一疗程。

处方4：茵陈五錢，白毛藤五錢，车前子三錢，生大黄二錢，萝卜子三錢，山渣肉三錢，山枝子二錢。

45

1949

新 中 国
地方中草药
文 献 研 究
(1949—1979年)

1979

用法：水煎，每日一剂，分二次口服。

处方5：紫参草（又名石见川）一两五钱，糯米稻草一两。

用法：水煎，每日一剂，三十天为一疗程。

注明：慢性肝炎较好。

二、疟疾

处方1：旱莲草、紫苏等量焙干研粉，用纱布包成花生米大小。

用法：症状发作前一小时，塞双鼻。

处方2：青蒿（鲜）一两。

用法：水煎，每日一剂。

处方3：鲜桃树叶十余片、黑胡椒十粒。

用法：发作前二小时将药捣烂敷于脉门处（男左女右），一至二次制止发作。

46

注明：对间日疟效佳。

处方4：桃树嫩芽七个，辣椒花七朵。

用法：在发作前二至三小时，用开水冲服。

处方5：黄皮叶（黄皮果树叶）阴干一至二两。

用法：水煎，每日一剂，分三次口服。

三、流行性腮腺炎

处方1：青黛粉末适量。

用法：与醋调成糊状，涂患部，每日数次。

处方2：陈石灰（越陈越好）适量

用法：与醋调成糊状，外搽患部，每日三至四次。

处方3：蚯蚓数条。

47

1949

新 中 国
地 方 中 草 药
文 献 研 究
(1949—1979年)

1979

用法：在活蚯蚓上面，均匀撒上适量白糖，使其分泌液体，涂患部，日三至四次。

处方4：蛇蜕一至二克，鸡蛋一个。

用法：洗净后用油与鸡蛋共炒，每日一次，连服三日。

四、菌痢

处方1：四方草（鲜）四两。

用法：水煎，每日一剂，分二次口服。

处方2：地锦草（小号乳汁草）鲜一两。

用法：水煎，每日一剂。

处方3：一见喜（鲜）一至二两。

用法：水煎，每日一剂，分二次口服。

处方4：山蕉籽（又名野香蕉）二至四个香蕉的籽。

48

用法：水煎，每日一剂，分二次口服。

处方 5：野麻草（又名玉碗盘金珠）鲜草一两。

用法：捣烂加适量热开水搅拌过滤去渣冲白糖或红糖内服。

注明：白痢加红糖，红痢加白糖。

处方 6：鲜猪血六两，酸醋十五毫升。

用法：鲜猪血加水煮熟，加酸醋十五毫升，每日一次，晚间或清晨空服。

处方 7：紫红熟杨梅，高粱酒各适量。

用法：上药浸七天后备用，每日三次，每次三至五粒口服。

处方 8：红、白芸、豆花适量，鸡蛋一个。

用法：炖服，每日一剂，分三次口服。

注明：便血加红花，无血加白花。

处方 9：荞麦粉适量。

49

1949

新 中 国
地 方 中 草 药
文 献 研 究
(1949—1979年)

1979

用法：炒至微黄，凉后加糖，每日三次，每次服二两。

注明：便血加红糖，无血加白糖。

处方10：赤地利一两，马齿苋半两，紫珠草二钱。烤干或晒干，研成粉或压成片剂，每日三次，每次三克。

处方11：赤地利一斤，仙鹤草一斤，用水10000毫升煎成1000毫升，每日三次，每次服20毫升，主治赤白痢疾、腹泻。

处方12：野麻草汤。

野麻草五钱，仙鹤草五钱，马齿苋五钱，地葱五钱。每日一剂，用水2000毫升煎成400毫升，每日二次，每次服200毫升。主治菌痢、止泻、止血。

五、预防乙型脑炎

处方：板兰根三钱。

用法：水煎，三天一剂，连服十剂。

50

六、预防麻疹

处方：黑豆（又名青仁黑豆）、绿豆、红豆各等量。

用法：煮后喝汤，每日一次，连服七天。

1949

新 中 国
地 方 中 草 药
文 献 研 究
(1949—1979年)

1979

五 官 科

一、鼻炎

处方：鹅不食草、細辛等量研成粉，涂鼻腔部，有收欽作用。

二、急、慢性鼻炎，副鼻窦炎

处方1：石胡荽（又名鹅不食草）适量，細辛一錢。

用法：将石胡荽生全草捣烂，加細辛粉调匀，搓成条状塞鼻腔，日换二次。

处方2：鹅掌金星草（又名鸭脚草）鲜二两，忍冬藤一两，瘦肉二两。

用法：水煎，每日一剂，十天为一疗程。

注明：治萎缩性鼻炎较好。

52

处方 3：牡丹皮二两。

用法：水煎，每日一剂。

注明：对过敏性鼻炎效果好。

三、鼻衄

处方 1：铺地蜈蚣（鲜）一两，加猪鼻一个。

用法：水煎，每日一剂，口服。

处方 2：蒸馏水或生理盐水棉球。

用法：塞同侧耳道内，血即止。

处方 3：大蒜头适量。

用法：去皮加少量食盐和饭粒捣成泥状，包敷涌泉穴，血即止。左鼻敷右脚，右鼻敷左脚，双鼻出血均敷。

四、急性结合膜炎

处方：桃树叶适量。

用法：将桃叶浸于温稀饭汤中二十分

1949
新中国
地方中草药
文献研究
(1949—1979年)
1979

钟，睡前敷于患眼，盖贴实为度，上盖油纸，纱布固定，起床后去掉。

五、角膜溃疡

处方：白色好蜂蜜。

用法：点眼，每日二次。

六、各种牙痛

处方1：生地、熟地、生石膏、熟石膏、青盐、骨碎补各三錢。

用法：水煎，每日一剂。

处方2：白芷一两，冰片二分。

用法：上药研粉合匀，用棉花球蘸粉，塞鼻并令病人吸入，一至三分钟即生效，对偏头痛也有效。

处方3：生理盐水或蒸馏水。

用法：滴对侧耳内数滴，痛即止。

处方4：知母、牛夕、杜仲各三錢，

54

石膏一两。

用法：水煎，每日一剂，分二次口服。

七、口腔溃疡，舌炎

处方1：細辛二克，75％酒精适量。

用法：将細辛切碎，用纱布包好，放酒精內浸五分钟，取出放脐中包扎固定，保持細辛二十四小时均湿度。

处方2：吳茱萸三錢。

用法：研粉调醋敷涌泉穴，二十四小时去掉，过久会烂皮肤。

注明：小儿口腔溃疡效佳。

八、扁桃腺炎，咽喉炎

处方1：王不留行、蒲公英各一两。

用法：水煎，每日一剂。

处方2：田边草（鲜）适量。

1949

新 中 国
地方中草药
文 献 研 究
(1949—1979年)

1979

用法：加适量盐共捣，用纱布包好，口含半至一小时，日一至二次。

九、声音嘶哑

处方：鸡蛋清一个，明矾少许。

用法：调匀口服，一般服一至二次即可。

十、鼻咽癌

处方：犀牛黄一分，夏枯草适量。

用法：夏枯草水煎去渣冲牛黄内服，每日一次，连服十天。

十一、中耳炎

处方1：蒜耳液、大蒜汁、2％普鲁卡因等量制成，主治卡他性中耳炎。

处方2：猪散片、猪胆粉、冰片等量制成，主治化脓性中耳炎。

56

十二、化脓性中耳炎

处方1：独蒜头适量。

用法：捣烂加适量0.25％奴夫卡因液，纱布过滤滴耳一日二次。

处方2：猪胆一只，枯矾适量。

用法：悬吊阴干，研成粉，撒于耳内，每日一至二次。

处方3：活鳝鱼血适量。

用法：先将双氧水洗净耳道，再滴入鳝鱼血二至三滴，二日一次，一般三至四次即可。

处方4：头发、明矾各一份，冰片二份。

用法：将头发，冰片焙焦共为末，耳洗净涂撒，每日一次。

十三、口、眼歪斜

处方1：白姜蚕、白附片、全蝎各五钱。

57

1949

新 中 国
地 方 中 草 药
文 献 研 究
(1949—1979年)

1979

　　用法：研粉，每次二錢，黄酒冲服，
日一剂。

　　注明：孕妇忌用。

　　处方2：鳝鱼血。

　　用法：将活鳝鱼一条，割去尾巴出
血，涂患侧。

　　处方3：黑鸡冠子血。

　　用法：鸡冠剪出血少许，外涂，日一
次。

58

皮　肤　科

一、神经性皮炎

处方：斑蝥虫、半夏等量。

用法：共研細粉，用鸡蛋黄调匀，涂患部，二小时后起泡，泡消卽癒。

二、急、慢性湿疹

处方1：20％蛇床子软膏。

用法：以蛇床子研粉末，加凡士林或其他油脂配成20％软膏备用，用时将药膏涂布消毒敷料上，敷创面，每日一次，直至痊癒。

处方2：黄连五錢，红花三錢，黄芩、黄柏各一两。

用法：碾粉，急性湿疹用食醋调成糊

1949

新 中 国
地 方 中 草 药
文 献 研 究
(1949—1979年)

1979

状涂患处，慢性湿疹用蓖麻油调成糊状，涂患处。

处方 3：黄柏、黄连各二钱，明矾一钱。

用法：水煎外洗。兼治渗出液的皮肤病。

三、阴囊湿疹

处方：胡椒十粒。

用法：研粉加水煮，洗患部，每日一次。

四、毛囊炎

处方：大枣、松香等量。

用法：烤干研粉，麻油调糊，涂患部。

五、带状疱疹

处方 1：生石灰三十至四十克。

60

用法：泡入50％酒精一百毫升中密封一昼夜，涂患部，每日一次，用时震荡浸泡液。

处方2：蜈蚣一至二条，雄黄三至四钱，麻油适量。

用法：上药研粉与麻油调成糊状，涂患部，每日一至二次，一般三至五次即可。

六、荨麻疹

处方1：臭枫树叶一把。

用法：煮水洗患部，一至二次即可。

处方2：大胡麻、何首乌、苦参、威灵仙、石菖蒲、甘草各三钱。

用法：水煎，每日一剂，分二次口服。

处方3：苍耳散。

苍耳草配酒；苍耳草研成粉每日一

61

1949

新 中 国
地方中草药
文 献 研 究
(1949—1979年)

1979

次，每次三克冲烧酒50C.C口服。

七、牛皮癣

处方1：斑蝥一两，甘遂三钱。

用法：研末浸于75%一百毫升酒精中，七天后过滤，涂患部。

注明：涂后起水泡可停药，给一般外科处理，勿涂正常皮肤。

处方2：火药、烟草根各一百克。

用法：烟草根水煎去渣，加入火药调成糊状，涂患部，每日一至二次。

八、头癣

处方1：黄炸药、凡士林各一份。

用法：调匀涂患部，三日一次，用药前病人须剃净头发。

处方2：熟鸡蛋黄五个，密陀僧一两。

用法：蛋黄煎油加密陀僧调匀，涂患

62

部，每日一次。

处方3：野菊花全草二两。

用法：加入一斤水中，煎二小时，去渣，趁热洗头，每日一次。

九、体、股癣

处方：野麻树汁。

用法：用刀割破野麻树皮，使其流出乳汁样液，涂患部，每日一至二次。

十、鸡眼

处方1：蓖麻子一个。

用法：穿铁丝上点燃，速放患处，并加压待冷取下，二至三次即可。

处方2：异丙嗪注射液一毫升。

用法：注射于鸡眼根部，一般二至三次即可。

1949

新 中 国
地 方 中 草 药
文 献 研 究
(1949—1979年)

1979

十一、疣

处方1：土豆（马铃薯）

用法：先洗淨患处，并用刀刮其出血，再切开土豆，将土豆切面涂擦患部，一日数次。

处方2：氢氧化钠、生石灰各适量。

用法：研粉混合密存，用时以2％奴夫卡因液调成糊状涂患部，注意保护健康皮肤，约五至十分钟，疣基底部渗出胶状液体，用刀刮去，涂甲紫卽可。

处方3：生石灰、苛性硷等量。

用法：上药加水煑沸二十分钟后，加少量永泰皮（不加也可）卽成，患部周围用胶布贴好，涂药水后复盖纱布，胶布固定，十余天后焦痂脱落而癒。

处方4：熟地四錢，杜仲二錢，赤小豆三錢，牛膝三錢，红花三錢，白术三錢，

64

桃仁四钱，酒芍四钱，山甲三钱，何首乌二钱。

用法：水煎，每日一剂，二十天后可见效。

十二、黄水疮

处方：鸡蛋黄，氧化锌，合霉素粉。

用法：将熟鸡蛋黄在铁勺内文火煎，炼出油，每五毫升加合霉素二百五十毫克，氧化锌适量，调成糊状，除去脓痂涂患部，每日一至二次，直至痊愈。

十三、丹毒

处方：蚯蚓六头（活）。

用法：洗净加白糖钱半，捣成糊状敷患处，日一次。

65

1949

新 中 国
地方中草药
文 献 研 究
(1949—1979年)

1979

十四、痱毒

处方：絲瓜叶（鲜）适量。

用法：捣烂取汁涂患部。

十五、手脱皮

处方：丁香五錢。

用法：泡于75％酒精中封存三天以上，涂患部；每日三次。

十六、手汗

处方：白松树皮、白矾适量。

用法：加水煮沸，泡手，日二次。

十七、白癜疯

处方：山枝子、补骨脂各五錢。

用法：浸泡白酒中封存三天以上，涂患部。

66

十八、秃发

处方：当归四两，川芎三两二錢，杭菊四两，天麻三两二錢，羌活三两二錢，熟地八两，木瓜二两四錢，兔絲子八两。

用法：上药共研粉末，用蜂蜜作成丸，每粒二錢，早晚各服一粒。并用祁艾三錢，菊花三錢，薄荷二錢，防风二錢，藁本三錢，藿香二錢，甘松二錢，蔓京子三錢，荆芥三錢，煎洗患部，日二次。

十九、汗斑

处方：密陀僧五錢，雄黄，蛇床子，硫磺各一两，轻粉二錢。

用法：将上药研粉与醋调成糊状，涂患部，每日二次。

67

1949

新 中 国
地 方 中 草 药
文 献 研 究
(1949—1979年)

1979

妇　科

一、白带

处方：白椿根五錢至一两，白肉豆根一两。

用法：水煎，每日一剂，分二次口服。

二、乳腺炎

处方1：小号蒲公英，山胡椒叶（又名毛冬青）等量，红糖适量，鸡蛋清一个。

用法：共捣烂外敷患部，日一次。

处方2：山鸡椒（又名山樟子）叶适量。

用法：将叶晒干研粉，用时与第二次

68

洗米水调匀，敷患部，每日一次。

处方3：毛冬青叶适量。

用法：取鲜叶与第二次洗米水共捣烂，外敷患部，每日一次。

处方4：地桃花（又名，八挂拦路虎）根二两，干减半。

用法：水煎服或与青皮鸭蛋一个共煎，日一次口服。

处方5：蜂房二两，蜂蜜一两。

用法：将蜂房放瓦上焙干呈咖啡色，研成细粉，过筛，加入蜂蜜，调制成丸，每日三至四次，每次二克，七天为一疗程，慢性者可服二至三个疗程。

注明：对急、慢化脓性乳腺炎较好。

三、乳腺管阻塞

处方：陈皮、薄荷各二两。

用法：煎后湿敷患部，每日三次，每

69

1949
新 中 国
地 方 中 草 药
文 献 研 究
(1949—1979年)
1979

次敷半至一个小时。

四、妊娠呕吐

处方：苏叶、黄连各五分至一錢。

用法：冲热开水喝，每日喝二至三次。

五、子宫下垂

处方1：排錢草根一至二两。

用法：切碎晒干，酒炒五至七次，装入猪大肠头口封好，加酒炖，去渣，早晚分服，连服二剂，服药后适当休息，并适当服一些滋补品，以巩固疗效。

处方2：红菎麻子七个。

用法：烤熟打烂，敷百会穴，隔日一次。

注明：适用于轻度子宫下垂。

70

六、避孕

处方 1：油荣子三至五錢。

用法：炒至半生不熟研成粉，在月经干净后，三、五、七天用米酒冲服，如需生育时，服归脾湯便可。

处方 2：连前子二两，莲須二两，花椒（有子的）五分，寒水石一两五錢，零陵香一两五錢。

用法：共研細末，月经净后，每日三次，每次一两，服完为止，可避孕一年。

七、绝育

处方 1：蚕蛾子（约一本书大小纸）。

用法：烧成灰，在经后第二天用米酒冲服。

处方 2：棕树根（或芯）一至二两。

1949

新 中 国
地 方 中 草 药
文 献 研 究
(1949—1979年)

1979

用法：在月经淨后， 与猪肠 炖 服 一次，可终身绝育。

八、不育

处方：粉甘草六錢，紫檀香、川乌、良姜、白叩仁、細辛、沉香各一錢。

用法：以上为一剂，炼蜜为丸，每剂分为三十丸，男女同服， 每日早 晨 服 一丸，可连服数剂，无不良反应。

九、产后瘫痪

处方：当归四錢，太子参二錢，生地四錢，川芎三錢，独活三錢， 双 寄 生 四錢，肉桂二錢，土別虫三錢，防风三錢，陈皮二錢，续断三錢，甘草二錢。

用法：水煎，每日一剂，十天为一疗程。

72

十、阴道霉菌病

处方：紫草、丁香、茵陈、黄柏各三錢。

用法：水煎后，洗患处，每日一次。

注明：姙娠者慎用。

十一、会阴霉菌感染

处方：苏打粉、磺胺粉各二克，冰石明散一克。

用法：混合装入一百二十五毫克胶囊内，塞入阴道，每日二次。

十二、慢性子宫炎

处方：益母草；制法：一斤益母草加5000毫升水，浓缩为500毫升，口服每日二次，每次50毫升。

73

1949

新　中　国
地方中草药
文　献　研　究
(1949—1979年)

1979

小　儿　科

一、小儿肾盂肾炎

处方：柚子皮半个。

用法：水煎，每日一剂，分二次口服。

二、小儿黄疸

处方：茵陈三钱，枝子三钱，甘草一钱，金针草五钱。

用法：水煎，每日一剂，分二次口服。

三、小儿惊风

处方：黄枝子、面粉各五钱，冰片三分。

用法：将鸡蛋清和上药共捣成饼状，

74

敷于脚底心或手脉门处。

四、小儿百日咳

处方1：天竺子十粒，冰糖适量。

用法：将天竺子捣碎加水煎，冲冰糖内服，第二日服渣的煎液，连服三至五剂。

处方2：侧柏叶二两，百部、沙参各三钱。

用法：水煎，每日一剂，分二次口服。

五、小儿麻疹不透

处方：癞虾蟆一至二个。

用法：水煎，每日一剂，分二次口服。

六、小儿支气管炎

处方：枝子、桃仁各二钱，杏仁七个，糯米七粒，白胡椒七粒，鸡蛋清一个。

用法：上药共研碎与蛋清调成糊状，涂敷患儿脚心，布包扎好，每日一剂，七

75

1949

新 中 国
地方中草药
文 献 研 究
(1949—1979年)

1979

天为一疗程，急性期三至五剂可收到效果，若有高烧者应用抗菌素后再用此方。

注明：敷药局部有青肿，几天郎退，无需处理。

七、小儿夜啼

处方：两面针根（鲜）半两，冰糖适量。

用法：水煎服，一至二次郎可。

八、婴儿湿疹

处方：桃花散适量。

用法：用麻油调匀涂患部，每日一次。

九、小儿鼻衄

处方：扁松柏子七粒，早稻根一两，猪大肠一节。

76

用法：水煎，每日一剂，分二次口服。

十、小儿白喉

处方：马鞭草半两。

用法：水煎，每日一剂，分二次口服。

1949

新 中 国
地 方 中 草 药
文 献 研 究
(1949—1979年)

1979

其 它 科

一、毒蛇咬伤

处方1：野烟叶（又名土葵花）（鲜）一两。

用法：洗净捣烂取汁，冲酒內服，日二至三次，取渣外敷伤口。

处方2：蛇见愁（闽西山区草药名）。

用法：取根下茎块，晒干研粉，用时与水调成糊状外敷伤口。

二、毒菰中毒

处方：鲜小花鸭舌草一斤，白糖二两。

用法：将上药洗净捣烂取汁加白糖冲服。

78

三、毒蜂螫伤

处方：山鸡椒叶（鲜）适量。

用法：将上药捣烂外敷或外擦患部。

四、狂犬病

处方：斑蝥、马前子、毛老虎各等量。

用法：将斑蝥、马前子与糯米炒枯后去掉糯米，研粉，将毛老虎和四十九粒糯米煎水半碗冲上药粉内服一至二剂即可。

79

中草药临床协定处方
（第三集）

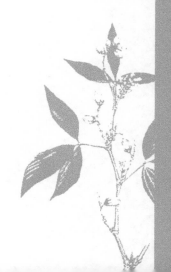

提　要

宁化县城关卫生院编。

印于 1975 年 1 月。64 开本。共 91 页，其中前言、目录共 15 页，正文 75 页，插页 1 页。纸质封面，平装本。

　　作者将宁化县城关卫生院近几年来从民间收集到的数千个单方、验方、秘方进行精心筛选，同时吸收各兄弟单位的先进经验，选用已在临床应用中证明疗效较好的方剂编成此书，以供医务人员及"赤脚医生"参考。

　　本书收载临床常用方剂 130 个，按疾病科别分类，分为传染病方、内科病（呼吸系统、消化系统、血液循环系统、泌尿系统、神经系统、运动系统疾病）方、五官科病方、妇儿科病方、皮肤科病方、外科病方、伤科病方及其他病方。

　　每类下先列疾病，每病下又列处方若干。每个方剂包括方名、主治、处方（组成）、制用法等内容。

中草药
临床协定处方

（第三集）

宁化县城关卫生院编

目　　录

传染病部分

1

1949
新 中 国
地 方 中 草 药
文 献 研 究
(1949—1979年)
1979

呼吸系统疾患部分

一、气管炎

2

1949

新中国
地方中草药
文献研究
(1949—1979年)

1979

4

5

1949

新　中　国
地方中草药
文　献　研　究
(1949—1979年)

1979

6

五官科疾患部分

妇儿科疾患部分

7

1949

新　中　国
地方中草药
文　献　研　究
(1949—1979年)

1979

皮肤科疾患部分

8

1949

新 中 国
地方中草药
文 献 研 究
(1949—1979年)

1979

10

11

1949
新中国
地方中草药
文献研究
(1949—1979年)
1979

12

1949

新 中 国
地 方 中 草 药
文 献 研 究
(1949—1979年)

1979

· 白 页 ·

传 染 病 部 份

感 冒 冲 剂

主　治：感冒。

处　方：兰花参5钱　　蚤休根钱半

　　　　鼠曲草5钱　　山芝麻5钱

　　　　黄疸草5钱　　马大青叶5钱

　　　　中华石荠苧2钱

制用法：上药制成冲剂一包，成人每次服

　　　　一包，每日二次。

感 冒 解 毒 丸

主　治：伤风感冒，发冷发热，头痛咳

　　　　嗽，咽喉肿痛。

处　方：兰花参2斤　　一枝黄花1斤

　　　　野鸦椿果1斤　黄疸草1斤

　　　　蜂蜜适量

1

1949

新 中 国
地 方 中 草 药
文 献 研 究
(1949—1979年)

1979

制用法：共研细末，炼蜜为丸，每丸 3 钱
重，每日 3 次，每次 1 丸，温开
水送服。

兰花参合剂

主　治：感冒（风寒型）。

处　方：兰花参 6 钱
野鸦椿 6 钱
臭牡丹 6 钱

制用法：水煎服，渣复煎一次。

小儿感冒合剂

主　治：小儿流感（风热型）。

处　方：银花钱半　　花粉钱半
连乔钱半　　荆芥 1 钱
桑叶钱半　　麦冬钱半

2

青蒿钱半　　粉葛钱半

前胡钱半　　甘草1钱

制用法：水煎服，渣复煎一次。以上为2
　　　　—4岁小孩剂量，其它年龄酌情
　　　　增减。

流　感　汤

主　治：流行性感冒（风热型）。

处　方：兰花参5钱　　地耳草5钱

黄疸草5钱　　大青叶5钱

柴　胡3钱　　杏　仁3钱

制用法：水煎服，渣复煎一次。

消　肿　汤

主　治：流行性腮腺炎。

处　方：海金沙1两　　大青叶5钱

制用法：水煎服，渣复煎一次。

3

1949

新 中 国
地 方 中 草 药
文 献 研 究
(1949—1979年)

1979

消 肿 散

主　治：流行性腮腺炎。

处　方：倒地拱根1两　　蚤休根5钱
　　　　青黛5钱

制用法：共研细末，调醋外涂患处。

百日咳合剂

主　治：百日咳。

处　方：黄精钱半　　天冬钱半
　　　　射干1钱　　麦冬钱半
　　　　百合钱半　　钩藤1钱
　　　　百部1钱　　紫菀1钱
　　　　只实8分　　生甘草5分

制用法：水煎服，渣复煎一次。4岁以下
　　　　一日服一剂、5岁以上一日服二
　　　　剂。

4

兰香草合剂

主　治：百日咳。

处　方：兰香草2钱　　天门冬钱半

　　　　黄疸草2钱　　麦门冬钱半

　　　　海金沙2钱　　百部根钱半

　　　　白马骨2钱　　生甘草1钱

制用法：水煎服，渣复煎一次。以上为2

　　　　—3岁儿童剂量，其他年龄组酌

　　　　情加减。

清 肺 合 剂

主　治：肺结核。

处　方：平地木5钱　　百部3钱

　　　　夏枯草5钱　　白芨3钱

　　　　十大功劳5钱　百合3钱

　　　　荠　草5钱　　石斛3钱

　　　　生甘草1钱　　黄精3钱

5

1949

新 中 国
地 方 中 草 药
文 献 研 究
(1949—1979年)

1979

制用法：水煎服，渣复煎一次。

急 肝 合 剂

主　治：急性黄疸型传染性肝炎。

处　方：兖州卷柏5钱　　绵茵陈5钱

　　　　车前草5钱　　　板兰根5钱

　　　　平地木5钱　　　白马骨5钱

制用法：水煎服，渣复煎一次。

慢 肝 合 剂

主　治：慢性肝炎、迁延型肝炎。

处　方：黄花远志5钱　　伏牛花5钱

　　　　白马骨5钱　　　丹参根5钱

制用法：水煎服，渣复煎一次。

平地木合剂

主　治：慢性肝炎。

6

处　方：平地木1两　　别甲5钱

　　　　丹参根1两　　当归3钱

　　　　板兰根3钱　　白芍3钱

制用法：水煎服，渣复煎一次。

舒　肝　丸

主　治：迁延性肝炎。

处　方：柴胡3钱　　当归3钱

　　　　白芍3钱　　白术2钱

　　　　茯神3钱　　只壳2钱

　　　　郁金3钱　　丹参3钱

　　　　川楝3钱　　茵陈5钱

　　　　麦芽3钱　　生地3钱

　　　　红花1钱　　生甘草1钱

制用法：共研细末，炼蜜为丸，每丸重3
　　　　钱，一日三次，每次一丸。

7

1949

新 中 国
地 方 中 草 药
文 献 研 究
(1949—1979年)

1979

健 肝 丸

主　治：急性无黄疸型肝炎、迁延性肝炎
处　方：黄花远志5钱　　　绵茵陈5钱
　　　　兖州卷柏5钱　　　五味子3钱
　　　　板 兰 根5钱　　　败酱草5钱
制用法：共研细末，炼蜜为丸，每丸重3
　　　　钱，每日二次，每次二丸。

强 肝 丸

主　治：慢性肝炎，早期肝硬化。
处　方：当归3钱　　黄芪3钱
　　　　白芍3钱　　党参3钱
　　　　丹参5钱　　建曲3钱
　　　　郁金3钱　　泽泻3钱
　　　　秦艽2钱　　黄精5钱
　　　　板兰根3钱　生地5钱
　　　　山查3钱　　茵陈5钱

8

山药3钱　　甘草钱半

制用法：共研细末，炼蜜为丸，每丸重3
钱，一日三次，每次一丸，6至
8周为一疗程。

止 痢 茶

主　治：细菌性痢疾。

处　方：铁苋菜6钱　　地锦草6钱
金锦香6钱　　龙芽草6钱
木　香3钱　　茶　叶适量

制用法：水煎去渣浓缩，以茶叶吸入药汁
晒干即成，每日二次，每次服一
包，开水冲服。

止 痢 汤

主　治：细菌性痢疾及阿米巴痢疾。

1949

新 中 国
地方中草药
文 献 研 究
(1949—1979年)

1979

处　方：铁苋菜5钱　　乌韭　1两

地锦草5钱　　白头翁5钱

狗肝菜5钱　　旱连草5钱

十大功劳5钱　金锦香5钱

制用法：水煎服，渣复煎一次。

二　白　汤

主　治：乙脑。

处　方：白花蛇舌草1两

白马骨1两

地耳草1两

蚤休根3钱

制用法：10岁以下，每天一剂，10—14

岁每天一剂半，15岁以上每天

二剂水煎，一天分数次口服或鼻

饲一般服至急性期症状基本消失

后可停药。

10

伤 寒 汤

主　治：肠伤寒。

处　方：地耳草 5 钱　　地锦草 5 钱

　　　　铁苋菜 5 钱　　十大功劳 5 钱

　　　　大青叶 5 钱　　旱莲草 5 钱

　　　　生石膏 5 钱　　海金沙 5 钱

　　　　黄　芩 5 钱

制用法：水煎服，渣复煎一次。

钩 端 汤

主　治：钩端螺旋体病。

处　方：金银花 1 两　　土茯苓 1 两

　　　　海金沙 5 钱　　白茅根 5 钱

　　　　接骨金粟兰 5 钱甘　草 2 钱

制用法：水煎服，渣复煎一次。

11

1949

新　中　国
地方中草药
文　献　研　究
(1949—1979年)

1979

呼吸系统疾患部分

枇杷止咳糖浆

主　治：感冒及气管炎引起的咳嗽。

处　方：枇杷叶4钱　百部3钱

　　　　吉梗2钱　　甘草2钱

　　　　杏仁水1毫升

　　　　氯化铵0·3克

制用法：以上为一剂量，将中药水煎浓缩

　　　　成30毫升，再加杏仁水、氯化

　　　　铵和适量薄荷水、香精、白糖即

　　　　成。分三次饭前服。

止　咳　糖　浆

主　治：感冒及气管炎引起的咳嗽。

处　方：卖麻藤5钱　　沙氏鹿茸草5钱

　　　　海金沙5钱　　紫苏叶3钱

12

　　　　赤地利5钱　　枇杷叶3钱
　　　　苦杏仁3钱
制用法：水煎浓缩成30毫升，分三次饭
　　　　前服。

止 嗽 合 剂

主　治：外感风寒引起的咳嗽。
处　方：紫菀3钱　　百部3钱
　　　　桔梗3钱　　白前3钱
　　　　桔红2钱　　荆芥钱半
　　　　杏仁3钱　　甘草2钱
制用法：水煎服，渣复煎一次。

平 喘 汤

主　治：喘息性气管炎。

1949
新 中 国
地 方 中 草 药
文 献 研 究
(1949—1979年)
1979

处　方：胡颓子叶钱半　　海金沙３钱

千日红钱半　　赤地利３钱

枇杷叶钱半　　苦杏仁钱半

桑白皮钱半　　麻黄５分

前　胡钱半　　地龙１钱

生甘草１钱　　苏子１钱

制用法：水煎服，渣复煎一次。以上为
２—４岁小儿剂量，其他年龄组
剂量酌情加减。

14

消化系统疾患部分

刺 藤 汤

主　　治：肝硬化腹水。

处　　方：刺藤根 2 两

制用法：加鸡蛋（不去壳）1 个同煎，吃
蛋及汤，渣复煎一次。每日一剂。
服药期间须忌盐。

胃 安 片

主　　治：胃及十二指肠溃疡。

处　　方：南五味根皮粉半斤
元胡索粉 1 斤　　乌贼骨粉 3 斤
枯凡粉 4 斤

制用法：压制成片剂，每日三次，每次服
4 片。

15

1949

新 中 国
地 方 中 草 药
文 献 研 究
(1949—1979年)

1979

胃 痛 合 剂

主　治：胃及十二指肠溃疡。

处　方：藿香2钱　　　乌药3钱

　　　　厚朴3钱　　　苏叶2钱

　　　　香附3钱　　　桔核3钱

　　　　木香2钱　　　牡力4钱

　　　　川栋2钱　　　瓦楞子3钱

　　　　乌贼骨3钱

制用法：水煎服、渣复煎一次

胃 痛 汤

主　治：胃及十二指肠溃疡。

处　方：樆木根5钱　　南五味3钱

　　　　乌药根3钱　　只壳3钱

　　　　甘草2钱

制用法：水煎服、渣复煎一次。

16

止泻合剂

主　治：消化不良性腹泻。

处　方：野山查果5钱　白马骨5钱

檵木果5钱　石榴皮3钱

沙氏鹿茸草5钱　金英子5钱

制用法：水煎服，渣复煎一次。

健　脾　丸

主　治：脾胃不和　饮食积滞

脘腹胀闷　食欲减退

食后不舒　大便失常

处　方：炒山查粉3.5斤　陈皮粉0.5斤

白术粉0.5斤　鸡内金粉0.5斤

川朴粉0.5斤　淀粉酶0.8斤

薄荷脑 4 克　白糖1.2斤

含糖胃蛋白酶0.4斤

1949

新 中 国
地 方 中 草 药
文 献 研 究
(1949—1979年)

1979

干酵母0.8斤

制用法：炼蜜为丸，每丸重3钱，每日三次，每次1—2丸，饭前服用，小孩酌减。

胆 道 驱 蛔 汤

主　治：胆道蛔虫。

处　方：柴胡3钱　　白芍3钱

只壳3钱　　乌梅3钱

木香3钱　　十大功劳5钱

槟榔4钱　　苦楝根皮4钱

制用法：水煎服，渣复煎一次。

驱　蛲　汤

主　治：蛲虫病。

18

处　方：黄精8钱

制用法：水煎服，渣复煎一次，连 服 三
　　　　天。

胆囊炎合剂

主　治：急性胆囊炎。

处　方：野菊花5钱　　积雪草5钱
　　　　金银花5钱　　白茅根5钱
　　　　蒲公英5钱　　犁头草5钱
　　　　薏苡仁5钱

制用法：水煎服，渣复煎一次。

腹 安 合 剂

主　治：腹腔粘连。

处　方：生白芍8钱　　没药3钱

19

1949
新中国
地方中草药
文献研究
(1949—1979年)
1979

金银花5钱　　乳香3钱

丝瓜络4钱　　青皮3钱

大腹皮5钱　　连乔5钱

石菖蒲4钱　　只壳3钱

蒲公英5钱　　木香3钱

地丁草5钱　　生甘草5钱

制用法： 水煎服,渣复煎一次,每日一剂,便秘加冬瓜仁一两。腹泻加茯苓五钱,薏米五钱,脓血便加吴茱萸钱半、黄连二钱,服药同时,可用食盐炒熟,布包热敷腹部。每次二小时,每日2—3次。

20

血液循环系统疾患部分

灵 芝 糖 浆

主　治：高血压、神经衰弱、白血球减少症。

处　方：灵芝5钱

制用法：水煎二次浓缩成30毫升，加适量白糖及防腐剂即成，分三次饭后服。

降 压 汤

主　治：高血压。

处　方：夏枯草5钱　　生地3钱

　　　　车前草3钱　　黄芩3钱

　　　　野菊花3钱　　钩藤3钱

　　　　桑寄生3钱　　元参3钱

21

1949

新 中 国
地 方 中 草 药
文 献 研 究
(1949—1979年)

1979

何首乌3钱　　葛根5钱

制用法：水煎服，渣复煎一次。

降 压 丸

主　治：高血压。

处　方：夏枯草1两　　茺蔚子5钱

　　　　野菊花1两　　草决明1两

　　　　钩　藤5钱　　大青根1两

　　　　槐　角5钱　　牡丹皮5钱

制用法：共研细末，炼蜜为丸，每丸重3
钱，每日3次，每次服 1 — 2
丸。

炙 甘 草 汤

主　治：心律不齐。

处　方：炙甘草5钱　　党参3钱

22

桂　枝 3 钱　　阿胶 3 钱

生　地 5 钱　　麦冬 3 钱

麻　仁 4 钱　　生姜 3 钱

大枣十只

制用法 ..水煎服，渣复煎一次。每 日 一
　　　　剂。心烦不眠、盗汗者 加 酸 枣
　　　　仁。心悸加朱砂、龙骨、牡力。

大 补 丸

主　治：气血衰弱。

处　方：鸡血藤 2 两　　土杜仲 2 两

　　　　黄精姜 2 两　　金英根 2 两

　　　　黄花稔两半　　桃金娘 2 两

　　　　骨碎补 1 两　　淫羊藿两半

　　　　盐肤木 2 两　　白背叶 1 两

制用法：共研细末，炼蜜为丸，每丸重 3
　　　　钱，每日三次，每次 1 丸。

23

1949
新 中 国
地方中草药
文 献 研 究
(1949—1979年)
1979

泌尿系统疾患部分

急性肾炎合剂

主　治：急性肾炎。

处　方：中华石荠苧 3 钱　　车前草 5 钱

大　蓟　根 1 两　　积雪草 5 钱

兖 州 卷 柏 5 钱　　海金砂 5 钱

制用法：水煎服，渣复煎一次。

慢性肾炎合剂

主　治：慢性肾炎。

处　方：大蓟根 1 两　　车前草 5 钱

白马骨 5 钱　　芡　实 5 钱

地胆草 5 钱　　兖州卷柏 5 钱

制用法：水煎服，渣复煎一次。

24

三 金 汤

主　治：尿道炎，膀胱炎，肾盂肾炎。

处　方：金丝草5钱　　海金砂5钱

　　　　　金扁柏5钱　　车前草5钱

制用法：水煎服，渣煎复一次。

丝棉木合剂

主　治：慢性肾盂肾炎。

处　方：丝棉木1两　　地胆草5钱

　　　　　盐肤木1两　　车前草5钱

　　　　　兖州卷柏5钱

制用法：水煎服，渣复煎一次。

排 石 汤

主　治：泌尿系结石。

25

1949

新 中 国
地 方 中 草 药
文 献 研 究
(1949—1979年)

1979

处　方：茅莓根2两

　　　　车前草5钱

　　　　海金砂5钱

制用法：水煎服，渣复煎一次。

乳　糜　汤

主　治：乳糜尿。

处　方：金英根5钱　　车前草5钱

　　　　贯　众3钱　　萆　薢3钱

　　　　丹　参3钱　　黄毛耳草5钱

制用法：水煎服，渣复煎一次。

固　精　汤

主　治：遗精。

处　方：白背叶根5钱

　　　　金英子根5钱

　　　　土　丁　桂5钱

26

南五味子根3钱

制用法：水煎服，渣复煎一次。

壮腰健肾丸

主　　治：肾虚腰痛。

处　　方：金英子5钱　　南五味3钱

土丁桂5钱　　骨碎补3钱

白背叶5钱　　枸杞子3钱

女贞子3钱　　桑椹子3钱

熟地黄5钱　　兔丝子3钱

制用法：晒干研末，炼蜜为丸，每丸重3
钱，每日三次，每次1—2丸，
开水送服。

27

1949

新 中 国
地 方 中 草 药
文 献 研 究
(1949—1979年)

1979

神经系统疾患部分

复方何首乌糖浆

主　治： 神经衰弱　　头晕耳鸣

失眠心跳　　怔忡健忘

思虑过度　　腰腿酸软

盗汗遗精　　小溲频数

处　方： 何首乌10斤　　酸枣仁6斤

五味子5斤　　复盆子斤6

白芷5斤

制用法： 制成糖浆每日三次，每次20毫升。

补 脑 酊

主　治： 神经衰弱。

处　方： 光叶海桐干根半斤

制用法： 切片加53度烧酒2斤，浸泡密

28

闭放置半个月过滤备用。日服三次，每次15—30毫升。

安神补心丸

主　治：神经衰弱。

处　方：灵　芝6两　　柏子仁6两

酸枣仁6两　　光叶海桐10两

瓜子金6两　　志　肉4两

麦　冬6两　　百　合6两

茯　苓6两　　牡　力6两

生甘草6两　　夜交藤6两

龙　骨6两

制用法：共研细末，炼蜜为丸，每丸重三钱，每日三次，每次一丸。

八味地黄丸

主　治：神经衰弱　　头晕耳鸣

29

1949

新 中 国
地方中草药
文 献 研 究
(1949—1979年)

1979

阴虚内热　腰膝酸软

处　方：茯神3钱　　黄花远志5钱

　　　　丹皮3钱　　麦　斛5钱

　　　　熟地3钱　　淮　山3钱

　　　　麦冬3钱　　石　斛3钱

制用法：共研细末，炼蜜为丸，每丸三钱

　　　　重，每日三次，每次1—2丸。

金线兰注射液

主　治：神经衰弱及各种慢性病引起的失

　　　　眠。

用　法：供深部肌肉注射，　每日1—2

　　　　次，每次2毫升。

规　格：每2毫升含原生药0.4克。

头 痛 合 剂

主　治：风湿头痛，神经性头痛。

30

处　　方：大青根6钱　　六棱菊6钱

　　　　　　白牛胆6钱　　臭牡丹6钱

制用法：水煎服，渣复煎一次。

止　汗　散

主　　治：阴虚盗汗。

处　　方：五倍子适量

制用法：炒焦研末，用水调作糊状，睡前
　　　　　敷于脐上（即神阙穴）每晚一
　　　　　次。

新　通　关　散

主　　治：休克，鼻腔异物，气管异物。

处　　方：石胡荽3钱　　杜衡根1钱
　　　　　　杨梅树二层皮3钱

制用法：共研细末，用时可将药纷吹入鼻
　　　　　腔。

31

1949

新 中 国
地 方 中 草 药
文 献 研 究
(1949—1979年)

1979

五味子合剂

主　治：美尼尔氏综合症。

处　方：五味子3钱　　酸枣仁3钱

　　　　山　药3钱　　当　归3钱

　　　　桂园肉5钱

制用法：水煎服，渣复煎一次。

牵　正　汤

主　治：周围性面神经麻痹。

处　方：钩藤5钱　　制南星2钱

　　　　蝉退3钱　　制白附2钱

　　　　防风3钱　　僵　蚕钱半

　　　　全蝎钱半

制用法：水煎服，渣复煎一次。

32

运动系统疾患部分

驱 风 酒

主　治：风寒湿痹　　四肢麻木
　　　　筋骨作痛　　腰膝无力

处　方：勾儿茶根1两　　五加皮根1两
　　　　加里参根1两　　大血藤1两
　　　　毕氏牛奶子根1两　树侵根1两
　　　　威灵仙5钱　　　草菝葜根1两
　　　　怀牛夕1两　　　全当归1两
　　　　茜草根1两

制用法：加53度烧酒浸泡一周，每日服三
　　　　次，每次10—20毫升。

注　意：孕妇忌服

风湿止痛丸

主　治：慢性风湿痛。

33

1949
新　中　国
地方中草药
文　献　研　究
(1949—1979年)
1979

处　方：老鼠剌根1两　　勾儿茶根1两

草菝葜根1两　　枕木根1两

盐肤木根1两　　寄生3钱

当归3钱　　生地3钱

六汗3钱　　人芄3钱

桑枝3钱　　牛夕3钱

制用法：共研细末，炼蜜为丸，每丸重
3钱，每日三次，每次1至
2丸。

注　意：孕妇忌服。

月　风　汤

主　治：产后风湿痛。

处　方：老鼠剌根3两

制用法：水煎去渣，加鸡蛋一个同炖
服。

34

雷 公 藤 汤

主　治：类风湿性关节炎

处　方：雷公藤干根心（去皮）5 钱

制用法：水煎服，渣复煎一次。

35

1949

新 中 国
地 方 中 草 药
文 献 研 究
(1949—1979年)

1979

五官科疾患部分

红 眼 汤

主　治：急性结合膜炎。

处　方：野菊花5钱　　叶下珠5钱

夏枯草5钱　　十大功劳5钱

截叶铁扫帚5钱

制用法：水煎服，渣复煎一次。

鼻 渊 汤

主　治：慢性鼻窦炎。

处　方：柴胡5钱　　菊花3钱

黄芩3钱　　白芍3钱

连乔4钱　　川芎3钱

夏枯草5钱　　苍耳子3钱

制用法：水煎服，渣复煎一次。

36

复方鼻炎膏

主　治：慢性鼻窦炎，慢性臭炎。

处　方：
一见喜15克　　　石胡荽50克
麻黄素5克　　　苯海拉明1.5 克
冰　片5克　　　羊毛脂适量

制用法：挑取膏药，如黄豆大，涂于鼻腔内，每日三次。

牙　痛　汤

主　治：风火牙痛。

处　方：
枝子根1两
大青根1两

制用法：加青壳鸭蛋一个同炖服。

吹　耳　散

主　治：慢性中耳炎。

1949

新 中 国
地 方 中 草 药
文 献 研 究
(1949—1979年)

1979

处　方：十大功劳1钱　　五倍子5钱

一 见 喜1钱　　枯　凡2钱

冰片5分

制用法：共研细末，用时将患耳洗净，把
药末吹入耳内。

口　疮　散

主　治：口腔炎，口腔溃疡。

处　方：黄柏50克　　儿茶150克

薄荷50克　　煅人中白300克

硼砂50克　　胡连50克

冰片8克　　青黛50克

制用法：共研细末，冰片最后加入混匀即
得，一日3—4次，饭后撒布患
处。

咽喉安合剂

主　治：急性扁桃腺炎，急性咽喉炎。

38

处　方：麦斛 5 钱　　桔梗 3 钱

元参 5 钱　　射干 3 钱

麦冬 4 钱　　银花 5 钱

薄荷钱半　　连乔 5 钱

桑叶 3 钱　　山豆根 3 钱

板兰根 5 钱　　生甘草 3 钱

制用法：水煎服，渣复煎一次。便秘加大黄、芒硝。小便短赤加木通。咳嗽剧烈加杏仁、百部。声哑或失音加青果、蝉退。

1949

新 中 国
地 方 中 草 药
文 献 研 究
(1949—1979年)

1979

妇儿科疾患部分

蒲公英合剂

主　治：急性乳腺炎。

处　方：蒲公英5钱　　金银花五钱

连　乔5钱　　柴　胡钱半

当　归3钱　　白　芷钱半

青　皮钱半　　桔　更2钱

乳　香3钱　　没　药3钱

花　粉3钱　　瓜娄仁5钱

甘　草2钱

制用法：水煎服，渣复煎一次。已形成脓肿而未穿破者，加川山甲钱半、皂刺3钱

乳　痈　汤

主　治：急性乳腺炎。

40

处　方：肖梵天花1两5钱。

制用法：加酒、水各半同炖服。

乳 痈 散

主　治：急性乳腺炎。

处　方：山鸡椒鲜叶

制用法：晒干研粉，每用五钱至一两，调
　　　　第二次洗米水外敷患处。

乳 皲 散

主　治：乳头皲裂。

处　方：炉甘石3钱
　　　　花蕊石3钱
　　　　寒水石3钱

制用法：共研极细末，加冰片少许和匀备
　　　　用。用时以菜油调敷患处，每日
　　　　二至三次。

41

1949

新 中 国
地 方 中 草 药
文 献 研 究
(1949—1979年)

1979

密 乳

主　治：肛裂、乳头皲裂。

处　方：辰砂、硼砂、龙脑各10克。

制用法：合研为极细粉末，后与蜂蜜30毫升拌和而成。每次哺乳后，以棉签少许涂抹患处，再用小块纱布复盖。治肛裂用药液外涂患处即可。每日二次。

疳 积 汤

主　治：小儿疳积。

处　方：小叶三点金干全草

1—3岁	4钱
4—6岁	6钱
7—10岁	8钱

制用法：加尿泡鸡蛋一个同炖，吃汤及蛋。

42

附　注。尿泡鸡蛋制法：取新鲜鸡蛋加童
　　　尿浸泡２４小时，洗净后使用。

健脾消积散

主　治：消化不良，小儿疳积。

处　方：独脚金２斤　　　叶下珠３斤

　　　　截叶铁扫帚３斤　　鸡眼草３斤

　　　　小叶三点金３斤　　白马骨３斤

　　　　党参３斤　　扁豆５斤

　　　　白术５斤　　淮山５斤

　　　　茯苓５斤　　山查５斤

　　　　芡实５斤　　陈皮２斤

　　　　米仁５斤　　川朴２斤

　　　　谷虫５斤　　莲子５斤

　　　　砂仁１斤　　甘草２斤

制用法：共研细末，１－３岁每日服５

　　　　分，３－５岁服１钱，６岁以上

43

1949

新 中 国
地 方 中 草 药
文 献 研 究
(1949—1979年)

1979

每次1钱5分，用米汤或开水早晚各冲服一次。

鹿 胶 合 剂

主　治：脑积水。

处　方：鹿角胶钱半　　山药2钱

牛　夕钱半　　泽下钱半

茯　苓2钱　　猪苓2钱

当　归2钱　　熟地钱半

丹　皮钱半　　茺蔚子钱半

山萸肉钱半

制用法：水煎服，渣复复煎一次。以上为4—5岁小儿剂量。

44

皮肤科疾患部份

生 发 丸

主　治：脱发。

处　方：当归1斤　　首　乌半斤

淮山半斤　　柏子仁1斤

制用法：共研细末，炼蜜为丸，每丸重三

钱，每日三次，每次饭后服一

丸。

生 发 酊

主　治：斑秃、全秃。

处　方：骨碎补200克

闹羊花125克

九二〇0.2克

二亚砜适量

45

1949
新　中　国
地 方 中 草 药
文 献 研 究
(1949—1979年)
1979

７５％酒精１２５０毫升

制用法：先将闹羊花和骨碎补粉碎，再加酒精浸泡七天，过滤得棕色液体1000毫升，滤液加九二〇即成，用时局部涂抹，每日１－５次。

头　癣　膏

主　治：头癣。

处　方：松香４两

　　　　枯矾２两

　　　　猪油４两

制用法：将猪油放在锅内溶化后，放入松香，等松香溶化后再放入枯矾，充分拌匀，冷却备用。用时先把患部剃掉毛发和脓痂，后用肥皂水洗净患处，再涂上软膏，一般二天涂一次。

46

黄 水 疮 散

主　治：黄水疮。
处　方：煅石膏2两　　轻粉4钱
　　　　红升丹4钱　　枯矾4钱
制用法：共研细末，调茶油涂患处。

砒 斑 醋

主　治：神经性皮炎。
处　方：砒霜1两　　枯矾5钱
　　　　斑蝥5钱　　白醋1斤
制用法：浸泡一周备用，每三日外涂一
　　　　次。
注　意：切忌入口，涂药时不能涂至正常
　　　　皮肤。

1949

新　中　国
地方中草药
文　献　研　究
(1949—1979年)

1979

马　斑　醋

主　治：神经性皮炎。

处　方：马钱子3钱　　斑蝥3钱

蜈蚣三条　　蛇床子3钱

醋半斤

制用法：浸泡液涂搽患处，每日2———3
次。

菝葜合剂

主　治：牛皮癣

处　方：菝葜根2两　　乌梅1两

甘　草2钱

用　法：浸泡24小时后煎服，日一剂。

茶树根汤

主　治：牛皮癣。

48

处　方：茶树根1－2两

制用法：加水浓煎，每日分二至三次，空
　　　　腹服。

硫 轻 药 水

主　治：酒渣鼻。

处　方：硫磺25克　　轻粉5克
　　　　白矾5克

制用法：共研细末即成酒渣鼻粉，再加入
　　　　75％酒精３００毫升，浸泡二
　　　　天，白天涂鼻三至四次。

附　注：与加减桃红四物汤及硫轻软膏同
　　　　时使用。

硫 轻 软 膏

主　治：酒渣鼻。

49

1949
新 中 国
地方中草药
文 献 研 究
(1949—1979年)
1979

处　方：酒渣鼻粉２０克
　　　　凡 士 林８０克
制用法：调匀成膏，每晚睡前涂鼻。
附　注：与加减桃红四物汤及硫轻药水同
　　　　时使用。

加减桃红四物汤

主　治：酒渣鼻。
处　方：当归３钱　　川芎２钱
　　　　赤芍３钱　　红花２钱
　　　　桑皮３钱　　茜草３钱
　　　　丹皮３钱　　大枣３个
　　　　生姜３片
制用法：水煎服，渣复煎一次，连服一个
　　　　月。

50

消 疣 汤

主　治：扁平疣。

处　方：金钱草1两6钱

　　　　葎　草1两6钱

　　　　鸡眼草1两6钱

　　　　野菊花1两

制用法：用二碗清水先浸透，煎30分
钟，煎成大半碗内服，渣再煎洗
患处，服药时禁忌鱼虾等海味。

二 白 散

主　治：多发性毛囊炎。

处　方：白芨1两　　白蔹1两

　　　　枯矾1两

制用法：共研极细末，用汁，用时以生理
双氧水先消毒患部去除浓盐水或

51

1949

新 中 国
地方中草药
文 献 研 究
(1949—1979年)

1979

凉开水调成糊状敷于患处。每日一次。

痱 子 酊

主　治：痱子。

处　方：石荠苧1两5钱

大　黄1两5钱

冰　片3钱

制用法：浸泡于50％酒精５００毫升中五天后即可应用，用时将药液外擦患处，一日数次。

狐 臭 散

主　治：狐臭。

处　方：密陀僧4两　　三仙丹3两

滑　石3两　　轻　粉3两

52

制用法：共研细末，用时患处用清水洗
　　　　净，后撒上药粉，每四日用药
　　　　一次。

汗 斑 散

主　治：汗斑。

处　方：密陀僧5钱　　蛇床子1两
　　　　雄　黄1两　　硫　黄1两

制用法：共研细末，调醋搽患处。

注　意：搽药时切勿入眼内。

扛 黄 酊

主　治：带状疱疹。

处　方：扛板归粉50克
　　　　雄　黄粉50克
　　　　蜈　蚣5条

1949
新 中 国
地 方 中 草 药
文 献 研 究
(1949—1979年)
1979

制用法：加75％酒精３００毫升混合备用，每天搽敷患处二次。

苦 参 合 剂

主　治：荨麻疹。

处　方：苦　参3钱　　甘　草3钱

小胡麻3钱　　何首乌3钱

石菖蒲3钱　　威灵仙3钱

制用法：水煎服，黄酒六两为引

四物三色汤

主　治：顽固性荨麻疹。

处　方：当归3钱　　川芎2钱

白芍3钱　　生地3钱

黄芪3钱　　首乌3钱

54

白七厘 3 钱　荆芥 2 钱

防风 2 钱　　甘草 1 钱

制用用：水煎服，渣复煎一次。身强而疹
　　　　块呈红色者宜重用生地，身弱而
　　　　疹块呈白色者宜重用黄芪，奇痒
　　　　难忍者酌加白鲜皮、地肤子，并
　　　　重用地肤子、白七厘。

湿 疹 散

主　治：湿疹。

处　方：十大功劳 2 两　一见喜 2 两

　　　　煅石膏 1 斤　　枯　矾 3 两

　　　　硫　磺 2 两　　青　黛 1 两

　　　　冰　片 5 分

制用法：共研细末，调茶油外涂患处，日
　　　　2 次。

1949
新 中 国
地 方 中 草 药
文 献 研 究
(1949—1979年)
1979

婴儿湿疹散

主　治：婴儿湿疹。

处　方：松香1钱　　铅粉5分

　　　　黄丹5分　　轻粉5分

制用法：共研细末，调茶油外涂患处。日
　　　　2至3次。

绣 球 风 散

主　治：阴囊湿疹。

处　方：黄柏末5钱　　儿茶末1钱

　　　　六一散1钱

制用法：上三味药共混合，再研匀，用时
　　　　外撒患处，日1—2次。

抗 敏 合 剂

主　治：过敏性皮炎、湿疹。

处　　方：白鲜皮 3 钱　　生地黄 5 钱

地肤子 3 钱　　苦参根 3 钱

白七厘 3 钱　　土茯苓 3 钱

金银花 3 钱　　苍耳子 3 钱

何首乌 3 钱　　生甘草 1 钱

制用法：水煎服，渣复煎一次。

老鼠耳合剂

主　　治：过敏性皮炎、漆疮。

处　　方：老鼠耳根 2 两　　生地 1 两

赤　芍 3 钱　　大黄 3 钱

生甘草 1 钱

制用法：水煎服，渣复煎一次。

止痒洗剂

主　　治：湿疹、过敏性皮炎。

57

1949
新 中 国
地方中草药
文 献 研 究
(1949—1979年)
1979

处　方：一见喜1两　　扛板归1两

千里光1两　　枯　矾5钱

制用法：水煎温洗患处，日一至二次。

皲　裂　膏

主　治：手足皮肤皲裂。

处　方：老黄蜡3份　　嫩松香1份

血于炭1份　　花生油15份

制用法：隔水炖烊化开调匀待冷使用，先
用温水将皲裂处洗净后，再以此
油涂擦，一日2—3次。

鹅掌风洗剂

主　治：鹅掌风。

处　方：苍耳子5钱　　苦参5钱

蛇床子5钱　　白矾5钱

58

制用法：加水三斤，煎至二斤，每晚浸泡
一小时，每剂可用两天。

癣 药 水

主　　治：手、脚癣、体癣、股癣。
处　　方：羊蹄根330克　　　木槿根110克
乌桕叶110克　　　一枝黄花110克
苦楝叶220克　　　旱莲草110克
75％酒精适量，共制成1000毫升
制用法：取生药洗净加入75％酒精，用浸
汁法提取，以75％酒精调整至
1000毫升即得，外用涂患处，日
1至2次。

下腿溃疡散

主　　治：下腿慢性溃疡。

新 中 国
地方中草药
文 献 研 究
(1949—1979年)

处　方：制甘石1两　　冰　片3钱

樟　脑5钱　　川　连2钱5分

龙　骨1两　　黄　柏3钱5分

轻　粉3钱　　密陀僧1两

六一散1两　　大　黄3钱5分

石　蟹1两　　朱　砂1钱

制用法：共研细末，调茶油涂患处。

鸡　眼　膏

主　治：鸡眼。

处　方：地骨皮2钱　　红花1钱

制用法：共研细末，加适量麻油和少许面粉调成糊状密封备用。用时先把患部老皮割掉，然后把药散于患处，用纱布包扎好，两天换药一次。

60

外 科 疾 患 部 分

夏枯草合剂

主　治：甲状腺腺瘤。

处　方：夏枯草5钱　　生地5钱

　　　　昆布8钱　　　赤芍3钱

　　　　银花3钱　　　黄芩2钱

　　　　黄柏3钱　　　连乔3钱

　　　　牛旁3钱　　　蝉退2钱

制用法、水煎服，渣复煎一次。

消 炎 合 剂

主　治：各种炎症。

处　方：野菊花5钱　　犁头草5钱

　　　　金银花5钱　　瘤毒草5钱

　　　　蒲公英5钱　　黄精姜5钱

1949
新 中 国
地 方 中 草 药
文 献 研 究
(1949—1979年)
1979

制用法：水煎服，渣复煎一次。

消 炎 散

主　治：疖、痈。

处　方：芙蓉花、野菊花，各等量。

制用法：晒干研细末，调米泔水，外敷患处。

消 肿 软 膏

主　治：疖、痈、无名肿毒。

处　方：蚤休根3两　　藤黄3两

制用法：共研细末，加凡士林至1000克。用时外敷患处。

一见喜软膏

主　治：外伤感染。

处　方：一见喜粉30克　　凡士林70克

62

制用法：调匀高压消毒后，外涂患处，日
　　　　1至2次。

烫 伤 散

主　治：烫伤。

处　方：虎杖根1两　　一见喜叶1两
　　　　相木嫩叶1两　十大功劳5钱
　　　　地　榆5钱　　黄　连3钱
　　　　冰　片1钱

制用法：共研细末，调茶油外涂患处。

冻 伤 膏

主　治：冻疮（已破溃）。

处　方：当归1两　　紫草1两
　　　　白腊1两　　黄腊1两
　　　　赤芍5钱　　白芷5钱

1949
新 中 国
地 方 中 草 药
文 献 研 究
(1949—1979年)
1979

生乳香 3 钱　血竭 3 钱

轻粉 1 钱　　梅片 1 钱

制用法：先将当归、赤芍、白芷、紫草浸入一斤麻油中七天，然后置铜勺内加热熬枯，过滤去渣，再依次将乳香、血竭、轻粉、梅片、黄白腊放入熔化，收膏退火，密贮备用。应用时将药膏外搽患处，直至痊愈。

冻　伤　酒

主　治：冻伤（未破溃）。

处　方：干红辣椒（研末）3 两

生大蒜头（切细）1 两

干　姜（研末）1 两

樟　脑　　　　3 钱

制用法：先用酒精一斤浸前三味药，一周

64

后收集滤液，药渣再加酒精半斤浸五天，过滤去渣，两次滤液合并加入樟脑，密贮备用，应用时以药棉蘸药水频搽患处。

注　意：已破溃的冻疮不能用。

阑　尾　汤

主　治：急性阑尾炎。

处　方：白花蛇舌草1两　　败酱草5钱

　　　　鬼针草5钱　　　　两面针5钱

　　　　白　芍3钱　　　　木　香2钱

制用法：水煎服，渣复煎一次。

痔　疮　汤

主　治：痔疮。

处　方：茅莓根1两　　辣椒根1两

　　　　槐　花5钱

65

1949
新 中 国
地 方 中 草 药
文 献 研 究
(1949—1979年)
1979

制用法：加猪大肠头一条，炖汤服。

痔疮消炎止痛膏

主　治：痔疮发炎肿痛。

处　方：甘石5钱　　滑石粉5钱

没药5钱　　乳香5钱

黄丹2钱　　梅片5钱

朱砂2钱　　血竭3钱

制用法：共研细末，加凡士林320克调匀
备用，用时敷贴患处。

益 气 汤

主　治：脱肛。

处　方：排钱草1两　　榕树须1两

黄花稔根1两　白背叶根1两

樟木根1两　　重阳木根1两

制用法：水 煎服，渣复煎一次。

66

复方山鸡椒酊

主　治：毒蜂叮伤。

处　方：蚤休根5钱　　山鸡椒果5钱

　　　　雄　黄3钱　　冰片5分

制用法：上药浸入75％酒精150毫升，一

　　　　周后过滤备用。用时外涂伤处，

　　　　日2至3次。

67

1949
新中国
地方中草药
文献研究
(1949—1979年)
1979

伤科疾患部分

伤 药 酒

主治： 跌打损伤，毒蛇咬伤，无名肿毒。

处方： 白花蛇舌草 4 钱　半 边 连 4 钱

半 枝 连 4 钱　徐 长 卿 4 钱

蚤 休 根 4 钱　瓜 子 金 4 钱

香白芷根 4 钱　虎 杖 根 4 钱

杜 衡 4 钱　星 宿 菜 4 钱

南五味根 4 钱　琴叶榕根 4 钱

朱 砂 根 4 钱　百 两 金 4 钱

两 面 针 4 钱　十大功劳 4 钱

半 边 旗 4 钱　石 胡·荽 4 钱

小二仙草 4 钱　擦 树 根 4 钱

钩 藤 根 4 钱　穿破石根 4 钱

勾儿茶根 4 钱　白背叶根 4 钱

威灵仙根 4 钱　龙 须 藤 4 钱

68

全 当 归 4 钱　　接骨金粟兰 4 钱

胡颓子根 4 钱　　野 漆 根 4 钱

茅 莓 根 4 钱　　盐肤木根 4 钱

制用法：浸泡46度烧酒4.5斤10天，每日
　　　　三次，每次服10至15毫升。

跌打损伤散

主　治：挫伤、扭伤、骨折、脱臼。

处　方：南岭尧花干根二重皮 2 钱

　　　　南五味干根二重皮 5 钱

　　　　百两金干根二重皮 5 钱

　　　　胡颓子干根二重皮 5 钱

　　　　杨梅干根二重皮 5 钱

制用法：共研细末，用时调糯米饭同捣烂
　　　　外敷患处，骨折先复位后再敷药
　　　　（须加鸡蛋清一个同调，24小时
　　　　后除去）。

69

1949

新 中 国
地 方 中 草 药
文 献 研 究
(1949—1979年)

1979

红 色 药 酒

主　治：跌打损伤（腰部损伤及旧伤发痛
效较佳）。

处　方：茜草根四两

制用法：加５３度烧酒一斤，浸泡密封一
周，日服三次，每次10—20毫
升

注　意：孕妇忌服。

毛大丁药酒

主　治：跌打损伤。

处　方：毛大丁干全草四两

制用法：加５３度烧酒一斤半，浸泡密封
一周，过滤备用。日服三次，每
次10—20毫升。

70

外用伤药酒

主　治：挫伤、扭伤。

处　方：南岭尧花干根皮四两

制用法：将南岭尧花根皮切断，浸泡于
　　　　75%酒精５００毫升七天，过滤
　　　　备用。用棉花蘸酒外擦患处。

跌　打　丸

主　治：一切跌打损伤。

处　方：　南五味３钱　　　五加皮３钱

　　　　　两面针３钱　　　积雪草３钱

　　　　　骨碎补３钱　　　毛大丁３钱

　　　　　当归尾３钱　　　赤　芍２钱

　　　　　元　胡２钱　　　木　瓜３钱

　　　　　苏　木１钱　　　狗　脊３钱

　　　　　桃　仁１钱　　　生　地３钱

71

1949
新 中 国
地 方 中 草 药
文 献 研 究
(1949—1979年)
1979

制用法：共研细末，炼蜜为丸， 每 日 三
次，每次服一丸，开水送下。
注　意：孕妇忌服。

72

其 它 部 分

消 渴 合 剂

主　治：糖尿病。

处　方：生山药一两　　枸杞子6钱

　　　　生　地6钱　　五味子2钱

　　　　生黄芪8钱　　花　粉6钱

制用法：水煎服，渣复煎一次。身体衰弱
　　　　较甚，而血糖或尿糖量较高者，
　　　　酌加人参；口渴多饮较甚者加麦
　　　　冬、乌梅；尿多者加复盆子、山
　　　　萸肉；多发性疖肿者加金银花、
　　　　生首乌。

土茯苓合剂

主　治：小叶增生症。

73

1949
新 中 国
地 方 中 草 药
文 献 研 究
(1949—1979年)
1979

处　　方：土茯苓5钱　　白花蛇舌草一两
　　　　　夏枯草5钱　　菝葜根5钱
制用法：水煎服，渣复煎一次。

落　枕　汤

主　　治：落枕。
处　　方：葛根5钱　　麻黄钱半
　　　　　桂枝钱半　　柴胡钱半
　　　　　白芍3钱　　防风3钱
　　　　　大枣六枚　　甘草1钱
制用法：水煎服，渣复煎一次。

甘　和　茶

主　　治：防治中暑、感冒、痢疾。
处　　方：岗梅茶15两　　波志加草30两
　　　　　黄毛耳草20两　牡荆叶5两

74

枫桐树叶 3 两　　生甘草 5 两

薄荷脑 1 钱

制用法：以上制成100包，用时取一包，

泡开水代茶饮。

75

厦门市中草药验方选编（第一集）

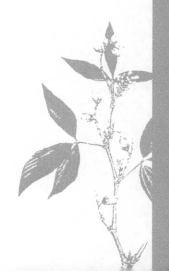

提 要

厦门市医药研究所编。

1982 年 5 月印刷。共 76 页，其中前言 1 页，目录 3 页，正文 72 页。平装铅印。

前言简介了本书编写缘起。民间单验方具有廉、简、便、效等特点，是祖国医学宝库的重要组成部分。厦门市地处亚热带，中草药资源丰富，民间单验方广泛流传于城乡。为了继承和发扬祖国医学遗产，编写组在市卫生局领导下，对新中国成立后市医务工作者、名老中医及民间医生的献方进行认真筛选和整理，并汇编成册，陆续出版。

本书主要收集 20 世纪 50 年代各家献方，分为内科、外科、妇科、小儿科用方 4 类，计选入方 280 个。每方包括组成、服法、适应证，并注明献方者，以供选用时参考。

为便于交流和方便读者查阅，本书特将青草药地方名注明学名，附录于方后备考。

由于原献方者未注明处方疗效，故未敢妄加评价，乃为美中不足之处。

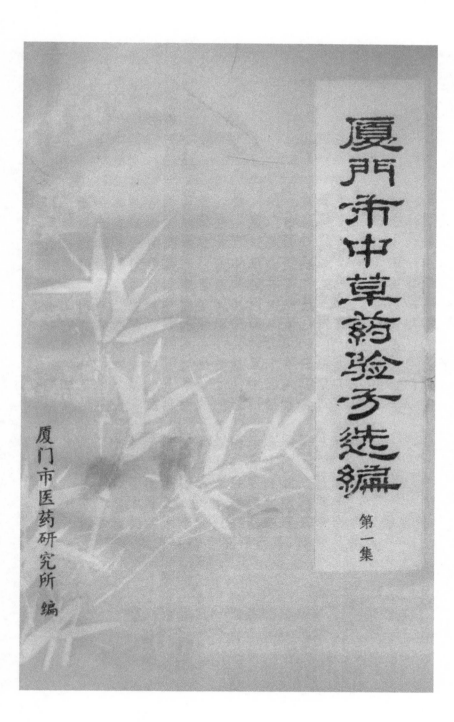

厦门市中草药验方选编

第一集

厦门市医药研究所 编

1949

新 中 国
地 方 中 草 药
文 献 研 究
(1949—1979年)

1979

目 录

内 科

1

外　科

2

1949

新　中　国
地方中草药
文　献　研　究
(1949—1979年)

1979

3

内 科 部 份

感 冒

方 1

组成：鱼腥草（绞汁）半杯　桔梗3克

服法：上两味药合炖内服

适应症：风热外感发烧

献方者：陈焕章

方 2

组成：小还魂鲜草一把

服法：绞汁内服

适应症：肺炎发烧

献方者：陈焕章

方 3

组成：加冬*叶20克　荸荠10粒

服法：共绞汁内服

适应证：外感风热发烧

献方者：陈焕章

　　　*加冬系大戟科重阳木属植物重阳木 Bischofia
　　　trifolita(BO×b)HooK.f.

1

方 4
组成：紫苏、干葛各6克　葱白三节　老姜　三片
服法：上药加水一碗半煎八分内服
适应症：外感风寒初起
献方者：林建村

方 5
组成：酒麻黄3克　葛根4.5克　酒川芎3克　白芷4克
紫苏6克　陈皮4.5克　制香附3克　炒赤芍3克
服法：上药水煎口服
适应症：外感风寒，头痛，骨节痛
献方者：林扬

咳　嗽

方 1
组成：饴糖150克　猪膀油90克　冰糖60克　川贝粉6克
冬瓜糖30克
服法：上药炖熟随意服
适应症：虚热咳嗽
献方者：翁乃恭

方 2
组成：阿片3克　丁香6克　柿霜9克　胆星9克　川贝9
克　海浮石6克
服法：上药共研末，每次3克，柿果汤送服
适应症：虚痨咳嗽

2

献方者：于宝善

方 3

组成：胡黄连　当归　木通　川贝　槟榔　蒌芜　百合　黄
　　　芩　紫苑各 2 克

服法：上药研末，以柿果汤送服

适应症：痰热咳嗽

献方者：方棠水

方 4

组成：金沸草（并花） 3 克　扁柏20克

服法：加水一碗八分煎服

适应症：风热束肺咳嗽

献方者：于宝善

方 5

组成：鸡蛋一个　麦门冬12克　冰糖少许

服法：上药同煎，五更时空腹服

适应症：虚痨咳嗽

献方者：林建村

哮　　喘

方 1

组成：麻黄（去节） 6 克　银杏七粒　好茶叶 4.5 克　蜜桑
　　　白 4.5 克　炒瓜子 4.5 克　瓜蒌仁 4.5 克

服法：水一碗半煎八分，渣一碗煎六分，内服

3

1949

新　中　国
地方中草药
文　献　研　究
(1949—1979年)

1979

适应症：痰热哮喘
献方者：陈应龙

方2
组成：大黄60克　郁金45克　木香　沉香　乳香　硃砂各15
　　　克　雄黄30克　巴豆霜（去油）30克
服法：上药研末，加米醋适量煮数滚，和面糊为丸如绿豆
　　　大，每服3克，陈皮汤送服
适应症：痰热哮喘
献方者：林建村

方3
组成：猪肚一个　川贝15克　桑白皮　莲肉各30克
服法：老酒两杯，炖熟五更服
适应症：气虚哮喘
献方者：于宝善

失　　音

方1
组成：姜蚕6克　甘草3克
服法：加水适量煎服，日二、三次
适应症：伤风失音
献方者：林杨

方2
组成：淡竹叶12克　麦门冬9克　风葱二条

4

服法：加水适量煎服

适应症：伤风失音

献方者：林炯明

方3

组成：诃子49个　桔梗30克　甘草1克

服法：上药研末，每服2克，加童便一杯水半碗煎服

适应症：风热束肺失音

献方者：蔡淑珍

方4

组成：荷叶12克　柿霜12克　冰糖24克　硼砂12克　元胡15
克　乌梅肉15克　寒水石15克　芙蓉15克　冰片2克
甘草3克

服法：上药研末，加蜜熬膏如龙眼大，硃砂为衣，每次一粒
口含化

适应症：内伤失音

献方者：于宝善

吐　　血

方1

组成：*有骨消头--把

服法：加水适量煎服

适应症：热盛吐血

献方者：翁乃恭

* 有骨消系菊科豨签属植物豨签 Siegesbeckia
Orientalis Lim

5

1949
新　中　国
地 方 中 草 药
文 献 研 究
(1949—1979年)
1979

方 2
组成：茅根 6 克　生地10克　午节 9 克　扁柏叶 5 克
服法：共研为末，加蜜少许，开水冲服
适应症：热盛吐血
献方者：翁乃恭

方 3
组成：莲叶蒂 5 克　午节12克
服法：水煎服
适应症：郁热吐血
献方者：林建村

方 4
组成：白芨 6 克　当归 6 克
服法：酒、水各半煎服
适应症：血淤呕血
献方者：陈德友

方 5
组成：韭菜汁一盏　童便一盏　老酒半盏　人乳半盏
服法：温热服
适应症：气滞血淤呕血
献方者：广坚

方 6
组成：*盐酸草一把绞汁
服法：加童便、蜜适量内服

6

适应症： 热盛呕血

献方者： 林建村

    * 盐酸草系酢浆草科酢浆草属植物酢浆 草 Oxalis repens Thunb.

咳 血

方 1

组成： 生苦瓜根切片　生丝瓜根切片各15克

服法： 上药加水适量煎后加蜜半盏调服

适应症： 肺热咳血

献方者： 翁乃恭

方 2

组成： 白茶花蕊（干品）6 克　生柿果9 克　蜜午节12克
　　　　蜜枇杷8 克

服法： 水煎服

适应症： 肺阴虚咯血

献方者： 陈应龙

方 3

组成： 生地11克　麦门冬11克　天门冬11克　当归　白芍各
　　　　6 克　甘草2 克　线灰3 克　扁柏8 克　生艾叶9 克

服法： 水二碗煎八分内服

适应症： 阴虚咯血

献方者： 于宝善

7

1949
新 中 国
地 方 中 草 药
文 献 研 究
(1949—1979年)
1979

方 4

组成： 午节　蒲黄　扁柏叶　丹皮　茅根各 8 克

服法： 水二碗煎八分加童便一杯空心服

适应症： 血热咯血

献方者： 傅赓声

方 5

组成： 旱莲草10克　青仁乌豆15克

服法： 将乌豆置瓦上焙干后研末，以旱莲草煎汤送服

适应症： 肝、肺郁热咯血

献方者： 康明爵

衄　　血

方 1

组成： 雪梨 1 个　冬蜜30克　白芨粉15克　柿霜粉 6 克

服法： 上药调成膏，每服一匙，日三、四次

适应症： 肺热衄血

献方者： 于宝善

方 2

组成： 柿果 1 块　川连末 9 克

服法： 将柿果剖开装入川连末，在新瓦上焙黑研末，泡童便
　　　　一杯口服

适应症： 心、肺热盛衄血

献方者： 陈应龙

8

方3

组成：旧花瓶水

用法：滴入鼻内，日数次

适应症：肺热衄血

献方者：陈焕章

便　血

方1

组成：山洋麻12克　猪大肠2寸

服法：上药合煮内服

适应症：肠虚便血

献方者：陈焕章

方2

组成：*人字草30克

服法：上药加黑糖少许煎服

适应症：肠热便血

献方者：陈焕章

　　*人字草系豆科丁葵草属植物丁葵草 Zornia diphylla（L.）Pers.

方3

组成：井内凤尾草一把　白石榴花6克　谷麦芽各6克

服法：水二碗煎八分，泡白糖少许内服

适应症：温热便血

献方者：林建村

9

1949

新 中 国
地 方 中 草 药
文 献 研 究
(1949—1979年)

1979

方 4

组成：柿果 2 块　黑槐花 8 克　苦参子 3 克

服法：上药焙干研末，米糊为丸如绿豆大，每次 3 克，开水
送服

适应症：肠热便血

献方者：陈应龙

尿　血

方 1

组成：雄羊屎 7 粒　冰糖20克

服法：煎汤内服

适应症：血淋

献方者：林庆祥

方 2

组成：香蕉根16克　旱莲草15克

服法：水煎内服

适应症：湿热血淋

献方者：林庆祥

方 3

组成：石橄榄24粒

服法：水、酒各半炖 1 小时内服

适应症：湿热白淋

献方者：杨抱川

10

方4

组成：绍松根　龙眼叶心　冬瓜各120克

服法：水煎内服

适应症：热盛尿血

献方者：洪敦养

方5

组成：鱼脑石12粒

服法：火煅研末，冲黄酒送服

适应症：沙淋血尿

献方者：陈焕章

方6

组成：过江龙一把

服法：冲酒少许内服

适应症：湿热尿血

献方者：白玉云

不　　寐

方1

组成：紫珠草30克

服法：上药洗净泡开水服

适应证：心火所致不寐

献方者：陈焕章

方2

1949

新 中 国
地 方 中 草 药
文 献 研 究
(1949—1979年)

1979

组成：鲜花生叶500克

服法：水三碗煎一碗，去渣加瘦肉60克炖服

适应症：虚热不寐

献方者：陈焕章

方3

组成：久熟地10克　首乌12克　黄精12克　全当归7克　川

芎4.5克

服法：上药加猪腰一对，炖烂服

适应症：肾虚不寐

献方者：陈焕章

遗　　精

方1

组成：莲子心30克　公猪小肠一节

服法：将莲心装入猪肠内煮烂服

适应证：心火所致遗精

献方者：康明爵

方2

组成：白糖9克　鸡蛋一个

服法：将鸡蛋调白糖，加入黄酒半杯炖服

适应证：阴虚遗精

献方者：康明爵

方3

组成：石莲肉12克　猪小肚1个
服法：石莲肉合猪小肚炖内服
适应证：肾虚遗精
献方者：翁乃恭

方4
组成：杜仲末6克　猪腰1个
服法：将杜仲末装入猪腰内，以湿纸包四、五层煨熟内服
适应证：肾阳虚遗精
献方者：翁乃恭

方5
组成：鹿角胶30克　老酒半碗
服法：先将鹿角胶加水四分碗熬化，再加老酒炖服
适应证：肾虚遗精
献方者：于宝善

方6
组成：绿豆粉8克　芡实8克　鳖1只
服法：同煮熟食
适应症：虚热遗精
献方者：于宝善

阳痿早泄

方1
组成：柏子仁15克　制附片10克　鹿茸10克

13

1949

新 中 国
地 方 中 草 药
文 献 研 究
(1949—1979年)

1979

服法：上药研末，每次1.5克黄酒送服，日二次。
适应症：肾阳虚而致阳痿
献方者：于宝善

尿　　浊

方1
组成：豨莶草30克　生鸡脚7对　老酒1杯
服法：先将豨莶草加水二碗半煎至八分，去渣加生鸡脚及老
　　　酒炖服。
适应症：湿热尿浊
献方者：康良石

方2
组成：有骨梢根头15克　　无根草15克
服法：上药加水适量合猪小肚炖食，连服2—3次
适应证：湿热尿浊
献方者：林扬

方3
组成：乌骨鸡1只　仙草干40克　食盐少许
服法：去鸡内脏，将草及盐装入鸡腹内炖熟服。
适应证：脾虚尿浊
献方者：林建村

方4
组成：棕榈子13粒　小金英30克

14

服法：上药水二碗煎至八分，去渣和猪小肚一个炖服

适应证：脾、肾虚尿浊

献方者：陈焕章

方 5

组成：生枸杞头25克　公猪肚1个

服法：上药合炖内服

适应证：虚热尿浊

献方者：陈焕章

方 6

组成：芹菜汁半碗

服法：上药加白蜜适量内服

适应证：湿热尿浊

献方者：白玉云

方 7

组成：煅白丝螺壳15克　桑螵蛸9克

服法：上药合研末，开水冲服

适应证：肾虚尿浊

献方者：陈木荣

癫　　狂

方 1

组成：珍珠母3克　琥珀2克　天竹黄3克　石菖蒲6克

1949

新 中 国
地 方 中 草 药
文 献 研 究
(1949—1979年)

1979

服法：上药共研细末，加黄酒、水各半碗，猪心一个炖熟
　　　服，每日一剂，连服数次
适应证：痰热蒙心癫狂
献方者：陈应龙

方2
组成：菖蒲4.5克　珍珠8克　茯神10克　龙涎2克　琥珀3
　　　克　远志4.5克　猴枣2克　乙金8克　川贝4.5克
　　　僵蚕7只　礞石2克　白矾10克　枣仁6克
服法：上药共研末，调竹沥二杯、蜜适量为丸，每次3克，
　　　一日三次开水送服
适应证：痰热癫狂
献方者：康良石

中　风

方1
组成：番木别（麻油制）75克　川乌　草乌各30克　天麻
　　　麻黄各30克　归尾18克
服法：上药共研末，面糊调为丸如绿豆，每次2—3克，好
　　　酒送服
适应证：中风半身不遂
献方者：于宝善

痹　证

方1

16

组成：五灵脂 3 克　煅没药 2 克　醋炒元胡 3 克　甘草 2 克
服法：上药共研末，泡酒服
适应证：胸痹痛
献方者：康明爵

方 2
组成：西洋参 9 克　川三七 9 克　川贝母 9 克
服法：上药研末加童便，水、酒各半碗，炖一小时，加饴糖
　　　一匙内服
适应证：胸痹痛
献方者：陈应龙

方 3
组成：①木香 6 克　乙金 4.5 克　②蜜桔梗 6 克　蜜午节 6 克
　　　香附 4 克
服法：将①组药研末；②组药加水、酒各半煎汤冲①组药粉服
适应证：气滞胸痹
献方者：康良石

方 4
组成：朱砂、内金、人中白、沉香各等量
服法：上药共研末，每次 3 克泡老酒或童便服
适应证：胸痹痛
献方者：林建村

方 5
组成：川乌 3 克　草乌 3 克　白曲 3 克

17

1949

新　中　国
地方中草药
文　献　研　究
(1949—1979年)

1979

服法：和猪瘦肉120克炖服
适应证：寒湿周身痹痛
献方者：刘泽民

方6
组成：金狗脊20克
服法：上药和猪脚一对加酒适量炖服
适应证：寒湿腰腿痹痛
献方者：王玉龙

方7
组成：七寸金12克　王不留行9克　椬梧头30克
服法：水、酒各半煎服
适应证：湿热腰腿痹痛
献方者：陈焕章

胃　脘　痛

方1
组成：海参肚
服法：焙焦研末，每次3克开水送服
适应症：虚寒胃脘痛
献方者：陈香藩

方2
组成：刘寄奴12克
服法：水煎内服

18

适应症：淤血胃痛

献方者：陈焕章

方2

组成：枯矾15克（久痛24克） 灰6克

服法：研末泡黄酒温服，孕妇忌用

适应症：痰湿阻滞胃痛

献方者：林建村

方4

组成：乌药3克 青皮6克 茴香6克 良姜9克

服法：研末，每服6克泡童便、老酒各半杯服

适应症：气滞寒痛

献方者：林建村

腹　　痛

方1

组成：松树叶30克 食盐9克

服法：上二药炒黑，泡开水服

适应症：腹痛，发热，呕吐

献方者：陈焕章

方2

组成：＊千根黄（鲜）

服法：绞汁半杯加蜜少许内服

19

1949

新 中 国
地 方 中 草 药
文 献 研 究
(1949—1979年)

1979

适应症：腹痛、发热、呕吐

献方者：陈焕章

> *千根黄系菊科一枝黄花属植物一枝黄花 Soldago Virgo-aures. Linn.

方3

组成：木香2克　炒枳壳3克　制香附6克　炒台乌5克 炒白芍6克　甘草2克

服法：水煎内服

适应症：气滞腹痛

献方献：陈应龙

膈　　食

方1

组成：牛翻草一把

服法：水适量煎服

适应症：热膈

献方者：林建村

方2

组成：久年佛手干1个　海螺壳1个

服法：上药研末，盐汤送服

适应症：热膈

献方者：翁乃恭

方3

20

组成：久年陈石灰

服法：炒焦研末，调醋为丸如绿豆大，每服七粒，姜汤送服

适应症：寒膈

献方者：翁乃恭

方 4

组成：威灵仙 9 克

服法：研末泡黄酒内服

适应症：寒膈气滞

献方者：陈焕章

方 5

组成：蒲姜30克 鲫鱼一条

服法：上药炖服

适应症：寒膈

献方者：陈焕章

腹　　泻

方 1

组成：鸡蛋 1 个 蒜瓣 2 个 肉豆蔻末 2 克

服法：将蒜瓣、蔻末装入鸡蛋内，用草纸包四、五层，煨
　　　熟，晨起空腹服

适应症：虚寒水泻

献方者：于宝善

方 2

21

1949

新 中 国
地方中草药
文 献 研 究
(1949—1979年)

1979

组成： 小辣椒3克　　*炮仔草10克
服法： 水适量煎服
适应症： 寒湿水泻
献方者： 陈焕章

　　*炮仔草系茄科酸浆属植物苦蘵 Pnysalis Pubescens Linn.

方3
组成： 焦苍术6克　仙查3克　厚朴3克　陈皮3克　车前子6克
服法： 上药用赤土炒黄，捣碎后加水适量煎服
适应症： 脾虚腹泻
献方者： 林建村

便　　秘

方1
组成： 炮仔草一把
服法： 加水适量煎服
适应症： 热结便秘
献方者： 陈焕章

方2
组成： 绿豆衣30克
服法： 加水适量煎服
适应症： 肠热便秘

22

献方者：刘泽民

痢　　疾

方 1
组成：旧茶叶 9 克　绿豆 9 克　乌梅 3 粒　黑糖 9 克
服法：水一碗煎半碗内服
适应症：噤口痢
献方者：翁乃恭

方 2
组成：生苍术 6 克
服法：上药研末调鸭蛋清一匙，用开水冲服
适应症：湿热白痢
献方者：陈应龙

方 3
组成：鸦蛋子（去油）30克　枯凡 2 克　生石羔15克　滑石
　　　9 克
服法：共研末加蜜适量开水冲服
适应症：湿热痢
献方者：傅赓声

方 4
组成：金石榴10个切片
服法：加红糖少许炖服
适应症：白色痢

23

1949

新　中　国
地 方 中 草 药
文　献　研　究
(1949—1979年)

1979

献方者：陈香藩

方 5
组成：鲜半边莲绞汁半碗
服法：冲开水服
适应症：湿热白痢
献方者：陈德友

方 6
组成：灯心草一把　益元散6克
服法：水煎灯心草，去渣冲益元散服
适应症：红痢
献方者：林建村

黄　疸

方 1
组成：＊还魂草6～12克　猪小肠一尺
服法：上药炖服，连服一周，忌蛋及各种瓜类
适应症：湿热黄疸
献方者：陈焕章
　　　＊还魂草系卷柏科卷柏属植物卷柏 Selaginella
　　　tamariscina (Beauv) spr.

方 2
组成：＊虎尾轮根12克
服法：上药加冰糖适量炖服

24

适应症： 急、慢性肝炎

献方者： 陈焕章

 ＊虎尾轮系豆科兔尾草属植物猫尾射 Uraria Crinta Desv.

方3

组成： 三黄　四白　乳没　草乌　天花　枝子　粘香各3克

服法： 上药研末，每次6克，开水送服

适应症： 热盛黄疸

献方者： 陈应龙

方4

组成： 猪胆1个取汁

服法： 泡老酒半盏温服

适应症： 湿热黄疸

献方者： 翁乃恭

方5

组成： 细腰葫芦1个　莲子12克

服法： 上药烧灰存性，研末，开水送服

适应症： 黄疸腹胀

献方者： 白玉云

方6

组成： 田螺20～30个

服法： 上药加老酒半瓶、水二碗煮熟，酌食

适应症： 湿热黄疸

献方者： 于宝善

25

1949
新 中 国
地 方 中 草 药
文 献 研 究
(1949—1979年)
1979

水 肿

方1
组成：活地龙（剖腹洗净）60克　*犬尾草30克
服法：上药用水炖45分钟去渣，饭前服
适应症：湿热遍身肿
献方者：林文藩
　　*犬尾草系禾本科莠狗尾草属植物莠狗尾草 Setaria
　　geniculata（Lam）Beauv。

方2
组成：甘遂3克　猪腰1个
服法：甘遂研末装入猪腰内，用湿草纸包四、五层，煨熟服
适应症：肾虚遍身肿
献方者：林炯景

方3
组成：油虫沙4.5克　*雨伞草头20克　蒲姜子4克　蒜瓣4个
服法：将油虫沙、蒲姜子用新瓦焙干为末，布包，和其他药
　　　炖牛肉
适应症：阳虚肿
献方者：郭金全
　　*雨伞草买系紫金牛科紫金牛属植物百两金 Ardisia
　　hortorum Maxim。

26

方 4

组成：虾蟆 1 只

服法：将虾蟆洗净炖熟，加米酒半盏内服

适应症：阳虚肿

献方者：陈庆声

方 5

组成：砂仁 3 克　木香末 2 克　蟾蜍 1 只

服法：将砂仁捣碎装蟾蜍腹内，包上赤土置火上烤焦研末，
合木香末，熟米糊为丸如绿豆大，每次 4.5 克，开水
送服

适应症：阳虚水肿

献方者：黄衍农

方 6

组成：桔饼 2 个　谷壳 8 克　灯心草 6 克

服法：水煎内服

适应症：湿肿

献方者：蔡燕宾

臌　　胀

方 1

组成：刀豆壳（干）4.5 克

服法：加水适量煎饮

适应症：湿盛臌胀

献方者：于宝善

27

1949

新 中 国
地 方 中 草 药
文 献 研 究
(1949—1979年)

1979

癃　闭

方1

组成：＊刺苋菜头10克　通草6克　灯心5克　冬瓜糖4条

服法：加水适量煎服

适应症：湿热癃闭

献方者：陈焕章

　　＊刺苋菜系苋科苋属植物刺苋 Amaranthus spinosus
　　Linn.

头　痛

方1

组成：地肤子8克　生姜2片

服法：上药捣烂，冲热酒半杯服

适应症：外感风寒头痛

献方者：王玉龙

方2

组成：白芷9克　天麻3克　防风4.5克　荆芥4.5克

服法：水煎服

适应症：外感头痛

献方者：王玉龙

方3

28

组成：细辛3克　白芷9克　石燕2.5克　川芎5克
服法：水二碗煎八分服
适应症：风热头痛
献方者：于宝善

疝　气

方1
组成：元胡　胡椒各等分
服法：上两药共研末，每服9克，水、酒各六分碗煎服
　　　痛甚加茴香　山甲　全蝎　木香各2克合研末煎服
适应症：气滞寒痛
献方者：林庆祥

方2
组成：杜仲15克　桔核15克　猪腰1付
服法：水、酒各半碗炖服
适应症：虚寒疝气痛
献方者：林庆祥

方3
组成：*七里香15克　小茴　大茴各3克　白胡椒6克
服法：将上药装入公猪小肚内炖三小时，晚上睡前服
适应症：虚寒疝气痛
献方者：陈焕章
　　*七里香系芸香科九里香属植物九里香 Murraya
　　paniculata（L.）Jack.

29

1949

新 中 国
地 方 中 草 药
文 献 研 究
(1949—1979年)

1979

方 4

组成：扁柏子12克　鸭蛋 1 个

服法：上药合煎，服汤及蛋

适应症：气滞疝痛

献方者：陈焕章

方 5

组成：公羊腰子 1 付

服法：浸酒一日后取出烧灰存性，每服4.5克，用酒送服

适应症：虚寒疝气痛

献方者：陈香藩

方 6

组成：木香 9 克　辛夷 9 克　荔枝核10粒　槟榔4.5克　山
茱 6 克　升麻 6 克

服法：水煎内服

适应症：气滞疝气痛

献方者：翁乃恭

疟　　疾

方 1

组成：鳖甲60克

服法：用醋灸，研末，每次 4.5 克，早晚各一次，临发作前
再服一次不愈再加雄黄末少许

适应症：久疟

献方者：陈焕章

30

方 2

组成：青蒿 3 克　田蛙 1 只

服法：将盐橄榄二个装入田蛙腹内合青蒿炖服

适应症：疟疾热重寒轻

献方者：陈焕章

方 3

组成：常山　乌枣各120克　老母鸭 1 只

服法：鸭去内脏、五尖，将药装入腹内，加红酒一瓶炖熟，
　　　空心食，连服二、三次

适应症：久疟不愈

献方者：杨抱川

方 4

组成：灵仙 9 克　白芥子 3 克

服法：水、酒各半碗煎服

适应症：疟疾寒重热轻

献方者：蔡燕宾

方 5

组成：青蒿　鳖甲各 3 克　六味地黄丸 9 克　肉桂 2 克

服法：水煎服

适应症：三日疟

献方者：黄淑珍

诸　　虫

方 1

31

1949

新 中 国
地 方 中 草 药
文 献 研 究
(1949—1979年)

1979

组成：*猫公刺头（干）60克

服法：加水、酒各半煎服，连服6～10次

适应症：血吸虫病、肝脾硬化

献方者：陈焕章

*猫公刺系芸香科花椒属植物两面针 Zanthoxylum
nitidum (Lam)Dc.

方2

组成：珍珠　琥珀　钟乳枝　全蝎各30克　大黄45克　好茶
叶30克　红三仙丹6克

服法：共研末分成十六份，每日早晚各服一份

适应症：血丝虫病

献方者：陈焕章

方3

组成：石榴根15克　槟榔6克　贯众3克　鹤虱3克　甘草
2克　大黄2克　苦楝根皮3克　乌梅12克

服法：水一碗四分煎八分内服

适应症：驱涤虫

献方者：陈焕章

方4

组成：良姜15克　鹤虱9克　槟榔15克　使君子30克

服法：共研末，每次九克，以苦楝根皮煎汤送服

适应症：驱蛔虫

献方者：于宝善

32

外 科 部 份

第一章 常见外科病

第一节 痈

方 1
组成：生地30克　大黄15克　生芙蓉叶10叶
　　　冰片2克
用法：共捣烂，搅茶敷患处
适应症：痈及无名肿毒
献方者：王玉龙

方 2
组成：藤黄15克　黄柏30克　青黛30克
用法：共为末，调醋敷患处
适应症：痈及无名肿毒
献方者：林杨

方 3
组成：红花6克　大黄10克　赤白芍各6克　黄芩10克　黄
　　　柏6克　木香3克　木别子3克　五倍子6克　粘香
　　　15克　红肿甚者加重三黄用量；痛甚加乳没各10克
用法：共为细末，调鸡蛋清、蜜敷患处
适应症：无名肿毒

33

1949

新 中 国
地 方 中 草 药
文 献 研 究
(1949—1979年)

1979

献方者：于宝善

方 4
组成： *山洋麻30克。病重者用60克
用法：水酒各半同煎内服
适应症：各种痈疽初起
献方者：陈焕章
　　　*山油麻系梧桐科植物山芝麻 Helicteres
angustifoliaL.

方 5
组成：蔓桃萝花子30克（煅灰存性）　大黄10克　南星15克
用法：共为末，和鸡蛋清调匀敷患处
适应症：痈、瘤及无名肿毒
献方者：翁乃恭

方 6
组成：苍耳草、芙蓉根、*过江龙各等量
用法：春盐糟敷患处
适应症：枕后痈
献方者：陈焕章
　　　*过江龙系柳叶菜科植物水龙 Jussiaea repens L.

方 7
组成：生蚝二两　三黄末30克　木芙蓉30克
用法：共捣幼调匀敷患处
适应症：蜂巢痈溃烂

34

整汇者：陈焕章

方8
组成：虎头蜂巢一个　木香6克　山甲10克　黄芩15克　生
　　　地15克　大桐子10克　白曲适量
用法：共为末捣饭粒，敷患处
适应症：蜂巢痈
献方者：陈焕章

方9
组成：蜂巢一个（醋煮）　英仔土15克　*白田乌草15克
　　　积雪草15克　**叶下红15克　过江龙15克
用法：和醋捣烂调匀敷患处
适应症：骑马痈
献方者：陈焕章
　　*白田乌草菊科植物旱莲草 Eclipta alba（L）Hassk.
　**叶下红系菊科植物一点红 Emilia Sonchifolia（L）
　　Dc.

方10
组成：埔瓜头　鸡骨头　山金瓜头各15克
用法：水酒各一杯炖服
适应症：膳痈
献方者：陈焕章

方11
组成：灼台草头　火巷草　蜘蛛草　车前子各等量

1949

新　中　国
地 方 中 草 药
文 献 研 究
(1949—1979年)

1979

用法：槌烂敷患处

适应症：肚痛

献方者：林孝德

第 二 节　疽

方1

组成：千根癀　倒地柏各等量

用法：浸酒抹患处

适应症：阴疽　无名肿毒

献方者：陈焕章

方2

组成：煅鸡骨　石羔　铜青　江子仁　粘香末各等分

用法：共为末，调茶油敷患处

适应症：头部生疽

献方者：方荣水

方3

组成：桃心　官兰心　埔仑心　柏仔心　芦竹心各七个

用法：共舂盐烘热敷患处

组应症：枕疽

献方者：陈焕章

方4

组成：葱头一把　独蒜一头　英仔土　　*金剑草　茶匙黄各
　　　等量

36

用法：和醋共捣敷患处

组应症：牙关疽

献方者：于宝善

　　*金剑草系豆科葫芦茶属葫芦茶 Pteroloma triguetrum（L）Desv.

方 5

组成：芦荟　五宅茄　积雪草各等量

用法：和臭酸饭粒捣烂调匀敷患处

适应症：疽　蛇

献方者：陈焕章

方 6

组成：仙巴掌适量　茶粕一把　绿豆一把　雄黄10克　红肿者加丁香6克

用法：共捣烂调匀、敷患处

组应症：手掌疽蛇

献方者：陈焕章

方 7

组成：应菜头一把　蚯蚓十条　雄黄10克

用法：同盐共捣敷患处

适应症：手指生疽

献方者：于宝善

方 8

组成：马齿苋60克　火巷叶60克

37

1949

新 中 国
地 方 中 草 药
文 献 研 究
(1949—1979年)

1979

用法：乌糖共捣敷患处

适应症：手指疽

献方者：陈焕章

方 9

组成：虎尾轮30克　乳香10克　葱尾15根　豆腐一块

用法：共捣烂调匀、敷患处

适应症：手足疽

献方者：陈焕章

方 10

组成：五倍子　大黄　天花　白芷　草乌　黄柏　粘香各等
量。苎麻根三根　水芋头一个

用法：先将前七味共为末，同苎麻根，水芋头共捣调蜜

适应症：手足疽

献方者：陈德友

方 11

组成：接骨草　节节花　竹笋各等量

用法：和红糟、盐共捣烂，调匀敷患处

适应症：脱骨疽

献方者：陈焕章

第 三 节 疔 疮 疖

方 1

组成：车前草根　金银花叶　叶下红各等量

38

用法：同饭、盐共捣敷患处

适应症：头上诸毒疮

献方者：陈德友

方 2

组成：*竹仔草　**白珠仔草　鸡舌黄　车前草

用法：同冷粥共捣敷患处

适应症：疖疮

献方者：陈香藩

　　*竹仔草系鸭跖草科鸭跖草属植物鸭跖草 Commelina
　　Communis Linn.

　**白珠仔草系菊科石胡荽属植物石胡荽 CentiPeda
　　Minima（L）A. Br. &. Aschers.

方 3

组成：荔枝干肉二粒　蓖麻子二粒

用法：共捣成羔敷患处

适应症：面疗

献方者：陈应龙

方 4

组成：猪胆一个　姜母汁　黄水茄（槌幼绞汁）各一杯　丁
　　　　香末 6 克

用法：共搅敷患处

适应症：面疗

献方者：林扬

39

1949
新　中　国
地 方 中 草 药
文　献　研　究
(1949—1979年)
1979

方 5
组成：荔枝干　（去壳）二粒　丁香2克　梅片1克　乌糖
　　　　油虫沙各少许
用法：共为末，敷患处
适应症：面疔
献方者：于宝善

方 6
组成：虎舌黄6克　*一枝香10克　马尼丝6克　柳枝黄6
　　　　克　大丁黄6克　叶蒲壳6克　茶匙黄10克
用法：水煎代茶服
适应症：头面疔
献方者：于宝善
　　　　*一枝香系柳叶草科小就属植物毛草龙 Jnssiaca
　　　　Suffruticusa Linn.

方 7
组成：丁香3克　百草霜3克　龙眼肉一粒　烟油适量
用法：共捣烂调匀敷患处
适应症：人中疔　唇疔
献方者：广坚

方 8
组成：蜘蛛一只　苍蝇虎一只　乌糖适量
用法：共捣敷患处
适应症：唇疔
献方者：方荣水

40

方 9
组成：银茶匙　乌糖各适量
用法：共捣敷患处
适应症：唇疗
献方者：于宝善

方 10
组成：大蜘蛛（烧灰存性）二只　丁香 3 克
用法：共为末调茶油敷患处
适应症：疗
献方者：黄章甫

方 11
组成：天花粉10克　百合10克　枯矾10克　朴硝 4 克　地骨
　　　皮 6 克
用法：共为末调蜜，敷患处
适应症：对口疮
献方者：方荣水

方 12
组成：乌梅适量
用法：烧灰存性调茶油抹患处
适应症：胬肉增生，创口不敛
献方者：广坚

方 13
组成：咸橄榄二粒　樟脑 3 克　雄黄 6 克　白矾 5 克

41

1949

新 中 国
地 方 中 草 药
文 献 研 究
(1949—1979年)

1979

用法：共为末调茶油抹患处
适应症：胬肉增生
献方者：于宝善

第四节　瘰　病

方1
组成：山埔笆皮60克（晒干为末）泽兰末60克　五倍子30粒
　　　白砒1克　胆凡2克　饼药煙一块
用法：前五味研末，将饼药煙煮沸后掺入药末再熬成羔，贮
　　　于磁缸内。用时以药膏点在病头上，外盖拔毒羔。
适应症：瘰病
献方者：陈应龙

方2
组成：苍耳根　益母草根　甘菊根各等量
用法：将上药洗净装入鸡腹内，炖熟连服七次
适应症：瘰病
献方者：谢尧坤

第五节　乳　病

方1
组成：蒲公英10克　老公须6克　鸟踏刺6克　有骨梢6克
　　　射干6克
用法：青皮鸭蛋壹粒，水酒各半炖服

42

适应症：妇人乳肿痛
献方者：陈焕章

方 2
组成：皂刺（烧灰存性）30克　露蜂房15克
用法：共为末，每次6克，泡酒服
适应症：乳痈　乳癌　乳虎
献方者：于宝善

方 3
组成：蒲公英30克　浙贝15克　有骨梢30克
用法：水煎内服
适应症：乳痈
献方者：陈焕章

方 4
组成：＊虎梅刺头15克
用法：和赤肉，水酒各半炖二小时内服
适应症：乳痈
献方者：陈焕章
　　　＊虎梅刺系蔷薇科悬钩子属植物茅莓 Rupus
　　　Parritolits Linn。

方 5
组成：当归尾6克　忍冬陈15克　白芷6克　蒲公英15克
　　　苎根适量
用法：前三味共为末，同蒲公英捣烂入老酒一大碗，炖热饮

43

1949
新 中 国
地 方 中 草 药
文 献 研 究
(1949—1979年)
1979

　　药汤。药渣同苎根共捣外敷患处

适应症： 乳痈

献方者： 方荣水

方 6

组成： ＊红乳仔草60克　白曲适量

用法： 共捣烂敷患处，日换一次

适应症： 乳腺炎

献方者： 陈焕章

　　＊红乳仔草系大戟科大戟属植物铺地锦 Euphorbia
Prostrata Ait.

方 7

组成： 臭香蕉　天花粉末　白芷末各等量

用法： 共捣幼调匀敷患处

适应症： 乳痈

献方者： 广坚

方 8

组成： 鸡矢藤叶　白茄冬叶各等量

用法： 同盐糟共捣敷患处

适应症： 乳痈

献方者： 翁乃恭

方 9

组成： 山甲15克

用法： 微炒为末，米泔水煎送服

　　44

适应症：乳癌　乳中结核
献方者：翁乃恭

方10
组成：山埔苍叶　铁牛入石各等量
用法：加乌糖炼羔敷患处
适应症：乳中结核（属皮色不变者）
献方者：陈焕章

方11
组成：秋后冷露茄子
用法：阴干、烧灰存性调水抹患处
适应症：乳头皲裂疼痛
献方者：翁乃恭

第 六 节 臁 疮

方1
组成：水银　水粉　铜青　雄黄　炉底各等分，蜘蛛肚　蚯
　　　蚓　冰片适量
用法：患部先用虎梅刺头煎水洗后，将上药与桐油共捣，隔
　　　纸敷药。
适应症：臁疮
献方者：于宝善

方2
组成：黄柏30克　轻粉6克

45

1949

新　中　国
地 方 中 草 药
文　献　研　究
(1949—1979年)

1979

用法：共为末调麻油抹患处

适应症：久年臁疮

献方者：林康年

方 3

组成：豆腐　烟丝各适量

用法：共捣烂、敷患处

适应症：臁疮溃烂

献方者：陈香藩

方 4

组成：生松柏皮

用法：将蜜抹在松柏皮上，外敷于疮口处

适应症：臁疮

献方者：黄章甫

第 七 节 烫 伤

方 1

组成：鲜大蓟根

用法：适量捣幼绞汁抹敷患处，随干随抹

症应症：水火烫伤

献方者：林建村

方 2

组成：大麦炒黑　儿茶　滑石各等分

用法：共为末调茶油敷患处

46

症应症：火烧伤
献方者：陈德友

方3
组成：大黄　鳖甲　生石羔　地榆各90克
用法：共为末，调桐油敷患处
适应症：火烧伤
献方：康良石

方4
组成：大黄60克　当归尾10克
用法：共为末调菜仔油抹患处
适应症：水火烫伤
献方者：黄章甫

第八节　冻　疮

方1
组成：高粱酒　盐各适量
用法：合炖温抹患处
适应症：冻疮未溃疡者
献方者：陈焕章

方2
组成：红柚皮　大麦青　益母草　牡蛎各适量
用法：水煎洗患处
适应症：冻疮

1949
新 中 国
地方中草药
文 献 研 究
(1949—1979年)
1979

献方者：陈焕章

第 九 节 咬 伤

方 1
组成：蜈蚣若干条
用法：浸醋抹患处
适应症：蜂咬伤发黄
献方者：陈焕章

方 2
组成：山芋头
用法：切开擦伤口处
适应症：蜂咬伤
献方者：陈焕章

方 3
组成：红骨蓖麻心
用法：同蜜共捣敷患处
适应症：狗咬伤
献方者：翁乃恭

方 4
组成：铁马鞭120克　酒适量
用法：将铁马鞭捣幼绞汁冲酒服，将渣敷伤口处
适应症：狗咬伤
献方者：陈焕章

48

方5

组成：五灵脂3克　胆南星3克　七叶莲6克　细辛2克
　　　雄黄5克　千斤黄5克　桂枝5克　木香5克　白芷
　　　6克　大黄6克　川贝6克　沉香5克

用法：共为末，调菜子油敷伤口处

适应症：蛇伤

献方者：王玉龙

方6

组成：虎尾轮根头适量

用法：捣幼敷伤口处

适应症：蛇伤

献方者：陈焕章

第二章　肛门病

方1

组成：无花果叶一把

用法：水煎熏洗患处

适应症：内、外痔疮

献方者：于宝善

方2

组成：无花果（切片）30克　白木耳15克　花椒8克　冰糖
　　　20克　郁李仁6克　猪大肠头一节

用法：水酒各半同炖服，连服三、四次

49

1949

新　中　国
地方中草药
文　献　研　究
(1949—1979年)

1979

适应症：久年内痔
献方者：于宝善

方 3
组成：猪蹄二个（烧灰存性）三仙丹10克
用法：共为末，调茶油抹患处
组应症：外痔
献方者：洪敦养

方 4
组成：五倍子40克　无名异30克　冰片 1 克　硫磺 6 克　斑
　　　蝥六个（去头足翅）　白芷 3 克　枯矾 2 克
用法：先将五倍子煎浓汁半碗，再用无名异火煅红焠入五倍
　　　子浓液内，焠完再煅再焠直至汁干，然后与其余药物
　　　共为末，调醋或茶油，以生姜片蘸药抹之
适应症：痔疮及久年顽癣。
献方者：林建村

第 三 章　皮　肤　病

方 1
组成：大桐子七粒　轻粉 1 克　水银 3 克　枯矾 3 克　蛇床
　　　子10克　五倍子 3 克　三黄末 3 克　杏仁 3 克
用法：先以松须煎汤洗之，再用上药共为末调茶油敷患处
适应症：久癣
献方者：于宝善

方 2

组成：轻粉　草决明　胆凡各等分

用法：共研末调醋，用时先把癣抓破后抹药

适应症：金钱癣

献方者：方荣水

方 3

组成：山赤根

用法：轻者磨醋，重者磨胆矾，擦患处

适应症：汗斑

献方者：陈焕章

方 4

组成：半夏　黄丹　附子各 3 克　硫磺 2 克　白砒 1 克

用法：共为末，抹患处

适应症：汗斑

献方者：陈焕章

方 5

组成：茄　硫磺

用法：将茄切片蘸硫磺粉擦患处

适应症：汗斑

献方者：陈焕章

方 6

组成：＊鲎壳刺子适量

用法：捣幼擦患处

51

1949
新 中 国
地 方 中 草 药
文 献 研 究
(1949—1979年)
1979

适应症：香港脚（湿疹）

献方者：陈焕章

　　• 鳌壳剌系百合科菝葜属植物菝葜 Smulax China Limn。

方7

组成：芫花15克　大戟15克　艾叶　苍术　黄柏　川椒　银花　槟榔　甘草各30克　明矾90克

用法：水煎洗患处，日二、三次

适应症：阴囊搔痒

献方者：陈焕章

方8

组成：地肤子15克　银花藤及叶　松柏须　苍耳草各30克

用法：水煎洗患处

适应症：搔痒症

献方者：林建村

方9

组成：槟榔　苍术　黄柏各等分

用法：共研末调生桐油抹患处

适应症：白疕

献方者：陈焕章

方10

组成：地骨皮　红花

用法：共研细末调醋敷患处

52

适应症：鸡眼

献方者：于宝善

第四章 眼、耳、鼻、咽喉、口腔病

第一节 眼 病

方1

组成：垂柳五尺　铜青1克　白矾9克

用法：水醋煎洗，早晚各一次

适应症：风眼赤烂

献方者：于宝善

方2

组成：楮实子15克　桑叶（炒）30克　白附子（炮）30克　夏枯草、甘草各15克。

用法：共为末，每服6克，开水送服。

适应症：目迎风流泪

献方者：谢尧坤

方3

组成：川椒（炒）　人参各30克（或以党参300克代之）、楮实子、五味子、枸杞子各60克、兔丝子、肉苁蓉各15克。

用法：共为末，炼蜜为丸，如桐子大，每服10克，空心淡盐汤送服。

53

1949
新 中 国
地 方 中 草 药
文 献 研 究
(1949—1979年)
1979

适应症：目昏眼花，视物不清属肝肾亏损者。
献方者：于宝善。

第 二 节 耳 病

方 1
组成：磨仔盾头10克 糯米一升 大蛤蚶适量。
用法：加水同煮熟内服
适应症：耳流脓液
献方者：陈焕章

方 2
组成：（1）明矾3克 雄黄3克 轻粉2克 冰片2克。
（2）冰片2克 海螵蛸10克 枯矾10克 蜘蛛（焙
干）二只。
用法：先将处方（1）研末泡开水澄清洗耳，早晚各一次，
后以处方（2）研末吹入耳内。
适应症：中耳炎
献方者：陈焕章

方 3
组成：鱼脑石二块
症法：新瓦焙干研末和冰片1克，吹入耳内。
适应症：中耳炎
献方者：广坚

方 4

54

组成：番木鳖一个

用法：磨水滴入耳内

适应症：耳内疼痛

献方者：陈德友

第二节 鼻　病

方 1

组成：石榴花叶

用法：捣幼塞鼻孔

适应症：鼻衄

献方者：林建村

方 2

组成：蒜头瓣

用法：鸭蛋清共捣敷脚后跟约一小时

适应症：鼻衄

献方者：陈德友

方 3

组成：牛舌黄　马鞭草各等量

用法：共捣幼绞汁内服，渣与乌糖共捣敷患处。

适应症：鼻痔

献方者：刘泽民

第四节 咽喉病

方 1

1949

新 中 国
地 方 中 草 药
文 献 研 究
(1949—1979年)

1979

组成：菊花10克　海藻10克　昆布10克　皂刺6克　射干10
　　　克　夏枯草10克　王不留行10克

用法：和鸭蛋炖服

适应症：喉蛾、慢性咽炎

献方者：陈应龙

方2

组成：鸡舌黄、遍地锦各适量

用法：共捣幼用纱布包，浸入醋中一小时，含醋液

适应症：喉痛

献方者：于宝善

方3

组成：青盐　白矾　卤砂各等分

用法：共为末吹入喉内

适应症：咽喉肿痛

献方者：翁乃恭

方4

组成：遍地锦　炮仔草　加冬心　酢浆草各等量　醋半斤

用法：共捣烂和醋调匀过滤，漱口

适应症：喉痛

献方者：陈焕章

方5

组成：射干15克　灵仙15克　甘草10克　冰片2克

用法：共为细末，吹入喉内

66

适应症：乳蛾

献方者：陈焕章

方 6

组成：田乌草　叶下红　遍地锦　辣椒叶　应菜头　积雪草
　　　菊花叶各30克

用法：共捣幼绞汁和蜜饮服

适应症：乳蛾及一切咽喉炎症

献方者：康良石

方 7

组成：百条根　冬瓜皮各60克

用法：水煎内服

适应症：乳蛾

献方者：陈焕章

第五节　口　腔　病

方 1

组成：百草霜　人中白　海螵蛸各等分

用法：共为末调井水点患处

适应症：重舌

献方者：陈德友

方 2

组成：蔓陀萝花根　枸杞根各等分

用法：共捣幼包纱布中，浸米醋至一小时后，口含日二、三次

1949

新　中　国
地 方 中 草 药
文　献　研　究
(1949—1979年)

1979

适应症： 口舌溃疡
献方者： 陈德友

方3
组成： 生石羔120克　食盐120克　防风10克　黄芩10克　白
　　　　芷6克　细辛3克　黄柏3克　川芎3克
用法： 石羔、食盐二药炒透,合其余六味药，再炒，共研末。
　　　　擦患处。
适应症： 一切齿痛
献方者： 康明爵

方4
组成： 山油麻根120克
用法： 浸醋壹周后，口含
适应症： 齿痛
献方者： 于宝善

方5
组成： 巴豆一粒　花椒五十粒
用法： 共研细末，饭粒为丸如黍米大，塞蛀牙中
适应症： 龋牙止痛
献方者： 林康年

方6
组成： 棉花籽
用法： 烧灰存性、抹患处
适应症： 牙宣

58

献方者：康明爵

第五章 伤 科

第一节 跌 打 损 伤

方 1

组成：生地6克　归尾6克　红花3克　桃仁3克　槟榔3
　　　　克　大黄6克　煅乳没各1.5克　苏木3克

用法：水煎内服

适应症：跌打损伤，淤血疼痛

献方者：陈德友

方 2

组成：鲜蚶壳草15克　鲜乳仔草15克　鲜遍地锦15克　鲜田
　　　　乌草15克

用法：共捣烂绞汁，泡酒内服

适应症：跌打损伤

献方者：刘泽民

方 3

组成：沉香　木香　乳没　丁香　五灵脂　陈皮　麻骨（或
　　　　用槟榔代之）各6克

用法：共研细末，每次1.5克，泡气酒服

适应症：跌打损伤疼痛

献方者：于宝善

59

1949

新 中 国
地 方 中 草 药
文 献 研 究
(1949—1979年)

1979

方 4

组成：归尾9克　泽兰9克　桂枝9克　红花9克　木瓜9
　　　克　灵仙9克　桃仁9克　川乌9克　草乌9克　珠
　　　仔草3克　吊榕根12克　生姜3克　生葱12支

用法：白酒二斤、浸泡二个月，取溶液外搽

适应症：跌打伤筋骨，风湿痛

献方者：康明爵

方 5

组成：鹅不食草酌量

用法：用气酒炖，外擦患处

适应症：打伤疼痛

献方者：王乔松

方 6

组成：川连4.5克　大黄6克　大丁黄9克　天花7.5克　白
　　　芷6克　白蔹9克　寒水石3克　粘香6克

用法：共研细末，重伤调鸡蛋清，骨折调麻油、蜜，小伤调
　　　葱汤、酒，外敷患处

适应症：初伤肿痛

献方者：康良石

方 7

组成：遍地锦一把　田螺七个　葱5支

用法：共捣成泥，外缚于肚脐处

适应症：跌打小便不通

献方者：林扬

60

方 8

组成：藕节 9 克　另包三七末 3 克　大黄 6 克　生地12克
　　　　甘草 3 克　乌甜叶12克

用法：水煎冲三七末服

适应症：跌打吐血

献方者：翁乃恭

方 9

组成：嫩枝生地酌量

用法：和猪肉捣烂调匀做成饼，敷贴眼上

适应症：眼部打伤，充血肿疼

献方者：于宝善

第 二 节　郁　伤

方 1

组成：人中白

用法：将人中白醋淬七次，研末，每服 6 克用好酒送下

适应症：劳郁胸闷

献方者：于宝善

方 2

组成：豨莶草 6 克　藕节 6 克　郁金 3 克　泽兰 3 克　地别
　　　　虫 6 克　天花 6 克　桃仁 6 克　百合 6 克　枇杷叶 6 克

用法：水煎内服

适应症：郁伤胸闷疼痛，咳嗽

献方者：陈德友

1949

新 中 国
地 方 中 草 药
文 献 研 究
(1949—1979年)

1979

第三节 闪 伤

方1
组成：茶匙黄一把
用法：用猪脚一只，半水酒炖服
适应症：腰骨闪伤疼痛
献方者：陈德友

第四节 麻醉镇痛

方1 不痛散
组成：生川乌3克 生草乌4.5克 细辛3克 白芷3克
　　　蟾酥2克
用法：共研细末，调醋外涂
适应症：伤科施术麻醉镇痛
献方者：林扬

妇 科

第一节 月 经 病

方1
组成：川芎3克 白芍4.5克 归尾3克 牛夕9克 定经
　　　草4.5克
用法：和赤肉90克炖服

62

适应症：月经不调虚肿

献方者：陈德友

方2

组成：两头尖

用法：新瓦焙干为末，每服3克，每日3次饭汤送下

适应症：闭经

献方者：黄衍农

方3

组成：一支黄花30克

用法：和赤肉或小肚炖服

适应症：闭经

献方者：陈焕章

方4

组成：人中白3克　川贝母3克

用法：共为细末，以童便或益母草汤送下

适应症：月经不通

献方者：林建村

方5

组成：鲜加走草＊30克

用法：捣烂绞汁，调蜂蜜服

适应症：倒经

献方者：陈焕章

　　＊加走草系菊科鬼针草属植物鬼针草 Bidens Pilosa Linn

63

1949

新 中 国
地 方 中 草 药
文 献 研 究
(1949—1979年)

1979

方 6

组成：韭菜连根（绞汁）半杯　童便半杯

用法：共炖服

适应症：倒经

献方者：陈焕章

方 7

组成：卤地菊60克

用法：水煎服

组应症：子宫出血

献方者：陈焕章

第 二 节　带下与外阴病

方 1

组成：龙葵根24克

用法：水煎空心服

适应症：白带

献方者：陈焕章

方 2

组成：附子3克　肉桂3克　黄柏1.5克　知母1.5克

用法：水煎服

适应症：白带腥臭，日久不止

献方者：康明爵

方 3

64

组成：香茸30克
用法：和小肠炖食，连用二次根治
适应症：妇人赤白带
献方者：陈焕章

方 4
组成：白果20粒　红枣10粒　青仁乌豆60克
用法：水煎服
适应症：赤白带下
献方者：陈焕章

方 5
组成：棕子一把　白葵花6克　椿根皮6克　青盐6克
用法：和白绒鸡一只，半酒水炖服
适应症：白带
献方者：刘泽民

方 6
组成：蛇床子30克　白矾6克
用法：水煎外洗
适应症：阴痒
献方者：陈德友

方 7
组成：鹿角草 *　豨莶草各适量
用法：水煎外洗
适应症：阴门疮

1949

新 中 国
地 方 中 草 药
文 献 研 究
(1949—1979年)

1979

献方者：陈焕章
　　＊鹿角草系菊科香茹属植物细叶香茹 Glossogyne
　　　tenuifolia cass

方8
组成：葱头9克　乳香6克
用法：共捣烂外擦
适应症：阴门疼痛
献方者：陈德友

第 三 节 妊 娠 病

方1
组成：鸡蛋壳1只　侧柏叶9克　韭菜白一扎
用法：水煎饭后服
适应症：孕妇胃痛
献方者：王乔松

方2
组成：①白术3克　当归3克　麦冬3克　通草2克　赤苓
　　　　2克　灯心1克　黄连2克　栀子3克
　　　②田螺三个
用法：①方水煎服，连服三剂
　　　②方捣烂敷于脐下一寸三分
适应症：子淋
献方者：刘泽民

方3

66

组成：蚕茧10个
用法：烧灰存性，研末调老酒温服
适应症：胎漏
献方者：林扬

方4
组成：苎根一把　生姜5片
用法：水酒煎服
适应症：孕妇为重物压伤，动胎疼痛下血
献方者：翁乃恭

第四节　产　后　病

方1
组成：棕子15克　归全15克　猪肚一个
用法：半酒水合炖服
适应症：血晕
献方者：林建村

方2
组成：乳香　没药　血竭各1.5克
用法：研细末调老酒服
适应症：血母痛
献方者：林扬

方3
组成：益母草汁一盏　童便一盏　老酒一盏
用法：混合温热服

67

1949

新　中　国
地方中草药
文　献　研　究
(1949—1979年)

1979

适应症：产后心腹攻痛
献方者：林扬

方 4
组成：山羊角
用法：取山羊角磨酒，每日早晚各服二盏
适应症：产后虚肿，小便不通
献方者：林扬

方 5
组成：炒益智仁
用法：研末，每服 6 克，米汤送下
适应症：产后小便频数
献方者：王文宗

方 6
组成：生蛏60个
用法：煮食，连食 3 次
适应症：产后痢不止
献方者：林杨

方 7
组成：洋参 3 克　当归 5 克　牛夕 5 克　钻地风 5 克　鸡矢
　　　藤 8 克　海风藤 3 克　桑寄生 6 克　马蹄金 5 克
用法：和猪腘节炖服
适应症：月内风
献方者：洪敩莽

68

第五节 杂 病

方 1

组成：金丝苦令头30克

用法：和猪大肠九寸炖服

适应症：子宫下垂

献方者：陈焕章

方 2

组成：加走草15克

用法：和猪大肠头炖服，每日一次

适应症：子宫脱垂、脱肛

献方者：陈焕章

方 3

组成：龙眼树嫩叶30克

用法：水二碗煎至半碗，再调好酒一钟服

适应症：催生

献方者：于宝善

小 儿 科

第一节 感冒、咳嗽

方 1

组成：白丁香1.5克　砾砂1.2克

69

1949

新　中　国
地方中草药
文　献　研　究
（1949—1979年）

1979

用法：合研为末，调香油、姜汁各半盏，擦食指、小指掌面

适应症：小儿感冒

献方者：林炯明

方 2

组成：红枣 5 粒　福员 3 粒　莲子 5 粒　柿饼一块　茯神 3
　　　克　川贝1.5克　冰糖少许　砂仁 1 克

用法：水煎服

适应症：小儿咳嗽

献方者：于宝善

第 二 节 吐 泻

方 1

组成：乌梅 3 — 5 粒　百草霜1.5克

用法：水煎调入酸醋 3 、 4 滴内服

适应症：小儿急慢性胃肠炎

献方者：陈焕章

方 2

组成：木别子半粒　母丁香0.3克　麝香0.15克

用法：研末和口涎调作饼，缚于脐上

适应症：小儿吐乳

献方者：戴钦

方 3

组成：叶下珠30克

用法：水一碗半煎七分服

适应症：小儿久泻不止

70

献方者：陈焕章

第 三 节 疳积 腹胀

方1

组成：虾蟆干 夜明沙 生地 苡仁 莲子 生杭芍 疳积
　　　草各4.5克

用法：水二碗煎七分，取药汤和鸡肝炖服

适应症：小儿疳积

献方者：陈香藩

方2

组成：田螺一个 百草丹49粒 牡荆心七个

用法：共捣烂缚于脐中

适应症：小儿腹内胀风

献方者：于宝善

第 四 节 胎 毒

方1

组成：绿豆 黑豆 赤小豆 银花 甘草各9克 毒重加紫
　　　草6克

用法：水煎内服

适应症：小儿胎毒

献方者：陈焕章

方2

组成：蜂房灰

71

1949

新 中 国
地 方 中 草 药
文 献 研 究
(1949—1979年)

1979

用法：用茶油调匀，涂抹患处

适应症：小儿胎毒

献方者：陈焕章

第 五 节　其他病症

方 1

组成：蝉退七个　油虫沙1.5克

用法：研末，每服1克，调酒少许

适应症：小儿夜啼

献方者：戴钦

方 2

组成：五倍子酌量

用法：焙末，调酒涂于脐中

适应症：小儿汗流不止

献方者：林孝德

方 3

组成：牛屎龟（煅灰）6克　土茯6克

用法：研末调饭粒为丸，开水送下

适应症：小儿脱肛

献方者：戴钦

方 4

组成：活地龙七条

用法：浸白醋半小时，取醋溶液洗患耳

适应症：小儿中耳炎

献方者：陈焕章

72

中草药方选（第一集）

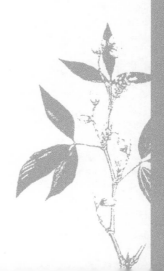

提　要

福建省医药研究所编。

1976 年 9 月第 1 版第 1 次印刷。64 开本。定价 0.25 元。共 98 页，其中编写说明、目录共 5 页，正文 53 页，药物插图 30 页，插页 1 页，索引 9 页。平装本。

应用中草药防病治病，具有花钱少、效果好、药源丰富、使用方便的优点。因此，编者将目前在福建省收集到的一部分方剂和临床资料，编成《中草药方选》，分册出版，供"赤脚医生"和基层医药卫生人员使用参考。

本书为《中草药方选（第一集）》，共收载防治 51 种疾病的处方 96 个。每种疾病下列出处方，并介绍每方的处方（组成）、制法、用法、疗效及来源。为了便于采用，书后药名索引注明了大部分药物的基原植物的中文名、拉丁学名和科属；对于比较难以识别的品种，书中附有绘图，以便参考。

本书药物计量单位采用旧市制，即 1 斤等于 16 两。处方中的用药量，除医治小儿疾病的处方外，均为成人量，如用于儿童应酌情减量。

书末附有药名索引，便于检索。

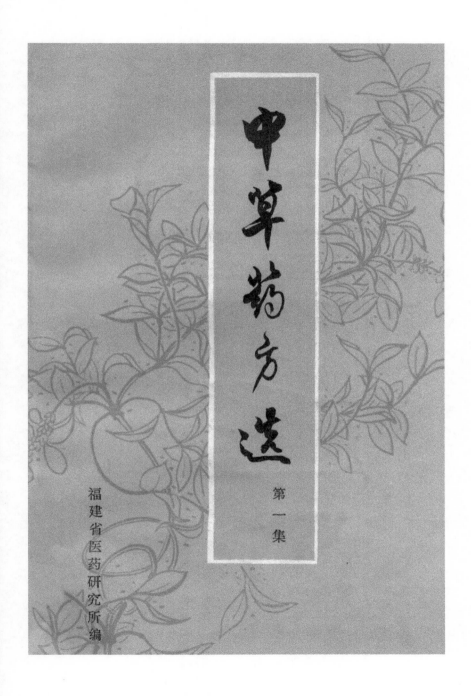

中草药方选

第一集

福建省医药研究所编

目　录

1949
新　中　国
地方中草药
文　献　研　究
(1949—1979年)
1979

2

· 白 页 ·

预 防 感 冒

处方一 紫苏叶1.5～2钱，桑枝3钱，葱白1.5钱，生姜5分。

制法 先煎桑枝20分钟，后下紫苏叶、葱白、生姜，再煎沸5～8分钟即可。

用法 日服1剂，连服3天。

疗效 在气温下降，寒流侵袭前，作为预防服药期间。三明市有关单位曾于1973年4月2日至4日设对照组进行观察，服药3天，连续观察8天。结果服药组1522人中，患感冒的60人，占3.94%；对照组1417人，患感冒的105人，占7.41%。服药组与对照组比较，发病率显著减少。

来源 三明市防治感冒协作组（三明市立医院、市防疫站、城区医院、纺织厂医务所）。

处方二 大叶路基（图1）鲜根茎1两。

制法 洗净切片，加水过药面，煎煮2次，将两次煎液合并过滤，浓缩至50毫升，加适量红糖。

用法 日服1次，每次50毫升，连服3天。

疗效 对940人分两组（服药组与未服药组各为470人）进行观察对照。服药组发病5例，未服药组发病31例，预防效果满意。

来源 宁化县济村公社卫生院。

1949

新 中 国
地 方 中 草 药
文 献 研 究
(1949—1979年)

1979

感　冒

处方一　紫苏叶、荭草（图2）各3份，大青叶、水蜈蚣各2份。

制法　先将紫苏叶研粉，另以荭草、大青叶、水蜈蚣加水煎两次，将两次煎液浓缩至膏状；再把紫苏叶粉倒入，搅拌均匀，做成每粒3钱重的药丸。

用法　日服3次，每次1丸。

疗效　治疗345例，其中痊愈291例，好转49例，无效5例。

来源　建瓯县吉阳公社玉溪大队合作医疗站。

处方二　小二仙草（图3）5钱。

制法　水煎。

用法　调红糖，热服。

疗效　治疗9例，取得良好效果。

附注　小二仙草在长汀县民间普遍用于治疗感冒，效果显著。一般于服药后半小时自觉浑身舒适，并有微微汗出，症状随之而解。如鼻塞严重者，亦可将煎液趁热熏鼻。

来源　长汀县童坊公社卫生院。

流 行 性 感 冒

处方一　三桠苦（图4）1两，鸭脚木（图5）5钱。

制法　水煎。

2

用法 每日1剂，分2次服。

疗效 治疗180例（均有随访），取得良好效果。

来源 龙溪地区医院。

处方二 大青鲜茎叶1.5两，鱼腥草、龙葵、射干鲜各5钱。

制法 加水600毫升，煎至200毫升左右，加白糖或蜂蜜适量。

用法 每日1剂（或2剂），分2次服。

疗效 治疗94例，治愈87例，无效7例，有效率86.6%。

附注 以上方为主，如遇表症重者，可适当选用苏叶、荆芥、防风、薄荷、生姜等1～2味解表药加入，以资发汗；如有其他症状亦可随症加减，选药配伍。

来源 永春县城关公社化龙大队合作医疗站。

预 防 肝 炎

处方 垂柳枝（带叶）2两，南楂2钱。

制法 水煎。

用法 每日1剂，上下午各服1次，5天为1疗程，连服4个疗程。两个疗程之间相隔1周左右。

疗效 福建省机电安装公司对95个肝炎密切接触者（其中托儿所儿童60个）给药4个疗程进行观察。该公司服药前半年发病19例（其中儿童15例），服药后半年内无一人发病。初步认为预防肝炎有一定效果。

来源 福州市卫生防疫站、福建省机电安装公司。

3

1949

新 中 国
地 方 中 草 药
文 献 研 究
(1949—1979年)

1979

传 染 性 肝 炎

处方一 鲜白毛藤 1～2 两。

制法 水煎。

用法 每日 1 剂，分 2 次服。

疗效 治疗急性黄疸型传染性肝炎47例。服药最长时间70天，最短14天，平均39.8天。退黄时间平均为14.1天，其中 7 天内退净的有19例；平均退热时间为5.1天； 食 欲减退及全身倦怠的39例，在治疗后 7 天内消失症状的占半数，平均为12天；肝区扣打痛平均消失时间为7.4天；肝肿大 26 例中有25例肝肿消退，平均消退时间为22天；肝功能恢复正常值者44例，平均为32.4天。

来源 福州市传染病院。

编者按 白毛藤治疗肝炎，在本省民间使用较为广泛，一般疗效较好。但使用中草药还有一个辨证的问题，同样是肝炎，但病人体质、感染轻重、新感或久病等又有所不同，如果药不对症，疗效往往就差。考虑到这种情况，白毛藤除作为单方使用外，也可以根据辨证的要求，同其 他 药 物 配伍，组成复方使用。

处方二 乌韭鲜根茎 4 两。

制法 洗净切碎，加水适量，浓煎至100毫升。

用法 日服 2 次，每次50毫升。

疗效 治疗急性黄疸型传染性肝炎102例，其中 62 例临床资料较完整；近期疗效59例，好转 3 例，住院日数平均为

4

27.1天。肝功能恢复正常平均为24.1天。服药 2～5 天后，60～70%病人食欲增进。治疗期间配合维生素丙200毫克,维生素乙$_1$20毫克（日量），未用其他保肝药。

来源 建瓯县森工医院。

处方三 白马骨、土茵陈、鲜茅根各 1 两， 田 基 黄 5 钱，六一散 6 钱，广郁金 3 钱。加减用药：发热重者加银花、连翘；呕吐加芦根、藿香；肝区痛加九里香、川楝；食欲不佳加内金、糯谷芽。

制法 水煎。

用法 每日 1 剂（重者 2 剂），分 2 次服。疗程一般 7～21天，最长25天。

疗效 治疗急性黄疸型传染性肝炎48例，取 得 良 好 效果。经随访 4 个月，一般情况尚好。

来源 寿宁县武曲公社大韩大队合作医疗站。

白　喉

处方一 九层塔鲜草适量。

制法 用冷开水洗净，捣烂绞汁。

用法 每次用量：1 岁20毫升，2 岁40毫升，3 ～ 4 岁 60毫升，5 ～ 6 岁80毫升，7 ～ 8 岁90毫升，9 ～ 10 岁 120 毫升，11～14岁140毫升。每日 4 ～ 6 次，开水送服。

疗效 平潭县医院 1959 年至 1972 年均使用上药治疗白喉。1960年总结78例，治愈71例，死亡 7 例（其中包括入院不及24小时死亡者 2 例，死亡原因多属麻疹后并发白喉引起

5

1949

新 中 国
地方中草药
文 献 研 究
(1949—1979年)

1979

心力衰竭，或并发肺炎）。1972年总结34例，治愈30例，死亡4例（3例为入院2～16小时内死亡）。效果较为满意。

大多数病例于服药后20～40分钟出现面部潮红、出汗，继之气促与嘶哑、咳嗽等症状随之减轻。约一小时内则吐出大量痰液（据观察，吐出量越多者，治愈时间越快）。

在治疗过程中，除用上面主药外，还配合青霉素、镇咳剂及维生素乙$_1$、丙等辅助药物。

附注 1.患者服药后，一般会出现拉青色稀便1～2次，体质差者有时可拉3～5次，如将药汁炖温服，一般可免腹泻。

2.喉白喉患者服药后，症状如未缓解，仍急需行气管切开术，以免延误病情。

3.该药对白喉有效，但如并发心肌炎，则应采取相应措施。

来源 平潭县医院。

处方二 1.卤地菊合剂：鲜卤地菊2两，甘草2钱，通草5分。

2.卤地菊醋剂：鲜卤地菊、白醋各适量。

制法 1.合剂：加水过药面，文火浓煎至20毫升，作为1剂量。

2.醋剂：鲜卤地菊捣烂绞汁，加入相当于药量1/4的食用白醋。

用法 1.合剂：每日用1～4剂（按年龄及病情决定），分3～4次温服。

2.卤地菊醋剂：用棉签沾满药液涂伪膜处，每日2～3次。

6

疗效 治疗773例,治愈756例,死亡17例。大多数配合用青霉素肌注及维生素乙₁、丙口服治疗;并发心肌炎病例,加用葡萄糖、毒毛旋花子甙K,部分病例加用激素等治疗;并发喉梗阻者用熟巴豆散喷咽或灌肠,或行气管切开。

来源 福州市传染病院。

百 日 咳

处方一 黄独的珠芽(零余子)10斤。

制法 切片,加水过药面,文火煎成10000毫升,过滤去渣后,加入冰糖或白糖1斤,调匀备用。

用法 每次用量:3岁以下30毫升,3岁以上50毫升。每日4次。

疗效 治疗25例,痊愈19例,好转4例,无效2例(因合并重度小病灶性肺炎)。

来源 建阳地区医院。

编者按 清流县医院用黄独鲜块茎或珠芽(零余子)3～5钱(为3～5岁剂量,随年龄大小适当增减),切片加冰糖3钱水炖服,日服1剂。治疗百日咳50余例,均愈。

处方二 鲜鹅不食草5两。

制法 加水700毫升,文火煎至500毫升,过滤后,加入糖浆500毫升,安息香酸钠1克。本品20毫升相当于原生药1钱。

用法 每日用量:1周岁20毫升,3周岁30毫升,5周岁以上40毫升,1周岁以下酌减。分4次服,夜间痉咳较甚

7

1949

新 中 国
地 方 中 草 药
文 献 研 究
(1949—1979年)

1979

者，可留一次在午夜服。

疗效 治疗160例，痊愈105例，基本痊愈36例，好转19例，获得良好效果。其中痉咳期患者较多，卡他期与恢复期患者极少。

来源 长汀县城关保健院。

处方三 大蒜（蒜瓣）5两。

制法 去皮，捣烂，加开水600毫升，浸48小时后绞汁过滤，调适量红糖。

用法 每次用量：1～3岁3毫升，4～7岁5毫升，8～12岁10毫升。每日3次，饭前服，连服3～5天。

疗效 治疗16例，服药3天后恶心、呕吐消失，阵发性痉咳也大大减轻。

来源 漳浦县大南坂农场医疗所、漳浦县医科所。

编者按 安溪县虎邱公社卫生院用石胡荽4～6钱，蒜瓣3～4个，冰糖适量，水煎。日服1次，连服一星期，治疗百日咳24例，均获痊愈。

伤 寒、副 伤 寒

处方 七寸金1～5两。

制法 水煎。

用法 日1剂，分3次服。10天为一疗程。

疗效 治疗52例（其中正伤寒48例，甲型副伤寒1例、乙型副伤寒3例），并以氯霉素或合霉素治疗32例作为对照。治疗结果，52例中3例无效，其余全部有效，无一例死

8

亡。退热时间平均为7.2天，与对照组退热时间平均为5.4天对比，虽推迟1.8天，但总住院日数并未比对照组长，前者平均为17.3天，后者平均为16.9天。肝脾肿大常于体温下降后消失，与对照组所见大略相同。血液培养阳性的病例于退热后复查，全部转为阴性。大小便于退热后培养，全部为阴性。52例中4例复发，复发率为7.5%。复发离退热时间长者15天，短者3天。对照组复发率为6.2%（32例中复发2例）。二组比较，亦未见明显差别。复发病例再投七寸金，3例治愈，1例给药10天后，体温及临床症状仍未改善，血液培养仍为阳性，菌株对七寸金的敏感试验报告为不敏感，即改为合霉素治疗而获治愈。

附注 1.服七寸金煎剂10天后，体温未降，症状依然，则认为无效。

2.厦门市防疫站曾用七寸金作试管内抑制伤寒杆菌试验，并用于伤寒带菌者，获得满意效果。

来源 厦门市中山医院。

细菌性痢疾

处方一 凤尾草1两。

制法 加水200～250毫升，煎至100毫升，再加入白糖少许，为成人1日量。

用法 日1剂，分3次服。

疗效 治疗80例，其中4例在治疗过程中兼用其它药物外，其余病例均单用凤尾草而治愈。80例中发热者60例，平均退热日数为1.6天；每日大便在10次以上者53例（最多每

9

1949

新 中 国
地方中草药
文 献 研 究
(1949—1979年)

1979

日达50～60次以上），服药后大便被控制至每日 2 次之内，平均为 2.4 天；绝大部分病例都有程度轻重不同的里急后重与腹痛，平均消失日数为2.9天；大便培养阳性者有51例（其中福氏痢疾杆菌47例，宋氏痢疾杆菌 4 例），培养转阴性日数平均为3.7天。

附注 除了单用凤尾草治疗外，其辅助药物有维生素乙$_1$、丙。有严重腹痛时，加用颠茄酊、三溴合剂；有高度中毒、脱水状态时，给以葡萄糖水或葡萄糖盐水滴注等。

来源 福州市传染病医院、福州市防疫站。

处方二 野麻草、龙芽草各 1.5 两，凤尾草 8 钱，马齿苋2.5两。

制法 切碎，加水适量，煮沸 2 小时，过滤，渣再加水煮沸 1 小时，去渣，将二次滤液合并浓缩至60毫升。

用法 日服 4 次，每次15毫升。7 ～10天为一疗程，必要时可续用一疗程。

疗效 治疗 81 例，服药后，体温降至正常，平均为 2 天；大便次数控制至每日 2 次以下，平均为4.62天；自觉症状消失平均为3.7天；大便培养转阴性平均为4.2天；大便镜检恢复正常平均为4.44天。

附注 1.少数病例口服疗效不佳可并用保留灌肠，每晚一次，每次 100～150 毫升（2 剂药量），保留时间愈长愈好。7 ～10日为一疗程。

2.除用上述草药外，尚配合维生素乙$_1$、乙$_2$、丙口服。腹痛剧烈时服颠茄合剂；有脱水现象者可静脉输入 5 ％葡萄糖生理盐水。

来源 中国人民解放军福州军区总医院。

10

处方三 马齿苋6两。

制法 水煎两次，将两次煎液合并，浓缩至200毫升。

用法 日服4次，每次50毫升。7～14天为一疗程，必要时可延长疗程。

疗效 治疗急慢性细菌性痢疾403例。其中急性细菌性痢疾331例，治愈295例，好转13例，无效23例，治愈率为89.12%，有效率为93.05%。慢性细菌性痢疾72例，治愈42例，好转5例，无效25例，治愈率为58.33%，有效率为65.27%。服药后不仅临床症状迅速消失，而且大便培养亦很快转为阴性，乙状结肠镜检查，肠粘膜病变多数在10～13天内恢复正常，其临床疗效并不差于其他治痢药物。

来源 中国人民解放军九二医院。

处方四 铁苋菜、水蜈蚣、地锦草、鸡眼草各1两。

制法 水煎。

用法 每日1剂，分2次服。

疗效 治疗14例福氏痢疾杆菌引起的痢疾，均获治愈。大便培养转为阴性的天数最长为5天。

来源 清流县医院。

阿 米 巴 痢 疾

处方 野麻草2两。

制法 加水500毫升，浓煎成150毫升。

用法 清洁灌肠后，以野麻草煎液作留置灌肠。灌肠后

11

1949

新 中 国
地 方 中 草 药
文 献 研 究
(1949—1979年)

1979

静卧休息（最好临睡时灌肠）。每天1次，连续3天。

疗效 治疗11例，均治愈。其中经3天治疗大便恢复正常的有10例，经6天治疗恢复正常的1例。

来源 福州市人民医院。

真 菌 性 肠 炎

处方 乌梅6钱～1两，儿茶1钱。

制法 乌梅水煎；儿茶研粉，压制成片，每片0.1克。

用法 乌梅每日服一剂；儿茶片日服3次，每次1克。

疗效 治疗4例，均由于患严重器质性疾病，长期应用抗菌素和考的松类激素，加上久病体质十分虚弱，故在治疗过程中诱发真菌二重感染。1例是在用制霉菌素治疗效果不显著时加用乌梅、儿茶后治愈；3例未用其他任何抗真菌药物，纯用乌梅、儿茶治疗，其作用迅速，疗程短，症状在2～4天基本消失，粪便培养一般在8～10天转为阴性。

来源 厦门市第三医院。

胆 道 感 染

处方 蒲公英、三叶鬼针草各1两，海金砂、连钱草各5钱，郁金4钱，川楝2钱。

制法 水煎浓缩至150毫升。

用法 日服3次，每次50毫升。

疗效 治疗64例急性胆道感染，临床症状及体征完全消

12

失、追踪观察未见复发的有42例，好转20例，无效2例，总有效率为96.88%。服药3天以内右上腹部疼痛消失者22例；服药1天后体温下降者27例。除胆绞痛严重和发作频繁者配合耳针和小剂量阿托品穴位注射外，部分病例佐以补液治疗外，所有病例均未使用抗菌素。

来源 厦门市第一医院。

预 防 疟 疾

处方 穿山龙（图6）鲜根1两（干根5钱）。

制法 洗净，切片，水煎。

用法 每日1剂，连服3天。如有需要，可连服数月。每服药3天后，应停药7天，然后续服。

疗效 中国人民解放军某部五二分队卫生所在疟疾流行区进行预防服药，结果因中断和只服一次药而发病的3人外，其余凡能坚持服药者无一人发病。经过一年多时间观察，效果满意。发病率由服药前的24.7%，下降至服药后的2.4%。

附注 有少数人（约3%）服药后有短时间的恶心、头晕等不适感，均未作处理，症状自行消失。

来源 中国人民解放军某部五二分队卫生所。

疟 疾

处方 鲜桃叶2两。

制法 水煎。

13

1949
新 中 国
地方中草药
文 献 研 究
(1949—1979年)
1979

用法 每日服1剂，5天为一疗程。

疗效 治疗间日疟18例，均获痊愈。经治病例均有隔日发作、畏冷、寒战、高热、出汗等典型症状。其中5例血涂片镜检到疟原虫，用药2～5剂后，症状控制，血涂片镜检3次，未发现疟原虫。半年后随访无复发，有一定短期疗效。

附注 服药期间多数病例拉稀便，每日2～4次，停药后即恢复正常，不需处理。

来源 中国人民解放军某部队医院。

驱 蛔 虫

处方 苦楝根二层皮。

制法 冬季挖取根皮，洗净晒干，用刀刮去外层表皮，切碎。加水10倍，以文火煎至每毫升含原生药3克的浓缩液。

用法 小儿每公斤体重服1毫升；成人服30～40毫升，于早晨一次空腹服下。7天后复查大便，如呈阳性者，再服一次。

疗效 治疗蛔虫病100例，其中成人58例，小孩42例。经过第一次服药后排虫者71例，第二次服药后排虫者18例，合计二次服药共有89例排虫。

附注 服药后有轻度反应，如面红、头昏、呕吐、腹痛、腹泻等有50例。

来源 晋江县医院。

编者按 苦楝根二层皮驱除肠道蛔虫，确有一定效果，

14

民间较常使用，但服用量过大，常可造成中毒危险。各地报道的用量出入颇大，为避免中毒起见，使用时应慎重，可结合患者的年龄、体质等多方面情况，进行酌情投药。

蛔虫性肠梗阻

处方 生姜1两，蜂蜜2两。

制法 将生姜捣烂绞汁，加入蜂蜜混合搅匀为1剂。

用法 1～2岁服1/4剂，2～4岁服1/3剂，4～7岁服1/2剂，14岁以上服全剂量。仅有阵发性腹痛、呕吐、腹部肿块及轻度腹胀的病例，只给"姜蜜合剂"及阿托品注射。有明显腹胀的病人，先行肠胃减压，把胃内容物抽净后，由胃管徐徐注入"姜蜜合剂"，后再注入少许空气，以清除管内残留药物，然后夹住胃管，3小时后开放。若有吐出，再酌情补给。12～24小时病状未见好转者，再加高渗盐水（10%）低位灌肠或内服中药（生大黄、川朴、乌梅、党参）。

疗效 治疗蛔虫性肠梗阻109例（其中小儿85例，成人24例），治愈104例，占95.4%，无效5例（其中3例回盲部有被40多条蛔虫团阻塞，2例阑尾蛔虫症，2例并发肠穿孔），而施行手术。住院日数最长9天，最短1天，平均住院日数4.2天。症状全部消失时间，最快6小时，最慢达7天。

附注 对完全性蛔虫性梗阻，尤其晚期病例，应注意一方面纠正脱水、酸中毒等症状，积极做好手术前准备工作，另方面要严格观察；如24小时内没有好转的病例，应考虑施行手术；若病情恶化，如并发肠穿孔时，应立即施行手术。

15

1949
新 中 国
地 方 中 草 药
文 献 研 究
(1949—1979年)
1979

药物配制要新鲜，不可配制待用。

来源 德化县医院。

绦 虫 病

处方 南瓜子粉3.5两，槟榔 2 ～3.5两，50％硫酸镁40
毫升。

制法 将槟榔切片，加水500毫升，煎至 150～200 毫升
为止，冷却后加2.5％明胶使鞣酸沉淀（以减少对胃的刺激），
过滤即得。

用法 清晨 6 时空腹服南瓜子粉3.5两， 8 时服槟 榔 煎
液200毫升， 8 时30分服50％硫酸镁40毫升。

疗效 应用上法驱出2.7条猪肉绦虫 1 例。

附注 过去曾用本方治愈多例，但缺乏总结。

来源 宁化县医院。

滴虫性阴道炎

处方 苦参根 1 两，黄柏 5 钱，蛇床子 1 两。

制法 加水适量，煎取50毫升，加入硼砂少许。

用法 先以1/5000的过锰酸钾溶液1000毫升 灌 洗 阴 道
后，把窥阴器放进阴道，用无菌棉球擦干，再用消毒纱布沾
药液塞入阴道内。12小时后，自取出纱布。如 法 连 做 3 天
后，再进行镜检，发现阴性者，可不必再治疗，待下一次行
经后 5 天再复查；发现阳性者，应继续治疗，直到镜检阴性

16

为止。

疗效 治疗30例，28例均在 3 天治愈， 1 例在 2 星期治愈， 1 例治疗 3 星期后仍然无效，后改用 8 ％黄连剂治疗 3 天痊愈。

来源 龙溪地区中医院。

慢 性 气 管 炎

处方一 买麻藤（图 7 ） 1 两。

制法 切片，水煎两次，将两次煎液合并，浓缩至30毫升（或加防腐剂和糖配成糖浆）。

用法 日服 3 次，每次10毫升。连服10天为一疗程，共服二个疗程。

疗效 治疗100例，其中单纯型77例，喘息型23例；病情轻度40例，中度32例，重度28例；合并肺气肿46例。二个疗程总有效率为88％，显效率为52％；止咳有效率为81％，祛痰有效率为88％，平喘有效率为71％。一个疗程的疗效与二个疗程对比，以及型别、病情的轻重等，经统计学处理均无显著差别；有无肺气肿的疗效，经统计学处理，说明无肺气肿组的疗效佳。有部分病人服药后会出现头晕、口干、咽燥等副作用，一般不甚严重，不影响继续治疗。

附注 省防治慢性气管炎协作组与莆田地区防治慢性气管炎协作组在民间收集到买麻藤治疗气管炎的经验后，曾由福州制药厂制备复方买麻藤（买麻藤、盐肤木）煎剂、糖浆、片剂、雾化剂和单味买麻藤或单味盐肤木煎剂、糖浆、片剂、雾化剂等不同剂型，在1971年至1973年中共治1246例，经 4

17

1949

新 中 国
地方中草药
文 献 研 究
(1949—1979年)

1979

～6个疗程观察，总有效率为77～92％，显效率为31～60％。通过临床疗效分析，买麻藤和复方买麻藤的雾化剂比其它制剂要好，而单味买麻藤比单味盐肤木的疗效也较好，说明买麻藤盐肤木复方中起主要作用的是买麻藤。目前已制成买麻藤糖浆或片剂供临床使用。又据临床和实验室资料分析，初步认为买麻藤及其提取物具有平喘、祛痰、镇咳、消炎、促进病变组织恢复以及降低血压扩张血管等作用。

来源 莆田地区防治慢性气管炎协作组、省属防治慢性气管炎协作组。

处方二 满山白（图8）的嫩枝叶2两，九节茶（图9）1两，盐肤木根2两。

制法 水煎，浓缩至50毫升。

用法 每日一剂，分2次服。10天为一疗程，连续4个疗程。

疗效 治疗100例，其中单纯型97例，喘息型3例。经服药4个疗程，有效率为95.8％，显效率为67％。其中止咳的有效率为93％，显效率为79％；祛痰的有效率为84％，显效率为65％；喘息型中有1例临床控制，2例显效，虽然病例少，但初步看出对平喘有一定作用。

本方还和单味煎剂（满山白嫩枝叶2两）治疗100例对照证实，除止咳疗效以复方为优外，其余各项无显著差别。今后在临床推广使用上，可考虑单用。

服用复方或单味满山白200例中有23例出现头晕、上腹部不适、口干等症状，在服药过程中可自行减轻或消失，不必处理。

来源 建阳地区防治慢性气管炎协作组。

18

冠状动脉粥样硬化性心脏病（冠心病）

处方一 盐肤木根或茎1.5两。

制法 水煎两次去渣，将两次煎液合并浓缩至30毫升。

用法 日服3次，每次10毫升。疗程4～8周。

疗效 治疗100例，总有效率为90%，其中显效34例，症状改善56例，无效10例。100例患者中治疗前有典型心绞痛者18例，治疗后基本消失者7例，改善8例，无效3例。心电图检查所示：显效31例，好转31例，无变化35例，加重3例。100例患者治疗前检查胆固醇高于正常值者（＞200mg%）34例，治疗后复查降至正常者13例。

附注 服药后个别病例有轻度口干及大便干燥等副作用，经短期停药后自行消失，无需处理。

来源 福建省第一医院、福建省医药研究所。

处方二 徐长卿，盐肤木各1两，山楂5钱。

制法 水煎。

用法 每日1剂，早晚分服。服4周为一疗程。

疗效 通过40例临床观察，认为本方对冠心病心绞痛的症状缓解及心电图改善均有一定的疗效，症状近期缓解率为85%；心电图改善率为35%。延长服药时间可以提高和巩固疗效。本方对血脂及血压影响不明显。

附注 少数病例在治疗过程中会出现头晕、口干，但不影响继续服药。如加用麦冬、白芍等养阴药能获缓解。

来源 福建省医药研究所、福建省人民医院心血管组。

19

1949

新　中　国
地 方 中 草 药
文 献 研 究
(1949—1979年)

1979

处方三　老茶树根、余甘根各1两，茜草根5钱。

制法　水煎或研末，水泛为丸。

用法　每日1剂，分2次服。每周服6天，连服4周为一疗程，共服二个疗程。

疗效　治疗20例，其中轻、中度心绞痛者17例，显效6例，改善8例，有效率82.3％，基本无效3例。治疗前合并高血压者12例，治疗后降压疗效观察，显效3例，改善7例，有效率83.3％，基本无效2例。治疗前心电图检查20例，治疗后检查19例，其中心电图正常或大致正常5例，不正常14例，其中显效2例，好转4例，有效率42.9％。治疗前胆固醇增加（＞200毫克％)的8例中，治疗后7例胆固醇值都有不同程度的降低，但有1例上升。此外，对部分病人的心悸、胸闷、头晕、头痛等症状，有不同程度的改善。

附注　部分病人服药后有胃部不适、恶心等反应（丸剂比煎剂明显），这可能与剂型有关。

来源　福建医科大学冠心病防治研究小组。

肺　脓　肿

处方　三叶莲根100两。

制法　水煎三遍去渣，加冰糖160两，加热浓缩至10000毫升。

用法　日服3次，每次50毫升。

疗效　治疗6例，服药后胸痛、痰量在3～5天内迅速减轻和减少；肺病变在5天后获得改善；体温在4～5天内恢复正常；红血球和血色素显著增加。

20

来源 漳州市立医院。

溃 疡 病 出 血

处方一 三七、儿茶各3钱。

制法 共研粉。

用法 日服3次，每次2钱。

疗效 治疗上消化道出血10例，结果显效5例，好转3例，无效2例，有效率为80％。无效的2例中，1例服药至第8天，大便隐血试验虽转为阴性，但血红蛋白仍下降；另1例服药6天，大便隐血试验已转阴性，但第8天又出现黑便，隐血试验阳性。

附注 根据病情需要，可适当配合制酸药及解痉剂；呕血、进食少、体质较差者，适当补充液体。

来源 厦门市第二医院。

处方二 紫珠草、乌贼骨粉各5钱，白芨、延胡各3钱，木香、甘草各1钱。

制法 水煎，浓缩至30毫升。

用法 日服3次，每次10毫升。

疗效 治疗20例，有效18例，无效2例（1例发生大出血，另1例入院后发现胃穿孔，转外科手术治疗）。18例中，治疗1～4天便血消失者13例，5～6天消失者5例；治疗1～4天粪镜检潜血转阴者11例，5～6天转阴者5例，7～8天转阴者2例；治疗1～4天胃痛缓解者8例，5～6天缓解者3例，7～8天缓解者4例，9天以上3例。

21

1949

新 中 国
地 方 中 草 药
文 献 研 究
(1949—1979年)

1979

附注　部分病例给予补液、输血，但不用止血、止痛药等。

来源　宁化县医院。

处方三　侧柏叶 5 钱。

制法　加水300毫升，煎至150毫升。

用法　日服 3 次，每次150毫升，亦可酌情加量。

疗效　治疗溃疡病出血50例，其中有18例由于原第三、四级出血，或因年龄大，并发动脉硬化性高血压，或出血时间持续较长给予输血，另外还有部分病例给予输液。同时另用输血、输液、镇静及凝血等法治疗50例作为对照观察。治疗结果，按大便潜血转阴性情况分析：侧柏叶组平均为 3.5 天（其中单纯侧柏叶组平均为2.8天，加输血为4.3天），对照组平均为4.5天。

来源　原福建医学院。

胃　痛

处方一　石菖蒲、紫金皮、过山香花、樟树叶各 2 份，薄荷叶 1 份。

制法　共研粉。

用法　日服 3 次，每次 5 分～1 钱，开水送服。

疗效　治疗130多例，获得较好效果。

来源　上杭县旧县公社卫生院。

处方二　土木香、臭樟只根各 3 钱，乌药1.5钱。

22

制法　共研粉，开水炖。

用法　每日1剂，分2次服。

疗效　治疗胃痛、十二指肠溃疡、急慢性胃肠炎、神经性呃逆等1000多例，取得较好效果。

来源　古田县人民医院。

编者按　胃痛是一症状，可能由于多种原因引起，使用一般理气、止痛药物，可以缓解疼痛；此外还需查明病因，针对病因进一步治疗，才能起到应有的效果。

急 性 胃 肠 炎

处方一　仙鹤草、牡荆叶、鱼腥草各1斤。

制法　加水适量，浓煎至2000毫升，加防腐剂。

用法　日服3次，每次100毫升。

疗效　治疗数百例，疗效满意。如1974年7月间治疗40例，除1例因治疗较迟进行补液外，其余均单服此方而愈。

来源　上杭县才溪公社下才大队合作医疗站。

处方二　番石榴叶、辣蓼、鬼针草、土黄连各1斤，甘草1两。

制法　加水5000毫升，煎至500毫升。

用法　日服2次，每次50毫升。

疗效　治疗急性肠炎68例，治愈61例。

附注　本方尚可治疗菌痢。

来源　福州铁路医院。

23

1949

新 中 国
地 方 中 草 药
文 献 研 究
(1949—1979年)

1979

处方三　地苳鲜全草5斤，岗稔鲜根12斤，过山香鲜根或茎5斤。

制法　加水先将岗稔煎2小时去渣，再加入地苳煎1小时去渣，最后加入过山香煎半小时去渣，浓缩至3斤，加防腐剂。

用法　日服3次，每次30～40毫升。

疗效　治疗54例，痊愈41例，好转10例，无效3例。

来源　上杭县兰溪公社湖里合作医疗站。

小 儿 腹 泻

处方一　葫芦茶、普贴根各3钱，大飞扬、大叶铁包金、鱼腥草各2钱，土荆芥5钱（上药任选三种）。

制法　水煎。

用法　每日1剂，分2次服。

疗效　治疗230例，治愈200例。

来源　武平县医院。

处方二　铁苋菜、马齿苋、小飞扬各1两，龙芽草5钱。

制法　水煎，浓缩至30毫升。

用法　日1剂，分3次服。

疗效　治疗53例，并在同期住院腹泻病例中无选择地以单纯西医治疗（一般病例采用新霉素及TMP口服，重型用庆大霉素肌注或静滴）35例作为对照组。草药组53例中治愈50例，减轻者3例，其中1例为重型，有脱水、酸中毒，2

24

例为中型，伴发热、呼吸道感染及消化道霉菌感染。对照组35例中，治愈32例，减轻3例。两组疗效比较，治愈率基本相同，但草药组平均退热天数比西药对照组缩短1天。

来源 福建省第一医院。

处方三 鲜番石榴叶、鲜鱼腥草各1两，鲜车前草5钱。

制法 加水适量，浓煎至60毫升，过滤加防腐剂。

用法 每次用量：1岁以内10～15毫升，1～2岁15～20毫升。日服3次。

疗效 治疗婴幼儿腹泻74例（有脱水者均配合补液），治愈62例，显效7例，无效5例，有效率93.2%。完全退热时间最短为1天，最长为5天，1～3天内完全退热者占89.5%；腹泻停止最短时间为1天，最长为7天，1～3天内腹泻停止者占80.5%。本方对轻、中度脱水效果较好，对重度脱水病情严重者，均采取中西医结合抢救措施。

来源 福建省人民医院。

中 暑 腹 痛

处方 金狮藤、积雪草、良姜各1两，薄荷脑1钱，甘草2两。

制法 共研粉。

用法 日2～3次，每次1钱，开水送服。

疗效 治疗数百例，取得较好效果。

来源 漳浦县医院。

25

1949
新 中 国
地 方 中 草 药
文 献 研 究
(1949—1979年)
1979

急 性 胰 腺 炎

处方一 买麻藤6斤。

制法 切片置锅内，加水过药面，煮开1小时，过滤，渣再加水煮开1小时，去渣，将两次药液合并浓缩至1500毫升，然后加入尼泊金0.5克、苯甲酸钠4克。

用法 日3次，每次温服30毫升。

疗效 治疗轻、中度急性胰腺炎20例，治愈18例，显效、进步各1例。一般服药后2～3天即可见效。平均腹痛消失时间为4.7天，退热时间为4.3天；血、尿淀粉酶恢复正常时间为3.4天；白细胞计数及分类恢复正常时间为3.6天。疗程短者2天，长者11天，平均为5天。

附注 患者如腹痛剧烈，呕吐频繁时，应适当配合解痉、镇痛药和静脉输液等辅助治疗。恢复期应继续服药2～3天，以巩固疗效。

来源 龙岩地区医院。

处方二 买麻藤、叶下红各5钱，三桠苦1两，竹茹3钱。

制法 加水浓煎至150毫升。

用法 日服3次，每次50毫升。

疗效 治疗水肿型胰腺炎14例。用药后临床症状和体征消失，血及尿淀粉酶降至正常，全部治愈。疗程最短2天，最长22天。治疗过程均未使用抗菌素。部分病例配合补液疗法或解痉剂。

26

附注 此方对水肿型效果好，其他型疗效差。
来源 厦门市第一医院。

阑 尾 炎

处方一 鬼针草、败酱草各1两。
制法 加水800毫升，煎至300毫升。
用法 每日1剂（重者2剂），分2次服。
疗效 治疗73例，痊愈71例，好转1例，无效1例。其中急性阑尾炎22例，均获治愈；慢性阑尾炎急性发作13例，台愈12例，好转1例；急性阑尾炎并发阑尾周围脓肿31例，均获治愈；阑尾手术后腹腔感染7例，痊愈6例，无效1例。
附注 部分疼痛较剧烈的病例，采用针刺阑尾穴止痛。5例并用青、链霉素，其中阑尾周围脓肿2例，手术后腹腔感染3例。
来源 平和县下寨公社彭林大队医疗站。

处方二 三叶鬼针草5钱，冬地梅（图10）4钱，两面针2钱，白茅根3钱，有骨消6钱。
制法 水1碗，酒半碗煎取8分。
用法 日服1～2剂。痛剧者加四蕊癀（图11）、苍耳草根各3钱。
疗效 治疗急性阑尾炎12例，多数服2～4剂痊愈，个别服10余剂。
来源 南靖县医院。

1949
新 中 国
地 方 中 草 药
文 献 研 究
(1949—1979年)
1979

处方三 1.白花蛇舌草1两，元胡、川楝各3钱，甘草
1钱。

2.白花蛇舌草1两，甘草1钱。

制法 水煎。

用法 腹痛重，伴有畏冷、发热、白血球计数较高者，
则用第一方，日2剂，早晚各服1剂；待症状减轻，病情好
转后，改每日1剂，早晚分服。腹痛不重，无畏冷发热，白
血球正常者，则用第二方，日2剂，早晚各服1剂；待病情
好转后，改每日1剂，早晚分服。痊愈后均应连续服药4～6
日。

疗效 治疗急性阑尾炎56例，治愈50例（多在2～6日
后症状消失），无效6例。治愈的50例中有3例分别于3～6
个月复发，经再度服上药治愈；另有4例于第一日加用青霉
素80万单位。1975年又继续治疗38例，同样得到满意效果。

来源 龙海县白水公社卫生院。

急性肾小球肾炎

处方一 牙痛草（图12）适量。

制法 研粉，装入胶囊，每粒300毫克。

用法 日服3次（或每日用干全草5钱水煎服），每次
3～6粒。10天为一疗程，必要时可连服几个疗程。

疗效 治疗200余例，获得满意效果。据其中50例的临
床疗效总结，痊愈43例（浮肿消退，小便检查蛋白、管型、
红血球转为阴性，停药后每周复查连续3个月阴性者），基
本痊愈4例（浮肿消退，小便检查有时出现微量蛋白），好

28

转 2 例（浮肿消退，但小便检查仍有微量蛋白和 少 许 红 血球），无效 1 例（浮肿虽消退，但小便检查无进步），治愈率86％，有效率98％。一般在服药后第二天即见尿量增加，开始消肿。完全消肿时间最短者 4 天，最长者15天，平均消肿时间为 6 天。尿常规检查，管型全部消失转 为 阴 性 者43例，其中多数病例在10天内转为阴性，平均转为阴性时间为8.5天。

附注 服药期间限制钠盐摄入，注意休息，避免感染。

来源 福建医科大学附属二院支农门诊部。

处方二 女金丹（图13）叶或根 5 钱，大蓟 5 钱，茅根 5 钱。

制法 水煎。

用法 日 1 剂，分 2 次服。

疗效 治疗20例，除中断治疗 1 例外，其余19例均治愈（水肿全部消退，尿蛋白阴性，红、白血球及管型消失）。蛋白转阴最快为 2 天，最迟为15天。

来源 永春县医院。

泌 尿 系 结 石

处方一 茅莓根 4 两。

制法 切片，加米酒（用大米制的各种酒均可） 4 两，水适量，炖 2 小时。

用法 日服 1 剂，服 2 星期后，可停 1 星期，以后继续再服，直至排石或症状消失为止。

1949
新 中 国
地 方 中 草 药
文 献 研 究
(1949—1979年)
1979

疗效 治疗泌尿系结石（包括肾、输尿管、膀胱、尿道结石，但以肾盂和输尿管结石效果更好）几十例，大部分都合并有泌尿道感染症状。结石在0.6公分以下者，绝大部分有显效，且未发现在用药过程中有副作用。排石时间，最长者在服药后10天，最短者3小时，一般都在4～5天左右排出；排石最大者如花生米，最小者如砂粒样；排石最多达101粒。多发性结石患者一般在3～4天内才能排完。

附注 一般在服药后2～3小时会出现疼痛加剧，这可能是服药后平滑肌收缩加剧所致，对排石有利。

来源 龙岩地区医院。

处方二 1号排石汤：毛花杨桃（图14）鲜根、野苎麻鲜根各4两（干减半），蜂蜜4两。

2号排石汤：滑石粉2两，蜂蜜4两，白酒4两（不会饮酒者加少许也可）。

制法 1号排石汤：先将药切碎，加水2斤，浓煎至半斤，去渣，然后将蜜调下。

2号排石汤：将药调匀后，再加开水200毫升。

用法 1号排石汤每日服1剂，连服10天为一疗程；2号排石汤每日服1剂，连服3天为一疗程。停药3～5天，如未见排石可再按此法服至排石为止。

疗效 上方计治145例：1号排石汤治疗83例，服后有35例排出结石，其中肾结石4例，输尿管结石21例，膀胱结石8例，尿道结石2例，绝大多数在半个月内排出结石；2号排石汤治疗62例，服药后有31例排出结石，其中肾结石3例，输尿管结石21例，膀胱结石7例，绝大多数在10天内排出结石。

30

来源 尤溪县医院。

乳 糜 尿

处方 金雀梅（图15）鲜全草2两。

制法 水煎或加猪小肠、食盐少许同炖。

用法 每天1剂，煎好露一宿冷服。

疗效 曾治1例，服药7天痊愈。

来源 漳浦县医院。

编者按 南靖县靖城卫生院亦介绍金雀梅治疗乳糜尿有一定效果。

类风湿性关节炎

处方 雷公藤干根木质部5钱。

制法 将雷公藤干根剥皮，再彻底刮去黄色的二重皮，取其木质部分5钱，加水500毫升，置陶瓷罐内，用文火煎煮2小时，煎至200毫升，过滤，药渣再加水400毫升，煎至200毫升，将二次药液合为一日量。

用法 分2次服，7天为一疗程，停药3～4天再服下一疗程。

疗效 治疗155例，其中基本痊愈19例，显效57例，好转60例，无效19例，有效率为87.74%。服药最长18个疗程最短1个疗程，平均为3个疗程。活动期的疗效较非活动期的疗效高。病程长短与疗效无显著关系。服药后患者的血沉

31

1949

新 中 国
地方中草药
文 献 研 究
(1949—1979年)

1979

有明显的下降。本组病例有反应者8例，其中头昏2例，上腹部不适3例，皮肤搔痒1例，口干1例，停经1例，未见其他毒性反应。

来源 三明地区第二医院。

编者按 1.雷公藤是一种毒性较剧的药物，在使用时除了对药物应用部分，剂量以及患者的体质等需严格掌握外，还应在临床上严密观察病情变化，如遇有中毒反应现象，应及时救治。

2.鲜杨梅果绞汁或杨梅树根皮、山豆根各5钱～1两，水煎服；或绿豆1两，甘草5钱水煎服，对雷公藤中毒均有一定解毒作用。

毒 菇 中 毒

处方一 鲜梨树叶3～4斤。

制法 洗净，捣烂，加冷开水少许绞汁。

用法 日1剂，频服。儿童酌减。同时配合葡萄糖盐水加氢化考的松（每日0.05～1克）静脉滴注。

疗效 治疗51例毒菇中毒，完全治愈50例，另1例因中毒后48小时入院，已有严重呼吸衰竭，经13小时抢救无效而死亡。中毒后以出现头昏、眩晕、烦躁不安、讪妄、昏迷为主，并伴有消化道症状者10例；单纯呕吐、腹痛、腹泻为主者25例；频繁呕吐、流涎、瞳孔缩小者6例；有频发性期前收缩者1例；心动过缓2例；肝肿大者2例；后脑项部及四肢抽搐疼痛者5例。治疗过程仅1例于食菇后2小时入院洗胃外，其余未行洗胃。有26例用50%硫酸镁口服导泻，4例另加服兔脑一只，20例因流涎、腹痛较剧给皮下注射阿托品1.5～2毫克，2例口服灵芝。

来源 清流县中心医院。

处方二 鸡1只。

制法 捣烂，煮汤4碗。

用法 每日2次，每次服2碗，连服2日。舌苔黑色者，加一条鞭（图16）2两，天竹根1两；舌边发黄者，应加八楞桔7钱；腹泻者加稗5钱。

疗效 治疗13例，均获治愈。

来源 柘荣县城关卫生院。

编者按 原松政县收集民间经验：取鲜鸡血一小碗，酌加冷开水（或沸酒）作一次服下，然后将鸡煮汤灌服；同时配合西医抢救，曾治疗10例，其中轻度6例，中度1例，重度3例，均在8小时内治愈。

口 腔 炎

处方 遍地锦鲜全草适量。

制法 捣烂绞汁。

用法 用棉签蘸药液抹患处，日3～4次。

疗效 治疗麻疹后口腔炎31例，轻者1天治愈，重者4～5天治愈。此外，对喉部、鼻孔、眼睑、耳道等粘膜发炎都可使用。

来源 原惠安县城关保健院。

编者按 德化县佛岭公社卫生院用鲜天胡荽全草捣烂绞

33

1949

新　中　国
地 方 中 草 药
文 献 研 究
(1949—1979年)

1979

汁调蜜或白糖内服，治各种口腔炎亦获疗效。

牙　痛

处方　七叶一枝花鲜根2两，花椒（图17）鲜根1两。

制法　共捣烂，用95％酒精300毫升浸10天备用。

用法　用棉花蘸药液后塞入牙痛处。

疗效　治疗20例，17例有效。

来源　上杭县南阳公社豪东大队合作医疗站。

编者按　该方对缓解牙痛能起到一定的作用，症状消失后，仍需要针对病因进行处理。如是龋齿（虫牙）应请牙科医生治疗。

急性扁桃腺炎

处方一　石豆兰1两，杠板归2两，一枝黄花5钱（均为鲜品）。

制法　水煎。

用法　日1剂，分2次服。

疗效　治疗138例，治愈129例，有效率达93.5％。

来源　福州铁路医院南平卫生院。

处方二　葫芦茶1两，卤地菊、双排钱（图18）各5钱。

制法　将药洗净切碎，待水开后下锅，水过药面，前后

34

煎煮二次（第一次 2 小时，第二次 1 小时），将两次煎液浓缩至一半量，放置沉淀。取滤液浓缩成膏状（一剂葫芦冲剂的生药浓缩成约10毫升药液），用炒熟的蕉芋粉（每剂葫芦茶冲剂约需蕉芋粉 2 钱左右）混合调成团块，通过12～16目筛挤压即成冲剂的湿颗粒，干燥后按 1 剂量分装密封于小塑料袋内，储存备用。

用法 日服 2 次，每次半剂（病重者可加倍），开水冲服或含服。

疗效 治疗1210例，治愈1150例，无效50例，有效率达96%。另10例是急性化脓性扁桃腺炎，症状较重，均有发冷、发热、咽痛，吞咽时疼痛加剧、扁桃腺充血肿大，可见脓点或脓性伪膜等全身及局部症状和体征，住院治疗。结果治愈 9 例，无效 1 例。

无论轻型病例或症状转重的急性化脓性扁桃腺炎病例，均单用葫芦茶冲剂治疗，一般服药 2 ～ 3 天，即见症状消失。症状消失后应继续服药 1 ～ 2 天，以巩固疗效。

来源 漳平县医院。

处方三 大青叶 1 两。

制法 水煎两次，将两次煎液混合浓缩至每 2 毫升含原生药 1 钱的药液。

用法 日服 3 ～ 6 次，3 岁以上每次 6 毫升，5 ～ 14 岁每次10毫升。

疗效 治疗19例小儿患者，均获痊愈。

来源 福清县医院。

1949
新 中 国
地 方 中 草 药
文 献 研 究
(1949—1979年)
1979

慢 性 喉 炎

处方 一条根鲜根5钱，黄花马兰鲜全草1两。

制法 水煎。

用法 日1剂，分2次服。

疗效 治疗慢性喉炎15例中，痊愈7例，有效6例，无效2例。

附注 该方对单纯性慢性喉炎治疗效果较好，对肥厚性喉炎亦有一定疗效，但对有声带息肉变性和声带结节的无效。

来源 屏南县医院。

红 眼 睛

处方一 白背叶1两，一点红5钱。

制法 水煎。

用法 每日1剂，分2次服。

疗效 治疗235例，一般均在1～3天内治愈。

来源 龙溪地区医院。

编者按 龙溪地区中医院于红眼睛流行期间，使用单味一点红1两，水煎服，取得明显效果。

处方二 1.七银合剂：银花3钱，铺地蜈蚣1两，七寸金5钱。

36

2.土黄柏眼药水：土黄柏（图19）1两。

制法　合剂：加水过药面，煎煮二次。

药水：加水300毫升，煎至100毫升，沉淀过滤去渣，取澄清液分装，高压消毒。这种做法简单，但易发生沉淀发霉，只能贮存1～2天。如有条件可用酒精去杂质沉淀过滤法，不但能减少杂质对眼睛的刺激，而且可延长药液存放时间。

用法　合剂：每日1剂，分2次服。

药水：日滴2～3次，每次2～3滴。

疗效　观察137例，除部分临床症状较重的患者辅以耳针（主穴：眼、肝、皮质下；配穴：神门）及肌注百乃定外，未采用其他抗菌素。在137例中痊愈116例，显著好转14例，无效7例，有效率达94.9％。

来源　厦门市建设局卫生所。

带 状 疱 疹

处方　虎杖根适量，七叶莲（图20）茎或根1两。

制法　虎杖研粉；七叶莲水煎。

用法　虎杖粉调浓茶外涂，日数次。七叶莲煎液每日1剂，分2次服。

疗效　治疗50例，病程最短2天，最长14天，经用药后，全部治愈。治愈天数最短2天，最长10天。

来源　厦门市第一医院。

1949

新 中 国
地 方 中 草 药
文 献 研 究
(1949—1979年)

1979

扁 平 疣

处方 炒山甲适量。

制法 研粉。

用法 取粉3钱，于临睡前调温米酒作一次服。

疗效 治疗20多例，快者服3次即可见效，慢者10余次见效。如服药至20余次尚未见效，则应停药。

来源 龙溪地区中医院。

痈、疽、疔、疖及外伤感染

处方一 一见喜粉。

制法 1.压成片剂，每片0.3克。

2.软膏：按30％比例和凡士林或茶油、麻油调制备用。

用法 片剂：日服3次，每次2～3片。

软膏：将药摊于纱布或油纸上，敷患处，日1次。疮面应按一般外科换药常规处理。

疗效 治疗外科常见急性炎症314例，其中乳痈、腿痈等149例；瘰疽、颈疽、乳疽等98例；足疔、膝疔、额疔等16例；头项疔、手臂疖、胸疖等14例；委中毒、丹毒等37例。痊愈222例，好转77例，无效15例。

来源 厦门市第一医院、厦门市东风区人民医院等。

处方二 满地毡（图21）适量。

38

制法 研粉。

用法 取粉末调生理盐水或葱汤成糊剂敷患处（或鲜全草捣烂外敷）。如痈疖顶端溃破，应先洗净疮口，撒布五倍子粉，周围再敷上满地毡糊剂，另用满地毡鲜根或茎2～3两，猪瘦肉适量，水炖服，每日1剂。

疗效 治疗痈、疖2000多例，取得较好效果。最近治疗25例痈肿患者，其中痊愈22例，显效3例。

来源 晋江地区第二医院。

处方三 苍耳草鲜根5钱～1两。

制法 水煎或同猪瘦肉炖。

用法 日1剂，连服2～3天。

疗效 治疗疖肿取得较好的效果。大多数患者服药一天后疖肿转为暗色或干瘪，再服1～2天后逐渐消失痊愈。

来源 南靖县医院。

处方四 一点红、大蓟各3份，六角英、龙葵叶各2份（均为鲜品）。

制法 共捣烂绞汁，取汁煮沸浓缩，按总量加入松溜油10％，液化酚1％，并加适量一见喜粉。冷却后加甘油或凡士林适量即成。

用法 外敷患处。

疗效 治疗多发性疖肿、湿疹、毛囊炎、皮肤擦伤等145例。具有消炎排脓的作用，疗效显著。

来源 厦门市杏林医院。

处方五 虎杖、细辛各适量。

1949
新 中 国
地 方 中 草 药
文 献 研 究
(1949—1979年)
1979

制法 分别研粉。（1）取虎杖粉20～30克，凡士林70～80克，调匀为虎杖软膏。（2）取虎杖粉25克，细辛粉10克，凡士林65克，调匀为虎杖细辛软膏。

用法 深部脓肿用虎杖细辛软膏敷患处；浅部脓肿用虎杖软膏敷患处。每日换药1～2次。如局部已成脓，则应配合抽脓。

疗效 使用虎杖细辛软膏治疗50多例深部脓肿；使用虎杖软膏治疗100多例浅表脓肿，均获治愈。

来源 建瓯县吉阳公社卫生院。

处方六 柠檬桉树脂（受伤的树干上流出的黑褐色树脂，日久干结成块，除去杂质，即可应用。

制法 药纱布：将树脂研粉置瓶中，加入2～3倍量的75%酒精，搅拌促使溶解；沉淀后倾取上清液1份，加入4份浓茶液（20克茶叶加500毫升开水，浸2小时后，倒出过滤），置入瓶中搅匀，再将纱布浸入至深黄色，高压消毒后应用。

树脂甘油液：树脂粉25克，甘油100毫升，搅匀置瓶中（为避免纯甘油的吸水与刺激性，可用适量蒸溜水稀释）。

用法 外伤或轻度感染的伤口，经清创处理后，敷上药纱布，盖上棉垫，胶布固定即可。化脓性外伤、烧伤、疮疖、蜂窝组织炎等，可涂抹树脂甘油液。

疗效 治疗一般创伤及炎症200余例，其中还有外伤出血及二度烧伤的病例，取得了良好的效果。

来源 龙海县江东农场医疗所。

处方七 木芙蓉鲜叶或根、茎二层皮。

40

制法 捣烂（或晒干研粉，加凡士林配成20%的软膏）。

用法 敷患处，每日换药1～2次。

疗效 治疗项部疖肿、深肌脓肿、肛门瘘管均取得良好效果，同时对痈、蜂窝组织炎、急性淋巴结炎、乳腺炎等皮肤感染均有一定疗效。

来源 福鼎县嵛山公社卫生院。

处方八 狮子尾（图22）鲜叶2～3片，小孩酌减。

制法 水煎。

用法 早晚分服；渣捣烂敷患处。

疗效 治疗多发性脓肿、脓疱疮、毛囊炎、带状疱疹、乳腺炎、淋巴结炎、外科感染、中耳炎、静脉炎、急性胆囊炎、急慢性睾丸炎、化脓性关节炎、肺脓疡等1001人，疗效良好。一般服药2剂后局部红肿、热痛减轻，脓性分泌物减少，热渐退；继续服用5～10剂而愈。

附注 该品茎皮有毒，可供外用。叶子每日用量最多服用3叶，过量（每日服5叶）可见痰液味腥、流涎、嗜睡等中毒症状。

急性皮肤溃疡

处方 加吊藤（图23）鲜叶适量。

制法 置沙锅中，喷黄酒少许，文火炒干，研粉备用。

用法 患处经清创处理后，薄涂一层花生油或茶油，然后均匀撒上药粉，每日1～2次。

疗效 治疗300多例，均获痊愈。

41

1949
新 中 国
地 方 中 草 药
文 献 研 究
(1949—1979年)
1979

来源　晋江地区第二医院。

急性湿疹、接触性皮炎

处方　加吊藤鲜叶2两，煅牡蛎1两，白疗散（海螵蛸7钱，滑石、寒水石、煅石膏各3钱，青黛1钱，冰片5分，共研粉）5钱，氧化锌3钱。

制法　加吊藤叶制法同上方；取粉2两再加白疗散5钱，氧化锌3钱调匀即可。亦可调茶油或花生油制成膏剂。

用法　1.急性水疱型：常规清疮后，把散剂均匀地撒布在疮面上，周围丘疹或红斑部涂布膏剂，每日1次。

2.糜烂型或剥脱性皮炎：持续有渗出液时，用硼酸水洗擦后，按上法用药，覆盖纱布，绷带轻扎，每日1～2次。

3.急性期过后：可涂膏剂，每日或隔日换药1次。

4.换药时疮面有渗出液或药粉结成的痂片堆积时，先用花生油滋润后擦净，然后重新换药。

疗效　治疗急性、亚急性湿疹、接触性皮炎4000多例，其中有较完整资料的病例168例，均取得满意效果。

来源　晋江地区第二医院。

乳　腺　炎

处方　鲜筋骨草叶。

制法　洗净，加少许食盐或米饭，捣烂，适当加温。

用法　外用：敷患处，每日换1次。内服：鲜叶1两，

42

捣烂绞汁约 1 汤匙，加酒少量，每天 1 次，饭前温服。

疗效　治疗12例（均系单侧乳腺炎，已化脓未破溃者 3 例，破溃者 2 例，其余 7 例），全部治愈。

来源　莆田县城郊公社林桥大队。

肉 芽 增 生

处方一　乌梅肉适量。

制法　烧灰存性，研粉备用。

用法　撒布在肉芽的表面。

疗效　治疗数十例，取得较好效果。

来源　福安县第一医院。

处方二　石花（图24）1 斤，冰片 1 钱。

制法　共研粉，用茶油调成软膏。

用法　洗净患部，将药粉撒在疮口增生的肉芽上，然后用凡士林纱布覆盖，或以软膏涂敷，用绷带包扎。每天换药 1 次，疮口分泌物多的，每天可换药 2 ～ 3 次。

疗效　治疗足趾和手指甲沟肉芽增生 100 多例，踝部疮疖及小腿溃疡引起的肉芽增生 9 例，一般一周左右愈合。如肉芽质软、疮口径在1.5～2厘米者，须20天左右才能愈合。

来源　霞浦县城关公社卫生院。

43

1949
新 中 国
地 方 中 草 药
文 献 研 究
(1949—1979年)
1979

颈淋巴腺结核

处方 地棉根、独脚莲（图25）各20两，鸭脚掌、六角仙各10两。

制法 加水过药面，煮沸2小时，去渣过滤后再浓缩成600毫升，加0.3%苯甲酸钠防腐。

用法 日服2次，每次30毫升。

疗效 治疗15例（其中溃疡型5例，结核型10例）。治愈11例（溃疡型4例，结核型7例），进步2例，无效2例。

附注 地棉根有泻下作用，用时要久煎，以免下泻；如有下泻时，应停药2～3天后再服。

来源 福建省人民医院。

慢 性 骨 髓 炎

处方 白毛草（图26）4钱，五月红根6钱，鸡血藤（图27）3钱，臭梧桐（图28）根或茎5钱，金银花4钱，三白草2钱，白鱼鲖根或茎2钱，乌麻根3钱，比茎藤茎4钱，苏木子3钱，白木槿根2钱（方名"骨痲灵"）。

制法 酒或水炖。

用法 每日1剂（小儿酌减），日服2次。连服5～6剂后，可加猪脚一只炖服。对有较大死骨的病例，应先采取手术摘除死骨后服药；有中等死骨的病例，可先服药，待把

44

死骨提拔到皮下时切开去除；小型死骨经服药后，死骨可从疮口中自行排出。

疗效 治疗慢性骨髓炎、骨与关节结核共145例，治愈49例，好转54例，无效42例，有效率为71%。

据临床观察，对慢性骨髓炎的疗效比骨与关节结核为高。在治愈的49例中，用药最多达240剂，最少25剂，一般均在40～60剂。

附注 1.治疗初期，局部常有轻度红肿，疼痛可能加剧，疮口分泌物增加，这是"去污生新"的表现，不必停药。

2.方内热性药较多，服后部分病人会出现口干舌燥、便秘、流鼻血等现象。轻者不必停药，多喝些开水即能缓解；如过于严重，须暂停药，待反应消失后再服。

3.注意休息，增加营养。

4.禁吃辣椒、葱、蒜等刺激性食物及鱼、虾、蟹、贝类和萝卜、苋菜等；除猪肉外，其他如牛、羊、鸡、鸭等肉类要尽量避免。

来源 宁德地区第一医院。

烧　伤

处方一 虎杖粉3.3两，地榆粉5钱，黄柏粉1两，白芨粉5钱，冰片1.5钱。

制法 上药混合调以浓茶，搅拌至稀糊状，简称"虎杖糊剂"。

用法 创面先用0.1%新洁而灭溶液或生理盐水擦洗干

45

1949

新 中 国
地 方 中 草 药
文 献 研 究
(1949—1979年)

1979

净。有水泡者应刺破排液，但保留其表皮（水泡巴破溃，表皮皱缩移动者，予以剪除）。以排笔或压舌板蘸虎杖糊剂均匀涂布于创面上，不加其他敷料，但涂药不必过厚，以利迅速干燥形成一层药痂。肢体受压部位应设法使用悬空或定时更换体位，躯干受压部位于涂药后以消毒纱布覆盖。涂药数日后，在药痂下有感染现象者，应除去药痂，擦净创面分泌物后再涂药。

疗效 治疗113例，烧伤面积最大达93%，最小6%；Ⅰ度及Ⅱ度烧伤占多数。治愈最长时间为95天，平均12天。深Ⅱ度～Ⅲ度烧伤32例，有11例创面需要植皮。113例中，109例痊愈出院，4例死亡。死亡中2例为大面积烧伤，2例在入院时已发生严重败血症。

来源 晋江地区第二医院。

处方二 酸枣树二层皮8份，山栀子2份。

制法 上药分别捣碎混合后用60%酒精浸泡（过药面）48～72小时，过滤去渣即成"鱼岭素浸出液"。

用法 使用时把"鱼岭素浸出液"浓煎至该液形成稀胶状（约为原液三分之一），表面可见一层薄膜为止，冷却后方可使用。烧伤创面用生理盐水冲洗和新洁而灭消毒，并剪除水泡和游离坏死的表皮,然后把鱼岭素均匀薄涂于创面上。采用暴露疗法，数分钟后，创面就形成一层干燥棕褐色薄膜，一般10天左右开始脱落，创面逐渐愈合。

疗效 治疗172例，大部分为Ⅱ度烧伤。烧伤面积1%以下者88例，11～30%者55例，31～50%者17例，50%以上者12例，70～90%者7例。治愈159例，平均住院时间为15.5天。死亡13例（死亡率7.55%），其中合并败血症8例，休

46

克3例，重度呼吸道烧伤2例。

来源 莆田县医院。

处方三 石灰水、花生油各500毫升。

制法 熟石灰粉500克加冷开水1000毫升，搅拌后静置。滤取澄清液500毫升，与等量的花生油（煮沸待冷）混合即成油膏。

用法 将油膏摇匀涂患处。

疗效 治疗小面积烧伤（烧伤面积在5％以下）72例，Ⅰ度烧伤48例，用药1～3次治愈。Ⅱ度烧伤21例，用药2～3次治愈9例，3次以上治愈者12例。Ⅲ度烧伤3例，用药10～30次治愈。

附注 Ⅱ度和Ⅲ度烧伤的病例，大多配合黄连解毒汤内服。

来源 厦门市东风区医院。

跌 打 损 伤

处方一 1.跌打损伤散：胡颓子根皮1两，南五味子根皮1两，杨梅根皮5钱，朱砂根皮5钱，南岭荛花根皮2.5钱。

2.伤药酒：南岭荛花根1斤。

制法 1.跌打损伤散：晒干研粉备用。

2.伤药酒：以70％酒精2500毫升，浸泡7天即成。

用法 1.跌打损伤散：用于一般挫伤，取药散加适量糯米饭同捣烂，摊于纱布上，以布面接触患处敷之，以防药物

47

1949

新 中 国
地 方 中 草 药
文 献 研 究
(1949—1979年)

1979

直接接触局部皮肤发生药疹；用于骨折、脱臼者，经复位固定后，同上法敷药，但首次须加鸡蛋清2个同调匀外敷。24小时后换药。

2.伤药酒用于骨折、脱臼患者，需待局部肿痛消失、骨痂形成、固定去除之后，用老姜切片，烤热蘸药酒推擦患处。

疗效 治疗挫伤148例，骨折15例，脱臼2例，共165例。治愈152例，好转13例。

附注 用药期间须酌情内服南蛇藤合剂：南蛇藤6钱，肖梵天花、盐肤木、胡颓子、两面针各5钱，南五味子2钱（均用干根）。水煎，早晚分服。

来源 宁化县城关卫生院。

处方二 榕树、蓖麻鲜叶各适量，生姜2～3片。

制法 将前三味药共捣烂，加75％酒精（白酒亦可）适量，面粉少许，拌匀。

用法 敷患处，每日1次。最好用塑料纸在外层盖住，以免干燥而失去效果。

疗效 治疗四肢关节扭伤和肢体软组织挫伤共49例，取得较好效果。

来源 中国人民解放军五一七〇部队医院。

骨　折

处方一 鲜陆英、酒糟各1.6两，食盐、松香各6分。

制法 捣烂调匀，铺在纱布上。

48

用法 骨折复位后，将药敷上，绷带包绕（必要时放置纸垫）。夹上杉皮小夹板，再用绷带包扎固定。5～10天换药一次。注意随时检查，如发现问题，应及时整复。尽量保持肢体活动常态，同时指导病者进行功能锻炼。

疗效 治疗各种骨折125例，骨折154处；骨折愈合时间，最短为7天，最长为52天。患肢完全恢复功能者有118例。功能恢复的好坏和快慢与骨折整复恰当与否及固定期间功能锻炼均有关系。如过早松开固定，或未能及时进行复查，可造成功能障碍或畸形。

来源 ·永安县槐南公社卫生院。

处方二 紫金皮、紫珠草根皮各8两，杨梅树皮、凤仙花根、断肠草根、骨碎补各4两。

制法 晒干研粉，和匀备用。

用法 药粉适量（视患处部位大小而定），青蛙一只，红糖、白酒各适量，捣匀，于骨折整复后敷患处，用夹板固定。

疗效 治疗300多例，据观察，对儿童尺、桡、胫、肱骨折，12天骨痂愈合，股骨骨折20天骨痂愈合。对成人骨折骨痂愈合时间略迟5天。

来源 上杭县旧县公社卫生院。

内　痔

处方一 紫珠8两，明矾1钱，苯甲醇适量。

制法 按注射液规格配制成100毫升的枯痔液。

1949

新　中　国
地方中草药
文　献　研　究
(1949—1979年)

1979

用法　术前患者排净大小便，在助手的协助下，以左手分拨肛门或在肛镜引导下，检查痔核的大小、位置及数目。以硫柳汞酊行粘膜消毒。无论内痔、混合痔或环状痔，以4～5号针头直接将药注入于齿线以上的痔核部分。针头刺入后，活动注射器时有一定的"飘浮感"为度，防止将药液注入肌层。注药时，应略为回抽，无回血时再注入药液。每一痔核根据其大小可注入枯痔液0.3～1毫升。如有数个痔核，可根据病员的全身和局部情况，同时注射，或分期分批注射。经一次治疗未愈者，待第一次治疗反应消退后，再行二、三次注射，直至痊愈。混合痔的内痔枯萎后，其外痔亦会有明显缩小或消失，但少数病员遗有外痔需另行处理。痔核注射后可能有便意或轻度的里急后重感，亦可有暂时性排尿困难，多在数小时后消失，无需处理。

注意事项：1.严重的混合痔与环状痔尽量采取小量分次注射方法。

2.一定要将药液注射于齿线以上的部位，并尽量防止药液向皮下扩散。

3.对肛门松弛或经常脱出的病员，注射后应用肛垫、丁字带防止脱出，并尽量卧床休息1～2天；每次便后，应将脱出的痔核轻揉托回，以免发生嵌顿。

4.局部反应严重的应坐浴，并外敷消炎生肌膏（煅石膏10%，滑石粉30%，乳香没药10%，冰片1%）。

疗效　治疗619例内痔、混合痔。其中有详细记录者614例，治愈596例，治愈率为97.1%。15例在注射后痔核脱出，便血有所减轻，但痔未完全消失，属于好转范围，好转率为2.9%。在619例中，有92.35%的病员可以一次治愈。混合痔、环状痔一般经2～3次注射后，均可治愈。

50

附注 619例中有 55 例在注射后半小时左右产生畏寒感觉，持续十几分钟到半小时。个别体温可升高到37.3℃。有 2 例发生反射性尿潴留，均经一次导尿治愈。1 例发生坐骨直肠窝急性炎症，1 例发生局部感染化脓（均因药液注射过深和注入齿线之外所致）。此外，未发现其他早期或晚期合并症和后遗症。

来源 福州军区总医院。

处方二 紫珠草 2 两，两面针2.5钱，明矾适量。

制法 前二味药洗净，切碎，加水500 毫升，炖 2 小时后过滤。每 100 毫升滤液加明矾 3 克，加热至明矾溶解，过滤两次，装瓶，高压消毒后备用。

用法 患者排尽大小便后，取左侧卧位，洗净肛门周围的皮肤及肛管粘膜，用手指固定好内痔核，经 2％红汞消毒后，以痔核中心为注射点，将药液缓缓注入，注射量视痔核大小而定（一般0.2～0.5毫升），使痔核隆起呈灰白色为度。一次注射总量，以不超过 3 毫升为宜。如有脱出痔核，注射完毕应立即托回肛内，并向肛内挤入紫白膏（紫草、大黄、白芨、煅石膏各等量，冰片少许，配凡士林调成软膏）少许。

药物注射后当天禁止大便，以后每次大便后，应用1：3000 高锰酸钾溶液或温水坐浴一次。并在两星期内禁酒等刺激性食物。如注射后无自觉症状者，一般不须换药。如痔核未萎缩彻底，于 1 ～ 2 星期后可注射第二次。

疗效 治疗内痔核2000例中，初期内痔488例，治愈480例，好转 8 例，二期内痔1402例，治愈1362例，好转40例，三期内痔110例，治愈25例，好转73例，无效12例。

51

1949
新　中　国
地 方 中 草 药
文 献 研 究
(1949—1979年)
1979

　　附注　本方适应于纤维肿型一至二期内痔，混合痔的内痔部分可考虑使用。外痔、肛门肿瘤和肛门伴有急性炎症者不宜使用。如有感冒、发热、腹泻等病，应在病愈后再用。
　　来源　福建省人民医院。

痔　疮　出　血

　　处方　红叶（图29）4～6片。
　　制法　水煎。
　　用法　日服1剂。
　　疗效　治疗内痔、混合痔手术后创口出血50例，治愈45例，无效5例。止血时间最短1天，最长5天，多数为2～3天。
　　来源　福建省人民医院。

毒蛇咬伤

　　处方一　鲜地油仔（图30）6株（或干药1～2钱）。
　　制法　捣烂（干药研粉）加入白酒20毫升，浸泡30分钟。
　　用法　取药酒1～2汤匙内服，将药渣敷前囟门（敷药前把前囟门部头发剃去，并用针轻轻划破表皮，使微出血），用清洁青菜叶覆盖（防止干燥），用消毒纱布或干净布包扎，每天换药1次。伤口周围，用药酒（可加徐长卿根3丛于药酒内，再浸30分钟）涂抹。

52

疗效 治疗各种蛇伤41例，伤口无起泡者一般 5～6 天治愈，1 例最长于20天痊愈。

附注 政和县民间常用地油仔为蛇伤主药，有的配合徐长卿、田基黄等。

来源 政和县卫生科。

处方二 山芝麻根二层皮 1～2 钱（鲜品加倍）。

用法 水煎两遍，将两次药液混合，加白米酒适量，分 2 次服。或将本药入口中嚼烂至药渣无味后，以白米酒送服。同时伤口要扩创，有利毒液排出。

合并症处理 1.伤口感染严重，有红、肿、痛者，必须清洁伤口，再用鲜丝瓜捣烂外敷，每日换药数次。

2.蛇疮处理（伤口溃烂久不愈合者）：用生理盐水或茶水清洁疮口，再用蛇疮散（水龙骨 1 两，甘草、川椒各 2 钱，铜青 3 分，冰片 5 分，共研末）调茶油外敷，日换药一次。

3.蛇疮并发出血者，用野牡丹鲜叶加红糖适量，捣烂外敷。

疗效 治疗竹叶青咬伤 8 例（住院 1 例，门诊 7 例），服药10～15分钟后，伤口即流出大量黄色粘性分泌物，疼痛减轻，肿胀逐渐消退。若能及时处理，几乎不会出现伤口肿胀和疼痛现象。

来源 南靖县医院。

1949

新　中　国
地方中草药
文　献　研　究
(1949—1979年)

1979

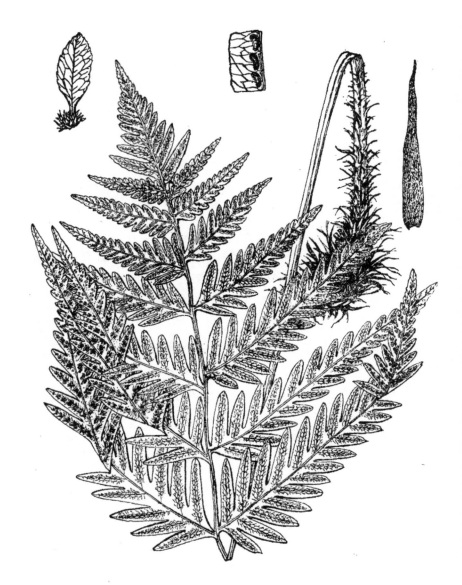

图1　大叶路基（东方狗脊——乌毛蕨科）
Woodwardia orientalis Sw.

54

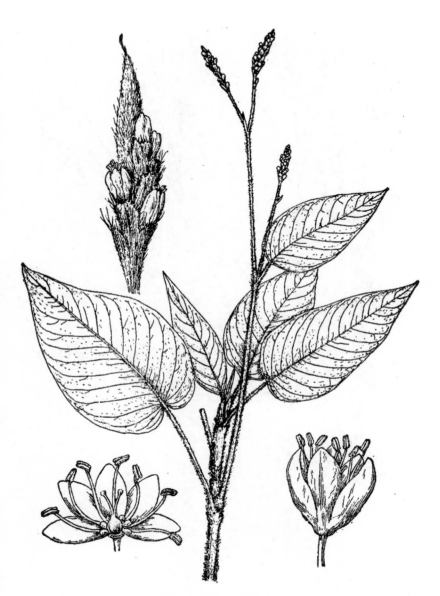

图2　荭草（蓼科）
Polygonum orientale L.

1949
新 中 国
地方中草药
文 献 研 究
(1949—1979年)
1979

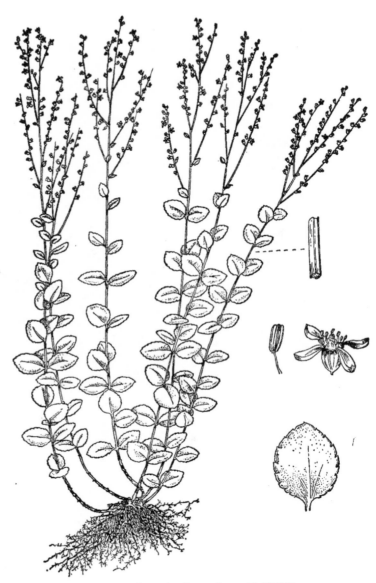

图 3　小二仙草（小二仙草科）
Haloragis micrantha R. Br.

56

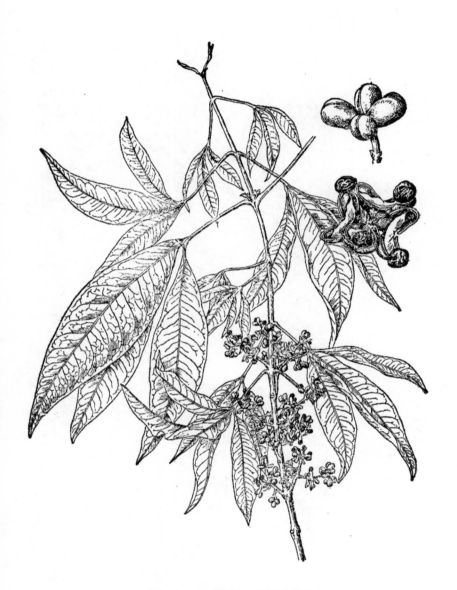

图 4 三桠苦（芸香科）
Euodia lepta (Spreng.) Merr.

57

1949
新 中 国
地方中草药
文 献 研 究
(1949—1979年)
1979

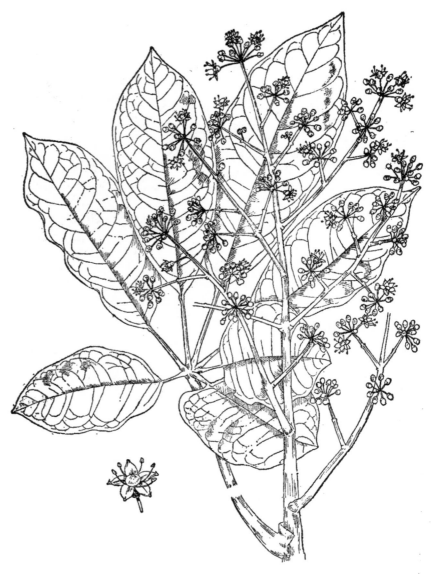

图 5 鸭脚木（鹅掌柴——五加科）
Schefflera octophylla (Lour.) Harms.

58

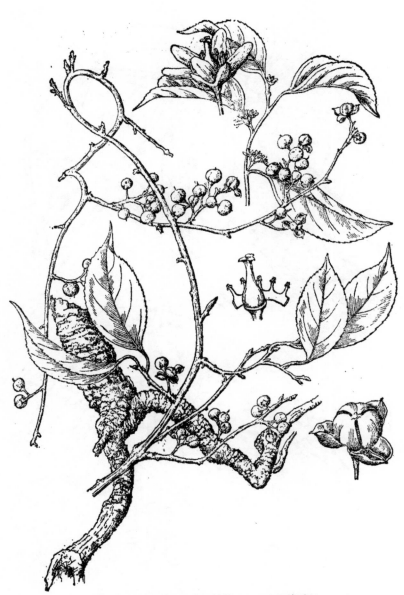

图6 穿山龙（南蛇藤——卫茅科）
Celastrus arbiculatus Thunb.

59

1949
新 中 国
地 方 中 草 药
文 献 研 究
(1949—1979年)
1979

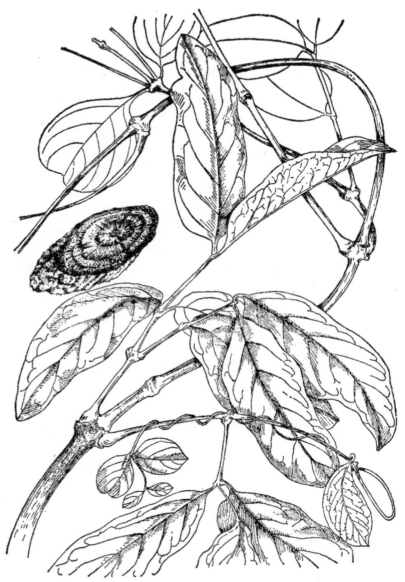

图 7　买麻藤（小叶买麻藤——买麻藤科）
Gnetum parvifolium (Warb.) C. Y. Cheng.

60

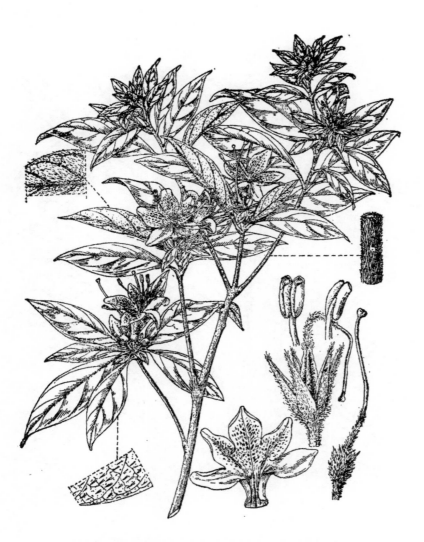

图8 满山白（毛果杜鹃——杜鹃科）

Rhododendron seniavinii Maxim.

61

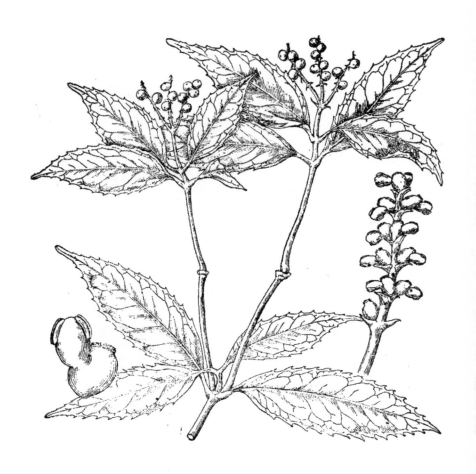

图9　九节茶（接骨金粟兰——金粟兰科）
Sarcandra glabra (Thunb.) Nakai.

62

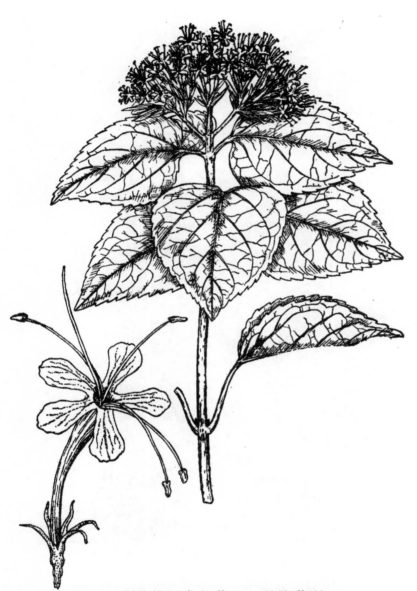

图10 冬地梅（臭茉莉——马鞭草科）
Clerodendron fragrans Vent.

1949

新 中 国
地 方 中 草 药
文 献 研 究
(1949—1979年)

1979

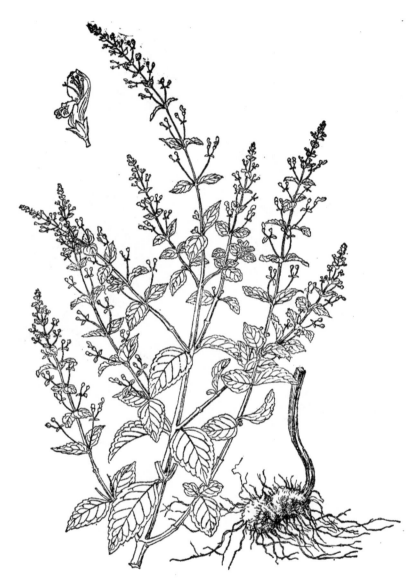

图11 四苓癀（香茶菜——唇形科）
Isodon amethystoides (Benth.) C. Y.
Wu et Hsuan.

64

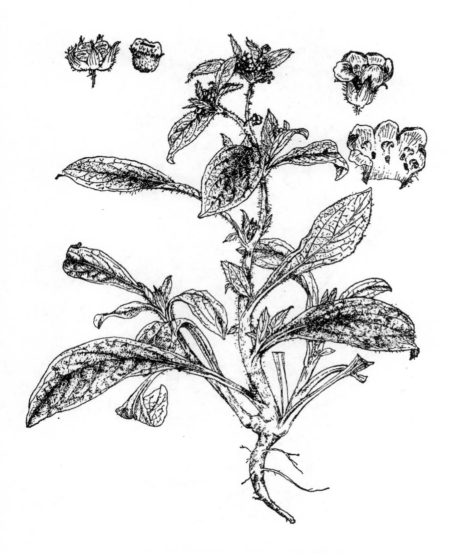

图12 牙痛草（小花琉璃草——紫草科）
Cynoglossum lanceolaťum Forsk.

1949

新 中 国
地 方 中 草 药
文 献 研 究
(1949—1979年)

1979

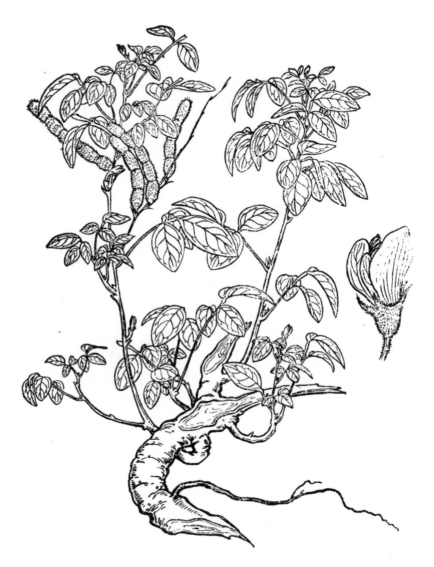

图13 女金丹（小槐花——豆科）
Desmodium caudatum (Thunb.) DC.

66

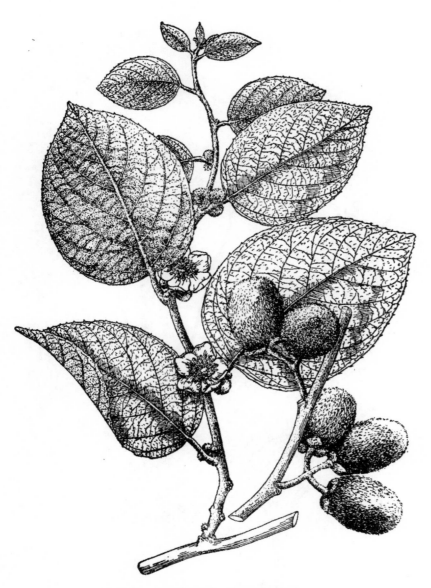

图14 毛花杨桃（猕猴桃科）
Actinidia eriantha Benth.

67

1949

新　中　国
地方中草药
文　献　研　究
(1949—1979年)

1979

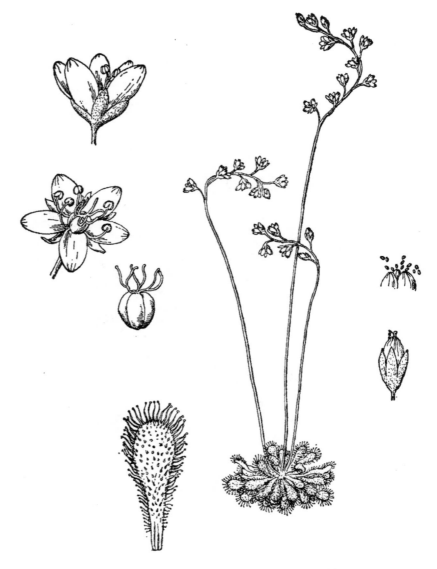

图15　金雀梅（小毛毡苔——茅膏菜科）
Drosera spathulata Labill.

68

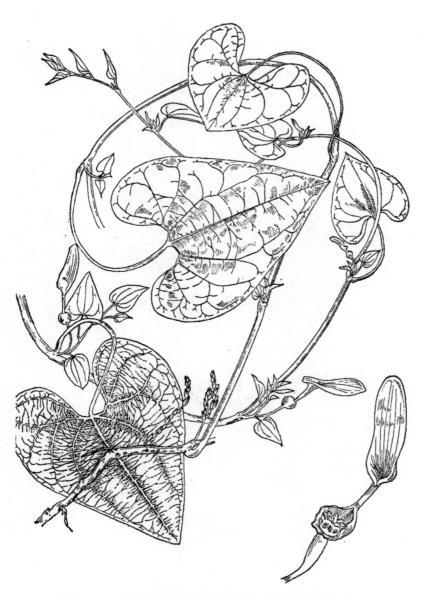

图16 一·条鞭（管花马兜铃——马兜铃科）
Aristolochia tubiflora Dunn

69

1949

新　中　国
地 方 中 草 药
文　献　研　究
(1949—1979年)

1979

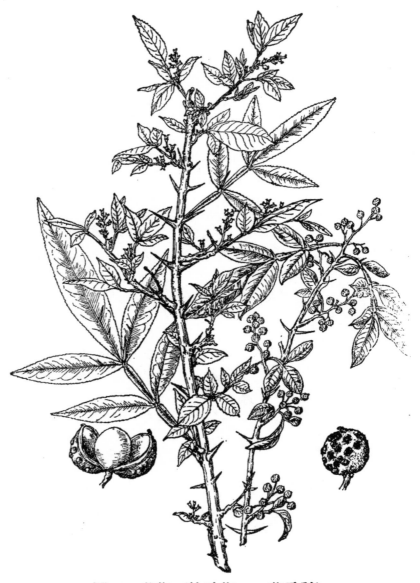

图17　花椒（竹叶椒——芸香科）
Zanthoxylum armatum DC.

70

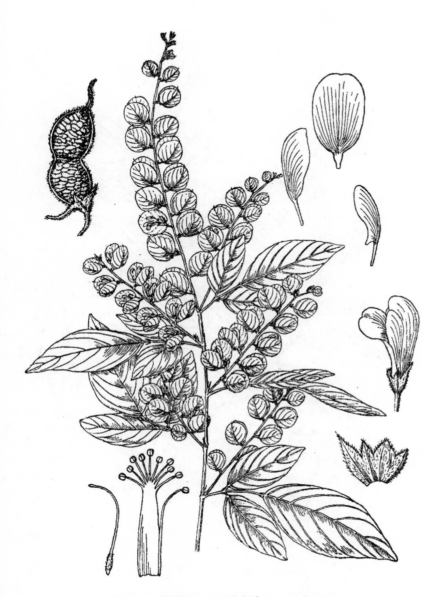

图18 双排钱（排钱树——豆科）
Desmodium pulchellum (L.) Benth.

71

1949

新 中 国
地方中草药
文 献 研 究
(1949—1979年)

1979

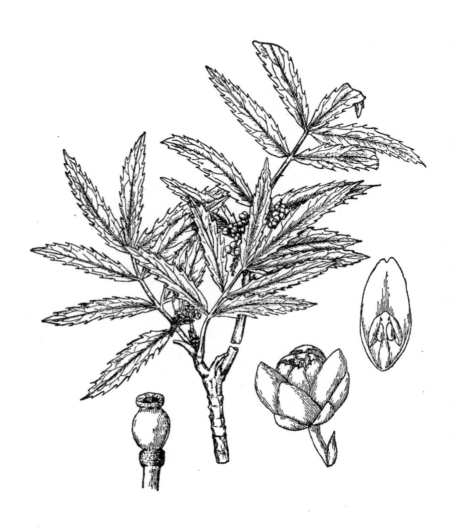

图19 土黄柏（狭叶十大功劳——小蘗科）
Mahonia fortunei (Lindl.) Fedde

72

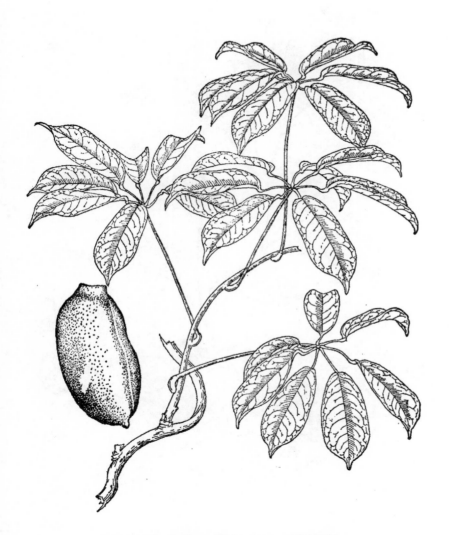

图20 七叶莲（野木瓜——木通科）
Stauntonia chinensis DC.

73

1949

新　中　国
地方中草药
文　献　研　究
(1949—1979年)

1979

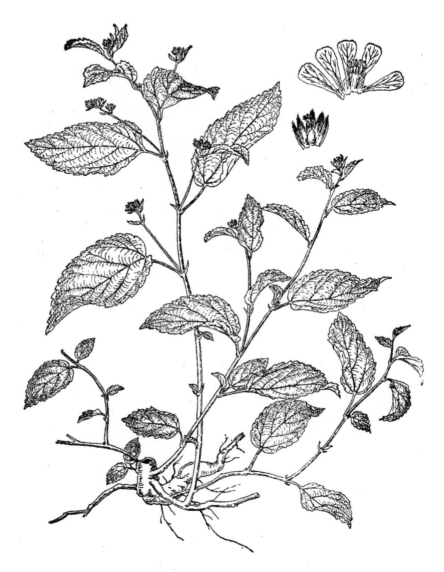

图21　满地毡（蛇婆子——梧桐科）
Waltheria americana L.

74

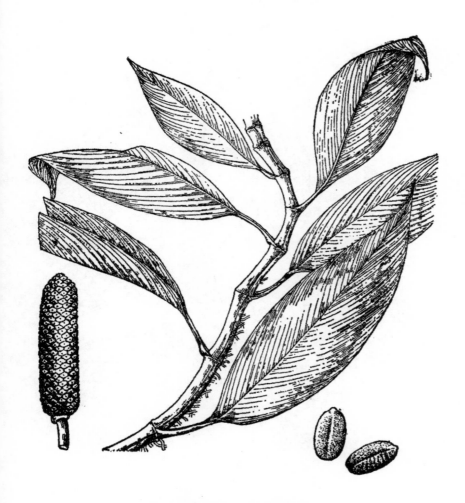

图22 狮子尾（天南星科）
Rhaphidophora hongkongensis Schott

1949

新　中　国
地方中草药
文　献　研　究
(1949—1979年)

1979

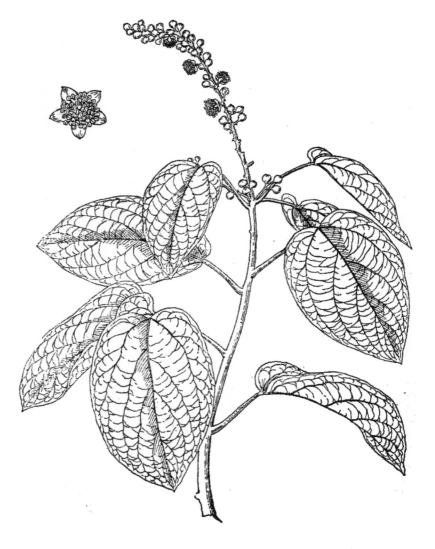

图23　加吊藤（石岩枫——大戟科）
Mallotus repandus (Willd.) Muell. —Arg.

76

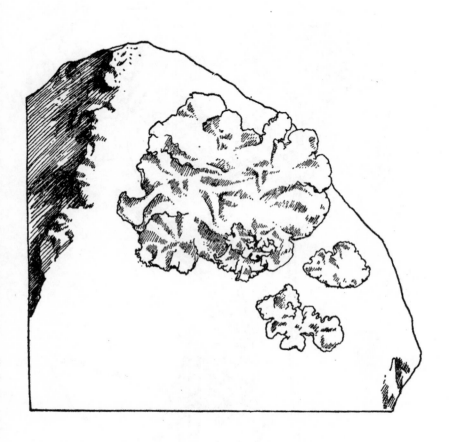

图24 石 花

1949

新 中 国
地方中草药
文 献 研 究
(1949—1979年)

1979

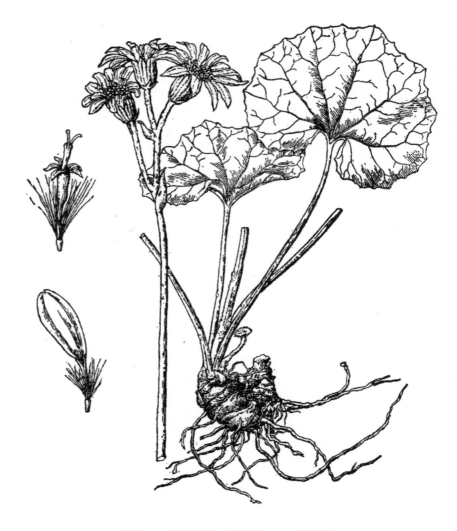

图25 独脚莲（橐吾——菊科）
Ligularia tussilaginea Mak.

78

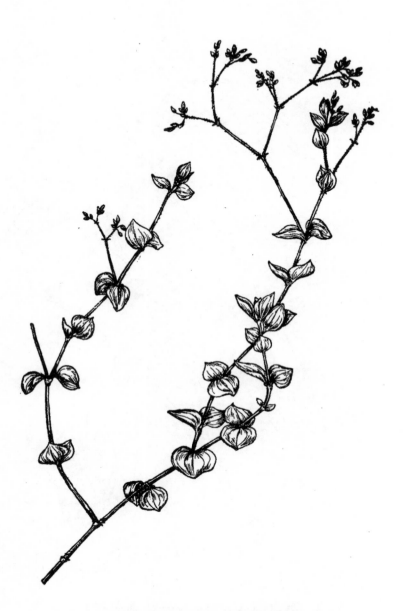

图26　白毛草（荷莲豆——石竹科）
Drymaria cordata (L.) Willd.

1949
新 中 国
地方中草药
文 献 研 究
(1949—1979年)
1979

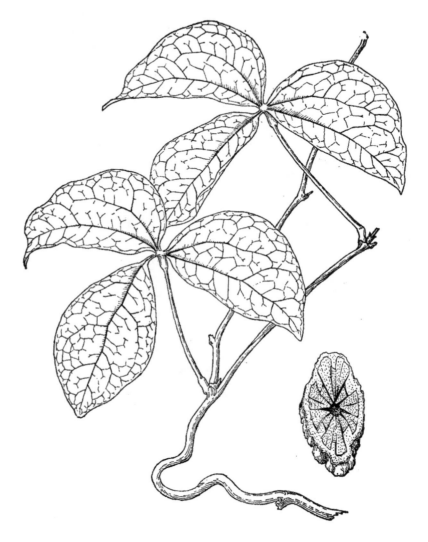

图27　鸡血藤（大血藤——大血藤科）
Sargentodoxa cuneata (Oliv.) Rehd. et Wils.

80

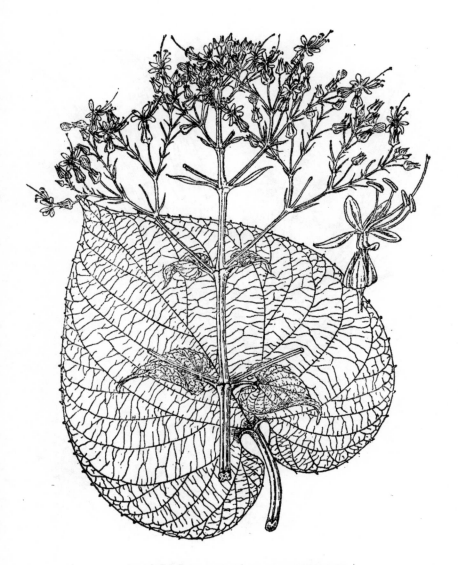

图28　臭梧桐（赪桐——马鞭草科）
Clerodendron kaendrum (Jacq) Sieb.

81

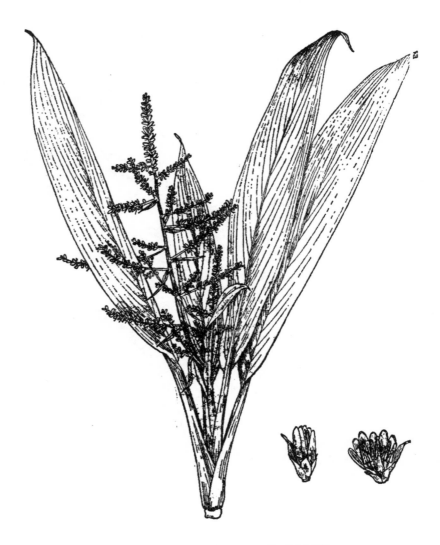

图29　红叶（铁树——龙舌兰科）
Cordyline fruticosa (L.) A. Cheval.

82

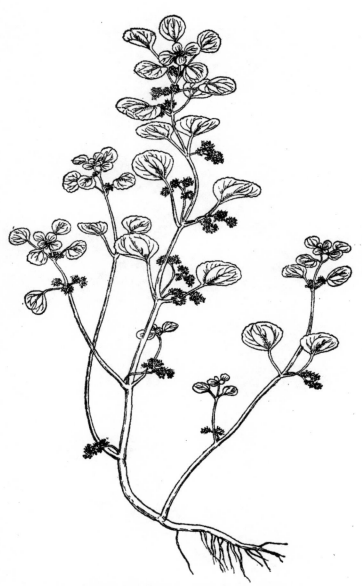

图30 地油仔（矮冷水花——荨麻科）
Pilea peploides (Gaud.) Hook. et Arn.

83

中草药方选（第二集）

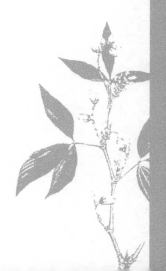

提　要

福建省医药研究所编。

1980 年 6 月第 1 版第 1 次印刷。32 开本。5.6 万字。定价 0.24 元。共 84 页，其中编写说明 1 页，目录 3 页，正文 73 页，索引 7 页。黑白绘图 24 幅。平装铅印。

编写说明简介了本书编写缘起。《中草药方选（第一集）》出版后，在广大读者的鼓励和鞭策之下，编写组继续搜集福建省各医疗单位临床应用中较有疗效的方药，编写成《中草药方选（第二集）》，供广大"赤脚医生"和医务人员使用参考，希望大家在使用中进一步获得充实和提高。

本书共收载防治 53 种疾病的处方 96 个。每种疾病下有处方若干，每方包括处方（组成）、制法、用法、疗效、来源等内容。为了便于采用，书后药名索引注明了大部分药物的基原植物的中文名、拉丁学名和科属。对于比较难以识别的品种，书后附有原植物墨线图，以资参考。

本书药物的计量单位采用公制（1 两等于 30 克，1 钱等于 3 克）；处方中用药量，除专治小儿疾病的处方外，均为成人量，如用于儿童应酌情减量；药物没标"鲜"者均为干品；没有写明药用部位的均为全草。制法项中水煎剂一般以加水浸过药面为准。研细粉者一般按《中华人民共和国药典》要求，过 7 ~ 8 目药筛为度。

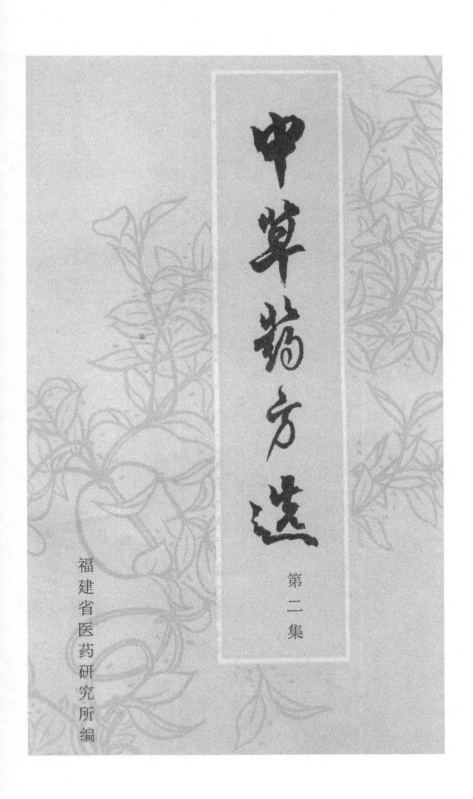

中草药方选

第二集

福建省医药研究所编

目　　录

1

1949

新 中 国
地 方 中 草 药
文 献 研 究
(1949—1979年)

1979

2

3

· 白 页 ·

预 防 感 冒

处方一 兰花参。

制 法 加水过药面,煎煮2次,将2次煎液合并过滤,浓缩至每50毫升含原生药15克,加白砂糖适量即得。

用 法 每日1次,每次50毫升,寒流前连续服药3天为一预防疗程。

疗 效 1973年春,在宁化县第一中学601名学生中,分服药组与空白对照组进行观察。服药组的308人中于服药前已患感冒者84人,发病率27.2%,服药后发病49人,发病率15.9%;空白对照组293人中于定期观察前已发生感冒者52人,发病率17.7%,于定期观察开始后感冒94人,发病率32.08%。

来 源 宁化县城关卫生院。

处方二 虾须藤根。

制 法 水煎2~3小时,去渣,加糖适量,浓缩至每500毫升含原生药250克。

用 法 每日服2次,每次30毫升,连服2天为一疗程,停药5天,再服2天为第二疗程。

疗 效 477人经服药2个疗程,观察30天,结果发病17人,发病率3.6%;空白对照组445人,发病36人,发病率8.1%。

附 注 另用虾须藤根治疗感冒1000例,有效529例,占52.9%,无效471例,占47.1%。

1

1949

新　中　国
地 方 中 草 药
文　献　研　究
(1949—1979年)

1979

来　源　宁德地区卫生局。

处方三　鲜槌木、牡荆根。

制　法

1.槌木胶囊：槌木切碎，水煎，取煎液浓缩成粘稠状，置于恒温箱内（60～80℃）烤干，研末，装零号胶囊，每粒胶囊含鲜生药30克。

2.牡荆糖浆：鲜牡荆根切碎，水煎，取煎液浓缩，制成糖浆，煎液与单糖浆之比为1∶1，每5毫升含鲜生药30克。

用　法

1.槌木胶囊：每日1次，每次1粒，温开水送服。

2.牡荆根糖浆：每日1次，每次5毫升，温开水送服。

疗　效　1973年春在城关部分学校、工厂服用槌木胶囊加牡荆根糖浆预防感冒435例，结果发病12例，发病率为2.75%；空白对照组496例，发病40例，发病率为8.06%。

来　源　清流县卫生局。

感　冒

处方一　绵毛鹿茸草、三叶鬼针草各15克，大青叶、荆芥各9克。

制　法　水煎，制成糖浆，每100毫升含原生药168克。

用　法　每日服3次，每次15～20毫升。

疗　效　治疗421例，结果在48小时内有效297例（其中213例在24小时内治愈），治愈率70.54%。

2

来　源　福州市防治气管炎第二协作组。

处方二　银花、淡竹、薄荷、大青叶各9克，南五味子、九节茶各12克，牡荆、石荠苧各15克。

制　法　制成冲剂24克。

用　法　每日服2次，每次12克。

疗　效　治疗200例，治愈185例，有效15例。

附　注　患者如体温达38～39℃时，可加服1片阿斯匹林，协助降体温。

来　源　邵武县大埠岗公社宝积大队医疗站。

处方三　千里光、大青叶各30克，前胡、紫菀各15克。

制　法　水煎，去渣，浓缩至120毫升。

用　法　每日服3次，每次40毫升。

疗　效　治疗上呼吸道感染163例，分三组，其中一组单用上方治疗64例，有效52例，有效率88.5%；第二组以上方加用抗菌素治疗24例，有效18例，有效率72.2%；第三组以上方加用解热药或补液治疗75例，有效60例，有效率66.7%。

来　源　福州军区第一七二医院。

流 行 性 感 冒

处方一　岗梅根、水杨梅根、板蓝根（或大青叶）各30克。

制　法　水煎。

3

1949

新 中 国
地 方 中 草 药
文 献 研 究
(1949—1979年)

1979

用　法　每日1剂，分2次服。

疗　效　治疗106例，3天治愈104例（其中14例配合西药辅助治疗），治愈率98.1%，2例因服药后呕吐而无效。

来　源　南靖县医院。

处方二　金银花、大青叶、三叶鬼针草各15克，葛根9克，荆芥6克，甘草3克。

制　法　水煎。

用　法　每日1剂，分2次服。

疗　效　治疗118例，痊愈94例，好转12例，总有效率89.83%。

来　源　厦门市第二医院。

乙 型 脑 炎

处　方　白花蛇舌草、向天盏、石菖蒲各50克，大青叶、板蓝根、地苃各用鲜品100克。

制　法

1. 制成注射剂，每毫升相当原生药2克。

2. 水煎，浓缩至60毫升。

用　法　重型、极重型每日肌注4次，每次2毫升；轻型每日服煎剂4次，每次15～20毫升。

疗　效　治疗137例（轻型35例，重型69例，极重型33例），痊愈130例，治愈率94.8%，后遗症1例，死亡7例。单用西药治疗48例，结果痊愈41例，死亡7例，且后遗症多。两组对照，草药组疗效较佳。

4

附　注　治疗过程须注意中西医结合及辨证施治。呼吸衰竭加服复脉散；循环衰竭加参附龙牡汤；脑水肿加利水合剂（星宿菜、车前草各15克，海金沙、薏米仁、连钱草、灯心草各9克）；抽搐加用平肝熄风止痉汤（钩藤、石决明、僵蚕、全蝎、地龙各9克）。

来　源　同安县医院。

肝　炎

处方一　生栀子12克，白茅根60克，蒲公英、六一散各30克。

制　法　水煎。

用　法　每日服1剂（结合服用酵母片、维生素C等），14天为一疗程，有效者继续治疗，并注意休息和饮食。在开始治疗数天内，如有黄疸加深或不能进食、恶心呕吐者，每天配合静脉滴注葡萄糖液500～1000毫升，连续用3～5天。兼证者，可在上方基础上适当加味处理。

疗　效　治疗重型急性黄疸型传染性肝炎90例，痊愈52例，基本痊愈11例，好转12例，近期有效率83.3%，无效15例。

来　源　福州市传染病院。

处方二　茵陈、车前草、虎杖、夏枯草、山楂各15克。

制　法　水煎或制成糖浆。

用　法　煎剂每日1剂，分3次服；糖浆每日1剂，分2次服，15天为一疗程。

5

1949
新 中 国
地方中草药
文献研究
(1949—1979年)
1979

疗 效 治疗急性黄疸型传染性肝炎60例，治愈44例，好转16例，疗程最短14天，最长75天，平均治愈天数36.3天。其中有半数以上患者经过服药一疗程，黄疸指数降至正常，20例患者转氨酶降至正常。

来 源 顺昌县医院。

处方三 兖州卷柏、白英、地菍、牡荆根、金桔根、盐肤木根、夜交藤各30克。

制 法 水煎。

用 法 每日1剂，分2次服。连服12天为一疗程，每疗程后间歇7～10天。

疗 效 治疗56例。其中急性肝炎34例，临床治愈31例，显效3例；慢性肝炎22例，临床治愈16例，显效4例，好转2例。

来 源 永安县小陶医院。

处方四 鲜垂盆草60～120克，鲜旱莲草120克。

制 法 加水煎成200～300毫升。

用 法 每日服2次，每次100～150毫升。

疗 效 治疗30例急性肝炎（黄疸型13例，无黄疸型17例），均获显效。血清谷丙转氨酶平均17.03天恢复正常；15例麝浊升高者平均18.39天恢复正常；16例麝絮升高者平均19.37天恢复正常；13例黄疸型肝炎的黄疸指数平均9.46天恢复正常。全项肝功恢复正常平均天数为20.6天。该方与肝炎合剂加保肝药（见附注）61例作疗效对照比较，两组的平均治愈天数，前者较对照组有显著缩短（P＜0.01），肝功能全项恢复时间也显著缩短（P＜0.01）。

6

附 注

1.肝炎合剂：茵陈15克，栀子、郁金、泽泻各6克，穿破石、卷柏、白毛藤各30克，水煎服，每日2次。

2.保肝药：维生素C、B₁、酵母片、10%葡萄糖。

来 源 福州军区第一七八医院。

处方五 岩柏草（乌韭）、海金沙、茵陈。

制 法 制成蜜丸，每丸含岩柏草、海金沙各10.5克，茵陈4.5克。

用 法 每日服2次，每次2丸，4星期为1疗程。

疗 效 治疗急性黄疸型传染性肝炎82例，4星期内治愈62例，好转11例。对照组用西药保肝治疗18例中，治愈5例，好转7例。两组有效率经统计学处理，差异显著（P<0.05）。

附 注

1.中药组在服药期间加用维生素C、酵母片等辅助药物；黄疸深、有明显食欲减退者，每日用10%葡萄糖500～1000毫升、维生素C 500～1000毫克，连续静脉滴注1～2星期。

2.对照组用酵母片，维生素B、C，肝太乐，肝乐或激素治疗，明显食欲减退者加10%葡萄糖液静脉滴注。

来 源 福州军区第三六三医院传染科。

处方六 土茵陈（牛至）、白牛胆各1000克，兖州卷柏250克，生甘草125克。

制 法 水煎，煎液浓缩为2000毫升，加入防腐剂。

用 法 每日服3～4次，每次10毫升。

疗 效 治疗急性黄疸型传染性肝炎58例，治愈52例，

7

1949

新 中 国
地 方 中 草 药
文 献 研 究
(1949—1979年)

1979

好转 4 例，有效 2 例。

来　源　邵武县吴家塘农场卫生院。

处方七　丹参、绵茵陈、败酱草、茜草根各15克，郁金9 克，柴胡 6 克，赤、白芍各 5 克，甘草 3 克。

制　法　制成冲剂，每剂10克。

用　法　每日服 2 次，每次 5 克，连服15天，停药 1 星期，再服15天，共服30天为 1 疗程。服药期间加 服 维 生 素 B_1、B_6、C等保肝药物。

疗　效　治疗53例，其中迁延性肝炎40例，慢性肝炎12例，初期肝硬化 1 例，经过治疗，临床近期治愈14例，好转25例，总有效率73.6%，无效14例。53例中有24例治疗 1 个疗程，9 例治疗 2 个疗程。

来　源　福州市卫生防疫站。

病 毒 性 疾 病

处　方　鲜积雪草275～500克。

制　法

1．水煎。

2．水煎成 1：1 的药液，去渣后乘热加 2％硼酸防腐，沉淀后过滤，装入点眼瓶供外用；或鲜草捣烂绞汁，煮沸，过滤备用。

用　法　9 岁以上小孩每日 1 剂；5～8 岁1/2剂；4 岁以下1/4剂；婴儿酌减。均分 3～4 次服，点服，每 2 小时 1 次。

8

疗　效

1.治疗乙型脑炎25例（典型病例15人，早期怀疑乙脑病例10人），典型病例治疗后体温于4～10小时即开始直线下降，12～48小时降至正常。随着体温下降，症状逐渐好转，抽搐于12～48小时停止再发。神志于2～3天内恢复，后期症状3～6天消失，早期疑乙脑病例，经治疗后体温于6～24小时降至正常，神志逐渐恢复，无后遗症。

2.治疗流行性腮腺炎88例（并发脑炎2例，并发睾丸炎8例），治疗后体温于10～36小时降至正常，腮肿逐渐消退，其他并发症状亦同时好转，服药2～3天全部治愈。

3.治疗流行性感冒80例，一般于1天内退热，上呼吸道症状亦于1～2天内消失。

4.治疗水痘120例，用药后6～24小时退热，水疱疹第二天开始干涸并停止新发，服药2～3天即愈。

5.治疗疱疹性口炎75例，服药后一般8～24小时退热，口痛逐渐减轻，2天可愈。

6.治疗麻疹120例，用药一天后症状减轻，高热降低，精神好转，但仍继续发疹，疹稀疏色浅淡，发疹2天即退热，无并发症。

7.治疗带状疱疹8例，用药后第二天痛止，水泡皱涸，红晕变紫，逐渐结痂，2～3天痊愈。其中3例曾加用鲜积雪草捣烂绞汁局部外涂，止痛效果更佳。

8.治疗单纯性疱疹3例，用药后灼热痒感于第二天即减轻，小泡结痂，逐渐痊愈。

9.治疗天疱疮40例，全部病例不论病程长短，于治疗第二天即开始好转，水泡干涸结痂，停止新发，服药2天后渐愈。

9

1949
新 中 国
地方中草药
文 献 研 究
(1949—1979年)
1979

10.治疗病毒性肺炎12例，用药第二天后，症状好转，体温下降，咳嗽逐渐减轻， 2～3天可愈。

11.治疗病毒性结合膜炎500例，一般在2～3天内治愈。

来　源　龙海县医科所、龙海县紫泥公社卫生院。

细 菌 性 痢 疾

处方一　地苓2000克，樌木、辣蓼、十大功劳各1500克，麦芽500克。

制　法　水煎，取煎液浓缩至10000毫升，加防腐剂及糖适量，装瓶备用。

用　法　每日服2次，每次40～60毫升，7～10天为一疗程。

疗　效　治疗220例，治愈率85.9%，有效率12.3%，总有效率98.2%，无效1.8%。

来　源　中国人民解放军第一八六医院。

处方二　辣蓼2000克。

制　法　水煎去渣，浓缩至1000毫升，加尼泊金适量，备用。

用　法　6～12个月患儿每次6～10毫升，1～3岁10～13毫升，4～7岁15毫升；每日4次，连服5～10天。

疗　效　治疗细菌性痢疾142例，治愈104例，治愈率73.2%。

附　注　本方尚治疗肠炎329例，治愈285例，治愈率

10

86％。

来　源　福州市第二医院小儿科。

处方三

1.莶草30克；

2.莶草、辣蓼、杠板归各15克；

3.铁苋菜、马齿苋、地锦草各30克，仙鹤草15克。

制　法　水煎。

用　法　任选一方，每日1剂，分2次服。

疗　效　治疗急性细菌性痢疾54例，服1疗程后治愈47例，显效3例，好转、无效各2例，总有效率96.3％。

来　源　福建省立医院小儿科。

处方四　木棉花。

制　法　制成50％煎剂。

用　法　每日服3次，每次50毫升（含原生药25克），7天为一疗程。

疗　效　治疗急性细菌性痢疾54例，服1疗程后治愈47例，显效3例，好转、无效各2例，总有效率96.3％。

附　注　本药治疗急性肠胃炎68例，治愈58例，显效8例，好转2例。

治疗上呼吸道感染所引起的腹泻26例，治愈23例，显效2例，好转1例；治疗急性咽峡炎16例，治愈12例，显效2例，好转1例，无效1例；急性扁桃体炎11例，治愈8例，显效、好转、无效各1例。

来　源　厦门市中医院。

11

1949
新 中 国
地 方 中 草 药
文 献 研 究
(1949—1979年)
1979

处方五　十大功劳1500克，猪胆汁150毫升。

制　法　十大功劳根茎磨粉，过100目筛，取细粉备用。粗粉加水煎煮2次，合并2次煎液，过滤，滤液浓缩成稠膏状备用。取猪胆汁150毫升，煮沸，加入十大功劳细粉及粗粉浓缩液，再加适量淀粉，制成片剂，每片0.35克，共1000片。

用　法　每日服3～4次，每次2～4片。

疗　效　治疗细菌性痢疾16例，阿米巴痢疾1例，小儿中毒性消化不良19例，有效率90%。

来　源　邵武县城关镇大同大队医疗站。

处方六　凤尾草、马齿苋、地锦草、一见喜、野麻草各30克。

制　法　水煎，取煎液浓缩至60毫升，加防腐剂备用。

用　法　每日1剂，分3次保留灌肠，5天为一疗程。恢复期口服煎剂，每日3次，每次20毫升。有脱水症状者按常规给予补液（口服或静脉输液）。

疗　效　治疗110例，其中19例入院时用过1～2天抗菌素（庆大，增效磺胺或痢特灵），后改用本方灌肠。结果治愈95例（87.4%），好转15例（12.6%）。

来　源　福建省人民医院小儿科。

处方七　水蜈蚣、白粉藤各30克。

制　法　水煎。

用　法　调冬蜜服。

疗　效　治疗70例，治愈54例，显著进步14例，总有效率97.1%，无效2例。平均退热时间2、3天，大便培养转阴

·12·

性平均约 4 天。

来　源　原厦门中山医院。

肠 滴 虫 病

处　方　雷丸。

制　法　研细粉。

用　法　每日 2 次，成人每次 6 克，10～15 岁 4.5 克，5～10 岁 3 克，2～5 岁 2 克，2 岁以下 1.5 克。饭前服，连服 3 天为一疗程，停药 4 天，再服一疗程。

疗　效　治疗94例，第一疗程治愈85例，无效 9 例，继续服药一疗程，治愈 6 例，无效 3 例，有效率96.8％。

附　注　大便 1 日 1 次，偶有 2 次，大便镜检 3 次肠滴虫阴性者为治愈。

来　源　莆田县江口医院。

肺 结 核

处　方　大尾摇30克，百部根15克，白芨10克，北沙参10克。

制　法　制成片剂，每片0.5克。

用　法　每日服 3 次，每次 6 片，于饭后半小时服，3 个月为一疗程。

疗　效　治疗62例（其中Ⅵ型51例，Ⅷ型 9 例，Ⅱ型 2 例），结果治愈12例，显效20例，好转21例，总有效率

13

1949

新 中 国
地 方 中 草 药
文 献 研 究
(1949—1979年)

1979

85.5%，无效9例。

来　源　南安县医科所中草药验证协作组。

肺 结 核 咳 血

处　方　明矾25克，儿茶31克。

制　法　共研细粉。

用　法　小量咯血，每日2次，每次0.2克；中等量咳血，每4小时1次，每次0.4克，开水送服，可连服多天，直至血止。

疗　效　治疗76例，其中单独应用上药治疗36例，有效31例，无效5例；另外40例经西药止血剂（安络血，维生素k、c，乳酸钙）治疗无效后改用上药治疗，结果有效28例，无效12例。有效率77.6%。

附　注

1.在用上药的同时，仍应继续使用抗痨药物，以利控制病情发展和增强止血效果。

2.本方对浸润型、慢性纤维空洞型肺结核小量咯血效果较好，对大、中等量咯血效果较差。

来　源　福州市结核病防治院。

慢 性 气 管 炎

处方一　佛掌榕、九节茶、虎杖各15克，柑皮粉9克，丙羟茶碱0.1克。

14

制　法　制成吞服剂。

用　法　分2次温水送服，10天为一疗程，共服2～3疗程。

疗　效　治疗547例，总有效率92.9%。

来　源　厦门市防治慢性气管炎办公室。

处方二　牡荆挥发油。

制　法　制成每丸含牡荆挥发油20毫克、精制花生油60毫克的胶丸。

用　法　每日服3次，每次1丸，10天为一疗程，连续服三个疗程。

疗　效　治疗2467例，其中病程2～9年者1360人，10～19年的690人，20年以上417人；2467例中单纯型1999例，喘息型468例。治疗结果：533例达到临床控制标准，显效663例，好转961例，总有效率87.4%，控显率48.5%。

来　源　厦门市卫生局防治慢性气管炎办公室。

处方三　鲜鱼腥草、毛冬青、枇杷叶各30克。

制　法　水煎。

用　法　每日1剂，分2次服，30天为1疗程。

疗　效　治疗55例，治愈16例，显效21例，好转14例，总有效率92.73%，无效4例。

来　源　中国人民解放军第一七二医院。

15

1949

新 中 国
地 方 中 草 药
文 献 研 究
(1949—1979年)

1979

冠状动脉粥样硬化性心脏病（冠心病）

处方一　葛根30克，茯苓、郁金、山楂各15克，丹皮9克。

制　法　制成冲剂或糖浆。

用　法　每日1剂，分2次服，一个月为一疗程。

疗　效　治疗82例，其中有心绞痛者40例，治疗后疼痛消失者27例，减轻7例，总有效率85%，无效6例；胸闷72例，治疗后消失者20例，减轻31例，无效21例；活动后气促者20例，治疗后消失者12例，减轻4例，无变化4例。82例治疗前后心电图比较：急性心肌梗塞4例，治疗后均有改善；陈旧性心肌梗塞4例，治疗后改善1例；呈缺血型或病损伤型心电图62例，治疗后恢复正常16例，好转18例，无变化22例，未复查者6例。心律失常15例，治疗后消失6例，改善1例，无变化6例，未复查2例，心电图改善总有效率54.1%。

处方二　毛冬青。

制　法　制成注射剂，每支2毫升（相当于原生药20克）。

用　法　每日2次，每次肌注2毫升，30天为1疗程。

疗　效　治疗30例，临床治愈率80.77%，心电图显效率84%。

来　源　中国人民解放军九二医院。

处方三　田七4公斤，细辛2公斤，白芍10公斤。

16

制 法 细辛、田七烘干研粉，过100目筛，取细 粉 备用。粗粉与白芍水同煎 3 次，合并 3 次煎液,过滤,浓缩至稠膏状，加上细辛、田七细粉及 8 ％淀粉浆，制成片剂，每片重0.58克（相当于原生药1.2克），包糖衣。

用 法 每日服 3 次，每次 5 片。

疗 效 治疗27例，经心电图疗效评定 结 果：显 效 8例，改善14例，有效率81.5％，无效 5 例。

来 源 龙岩地区医院。

处方四 小花琉璃草。

制 法 上药制成水剂（每10毫升含生 药6.6克）、散剂（研细粉，装胶囊，每粒300毫克）、片剂（小花琉 璃 草提取物制成的糖衣片，每片0.25克，相当原生药2.5克）。

用 法 水剂每日 3 次，每次10毫升；丸剂每日 3 次，每次 2 丸；片剂每日 3 次,每次 2 片。连服一个月为一疗程。

疗 效 治疗33例，其中隐性冠心病 1 例， 心 绞 痛32例，显效23例，改善 3 例，总有效率81.25％，无 效 6 例；心电图S—T段及/或T波异常的21例中经治疗后，显效12例，改善 7 例，总有效率90.48％，无效 2 例。33例中仅 有 1 例出现皮疹，其余未发现明显的副作用。

来 源 福建医科大学附属第二医院。

高 血 压

处方一 玫瑰茄（花萼部分）。

制 法 制成流浸膏，加氢氧化铝压成片剂（每片含玫

17

1949

新 中 国
地 方 中 草 药
文 献 研 究
(1949—1979年)

1979

瑰茄原生药0.64克，氢氧化铝20毫克）。

用　法　每日服3次，每次5片。

疗　效　治疗81例（Ⅰ期48例，Ⅱ期17例，Ⅲ期16例）。降压效果：显效46例，有效18例，总有效率79.02%，无效17例。通过观察认为对Ⅰ、Ⅱ期效果好。

来　源　厦门市第二医院。

处方二　少花龙葵30克，蚕砂、冬瓜仁、钩藤各15克，如胃部不适可加茯苓15克。

制　法　水煎。

用　法　每日服1剂，一个月为一疗程。

疗　效　治疗50例。降压显效24例，有效16例，总有效率80%，无效10例。

来　源　厦门市第二医院。

处方三　老茶树根15克。

制　法　水煎。

用　法　每日1剂，频服。待血压稳定后改间日（或3～5天）服1剂。

疗　效　治疗11例。都有明显的降压效果，并能保持较长时间的基本稳定。

附　注　以"佛手种"的茶树根降压疗效更为显著。

来　源　永春县医科所。

18

原发性血小板减少性紫癜

处　方　土大黄（羊蹄）根30克。

制　法　切片，水煎。

用　法　每日1剂，分2次服，10～20天为一疗程。

疗　效　治疗28例，治愈11例，好转15例，无效2例。治疗前血小板在3万/mm³以内的26例中，于开始治疗的5～6天内可见血小板回升，10天以后均超过6万/mm³，一星期内紫癜完全消失。少数病例在服药期间可出现腹痛、腹泻、食欲减退现象。

来　源　福州市第二医院小儿科。

防治伯氨喹啉引起的急性血管内溶血

处　方　鼠麴草。

制　法　制成冲剂，每包含原生药9克。

用　法　预防伯氨喹啉引起溶血反应时，应同服鼠麴草冲剂，每日1次，每次1包，连服4天；治疗伯氨喹啉引起的溶血反应时，每日3～4次，每次剂量加倍，连服2～3天。

疗　效

1.预防效果：用鼠麴草与伯氨喹啉、乙胺嘧啶同服，观察1072人，无1人发生溶血；单服伯氨喹啉、乙胺嘧啶作对照组，观察662人，发生溶血4例。经统计学处理（p＜0.01），

19

1949
新 中 国
地 方 中 草 药
文 献 研 究
(1949—1979年)
1979

有非常显著差异。

2.治疗效果：治疗 6 例，除配合注射葡萄糖、补充血溶量外，均采用鼠麴草冲剂内服，效果可靠，无副作用，无论轻重溶血，一般服药 1 ～ 2 天后，溶血现象停止。

来　源　永安县卫生防疫站。

胃、十二指肠溃疡

处方一　玉芙蓉、马樱丹、石仙桃各30克。气胀加石菖蒲，痛剧加两面针，或者两味均用。

制　法　水煎。

用　法　日服一剂，连服 4 星期为一疗程。

疗　效　治疗30例，其中胃溃疡18例，十二指肠溃疡 9 例，混合性溃疡 3 例（均无出血、穿孔、梗阻等并发症），经治疗一至两个疗程，治愈19例，好转 8 例，近期治愈率63.34%，有效率90%，无效 3 例。

来　源　福州市第二医院内科。

处方二　葫芦茶、地菍各30克，佛掌榕、阿利藤、马兰各15克，两面针根 9 克。

制　法　水煎。

用　法　每日服 1 剂。

疗　效　治疗100多例，随访22例，经X光透视溃疡面有不同程度缩小，症状明显减轻。

来　源　长泰县医院。

20

急 性 胃 肠 炎

处　方　葎草、辣蓼各15克，南五味子根9克。

制　法　制成冲剂，每包21克。

用　法　每日服2～3次，每次1包。2天为一疗程。

疗　效　治疗312例，治愈率91.6%。

来　源　福州市中草药研究专题组，福州市医学科学研究所。

腹　　泻

处方一　野麻草（铁苋菜）、凤尾草、黄毛耳草各15克，地榆、葛根各6克，车前草、菝葜各9克。

制　法　将上药研细粉加蜜制成药丸4粒。

用　法　每日早晚各服1次，成人每次2粒，小儿每次半至1粒，亦可将丸再煎成汤服。

疗　效　治疗58例，其中43例治疗2～3天，腹泻停止，大便恢复正常。另有9例曾用抗菌素等治疗无效，改服上药而愈。4例配合黄连素治疗获效，2例系上呼吸道感染所致的腹泻，配合庆大霉素治疗而愈。

来　源　闽清县下祝公社后岭大队合作医疗站。

处方二　仙鹤草、木棉花、马蹄金、广木香、泉神曲、淮山药各9克，广藿香、川朴花各6克，生甘草3克。

21

1949

新 中 国
地 方 中 草 药
文 献 研 究
(1949—1979年)

1979

制　法　水煎。

用　法　每日1剂，分2次服，重症每日2剂。

疗　效　治疗596例，总有效率97.15％。

来　源　厦门市中医院内科。

神 经 性 呕 吐

处　方　鲜三叶鬼针草30克。

制　法　加水煎至200毫升。

用　法　每日1剂，分2次服。每次服药后加饮牛奶100毫升。病情重者药量加倍并辅以支持疗法。

疗　效　治疗7例，治愈6例，好转1例。一般服用3天后呕吐症状即有减轻，1星期后临床症状明显改善，平均治疗3星期，呕吐症状消失。对病史短，呕吐频繁而剧者，效果尤佳。

来　源　中国人民解放军第一一〇医院。

胆 囊 炎、胆 石 症

处方一　加拿大蓬60克，金钱草30克，南五味子根、樟树近水边的根、七叶莲茎、鸡内金、郁金各9克。

制　法　水煎。

用　法　每日1剂，分2次服。

疗　效　治疗300多例，有效率达80％以上。

来　源　霞浦县城关卫生院。

22

处方二　猫须草60～120克，鲜连钱草15克（后入）。急性期伴发热者加木香、枳壳、郁金、黄连各9克，黄芩12克。

制　法　水煎。

用　法　每日1剂，分2次服。

疗　效　治疗66例，经服药4～28天，临床症状消失而愈。

治疗过程中，应适当配合其他中药辨证治疗，以加强疗效。忌辛热油腻食物。

来　源　龙海县江东农场医疗所。

急 性 阑 尾 炎

处　方

1. 内服药：

阑尾合剂Ⅰ号：银花、地丁草各15克，丹皮、大黄、川楝各9克，三叶鬼针草、败酱草各30克。

阑尾合剂Ⅱ号：银花15克，丹皮、川楝、赤芍、桃仁、皂刺、元胡各9克，地丁草、三叶鬼针草各30克。

2. 外敷药：大蒜45克，芒硝12克。

制　法　内服药，水煎，外用药，先把大蒜表皮剥尽后捣烂，加芒硝杵匀成糊状。

用　法

1. 内服：瘀滞型服阑尾合剂Ⅰ号；成脓型及脓肿型服阑尾合剂Ⅱ号。每日1剂，分2次服，病情重者每日服2剂。

2. 外用：取单层凡士林纱布一块，平放于病人右下腹压痛最明显部位上，后将大蒜芒硝糊剂摊平放于凡士林纱布上

23

1949

新　中　国
地方中草药
文　献　研　究
(1949—1979年)

1979

面，直径约10厘米，厚约 1 厘米，上面再盖一层凡士林纱布（两层油纱布均需大于大蒜芒硝糊剂面积，以防皮肤起泡），上再盖以纱布敷料，每日敷 2 次，每次 2 小时。

疗　效　治疗84例。瘀滞型37例，脓肿型20例，均以阑尾合剂为主的非手术疗法治愈。成脓型阑尾炎 27 例，经治疗后21例症状、体征迅速控制，逐步痊愈，另有 6 例经治疗 1 ～ 2 天后症状加剧，其中 4 例继续以上药治疗而愈， 2 例改行手术治疗。治愈率97.6％，手术率降低2.4％。随 访 43 例，经观察半年到一年，痊愈而无复发者32例，11例复发。

附　注　外敷药对皮肤有较强刺激性，故每次外敷不宜超过 2 小时。小儿皮肤较嫩，需酌情缩短时间。

来　源　福建省人民医院外科。

肾 炎、肾 盂 肾 炎

处方一　海金沙藤、凤尾草、车前草、紫花地丁、金丝草各15克。

制　法　水适量，煎至150毫升。

用　法　每日服 3 次，每次50毫升。

疗　效　治疗急性肾盂肾炎54例，慢性肾盂肾炎急性发作16例，共70例。治愈42例，有效24例，总有效率94.29％，无效 4 例。

来　源　福州市中草药研究协作专题组、福州市医学科学研究所。

处方二　猫须草60～120克，白术、茯苓、泽泻、猪苓

24

各9克。

制　法　水煎。

用　法　成人每日服1剂，8～15岁服半剂，3～7岁服1/3剂。

疗　效　治疗肾炎33例，服药4～28天后，临床症状消失，尿复检正常。

附　注

1.猫须草的成人量不能少于60克，否则不能达到疗效。

2.治疗过程中，应适当配合其他中药辨证治疗，以加强疗效。治愈后，肾炎患者适当忌盐。

来　源　龙海县江东农场医疗所。

尿　道　炎

处　方　猫须草60～120克，车前子15克（或鲜车前草30克）茯苓、泽泻各12克，猪苓9克。

制　法　水煎。

用　法　每日1剂，分2次服。

疗　效　治疗26例，经4～28天治疗，临床症状消失，尿复检正常，其中2例在6～12个月后复发，续用本法治疗而愈。

来　源　龙海县江东农场医疗所。

25

1949

新 中 国
地 方 中 草 药
文 献 研 究

(1949—1979年)

1979

风 湿 痛

处方一 蔓九节500克，骨碎补400克，黄毛耳草250克。

制 法 制成丸剂，每丸重9克。

用 法 每日服2次，每次1丸。

疗 效 治疗风湿痛34例，痊愈15例，好转17例，无效2例；坐骨神经痛5例，痊愈3例，好转2例。

附 注 本方尚治疗肋间神经痛，腰肌劳损各2例，均治愈；扭伤32例，痊愈26例，好转6例；外伤45例，痊愈37例，好转7例，无效1例。

来 源 福建医科大学附属第一医院。

处方二 红芋（粗喙秋海棠）根茎。

制 法

1.煎剂：红芋根茎30～50克，猪蹄适量，水炖。

2.药酒：红芋根茎1000克，烧酒（50度以上）5000毫升，浸泡半个月以上，去渣，过滤取药液。

用 法 煎剂每日服1次，连服3～5天；药酒每日早、晚各服1次，每次20～30毫升，连服500～1500毫升。

疗 效 治疗风湿性关节炎12例，痊愈2例，显效5例，进步4例，无效1例；风湿性肌炎7例，痊愈1例，显效3例，进步2例，无效1例；肥大性脊椎炎6例，显效5例，进步1例。

附 注

1.本方对病程较短，气血运行较好的病例，疗效较佳；

26

对年老体弱、气血运行欠佳或久延不愈或肢体畸形、病情复杂者，也能减轻症状，或减少复发。

2.毒性不大，临床观察未发现急性中毒病例。个别病人服用大剂量时，出现头晕、头痛、恶心、呕吐、胸闷、心悸等不良反应，所以对久延不愈及并发心脏病者应慎用。

来　　源　永安县小陶医院。

处方三　大通筋60～120克。

制　　法　水煎服；或制成每50毫升含原生药50克的药液；或制成每支2毫升相当于原生药10毫克的注射液。

用　　法

1.口服：每日1剂，连服3～5天，停2天再续服。

2.注射液：病程较短，病情较轻的，每日1次，每次肌注1支；病程较长，病情较重的，每日2次，每次1～2支。疗程视病情而定，可连续注射10～20支以上。注射时除局部疼痛外，无发现不良反应。口服与注射可单独使用，如病情较重，可两者合用。

疗　　效　治疗坐骨神经痛14例，治愈12例，显效1例；风湿性关节炎22例，治愈1例，显效10例，好转7例，无效4例；脊椎增生性病变14例，显效5例，好转8例，无效1例；类风湿性关节炎4例，好转2例，无效2例。

附　　注　治疗过程中须根据病情轻重进行加味用药，如血虚加四物汤，气虚加四君子汤，腰疼加桑寄生，下肢酸痛加牛膝，上肢酸痛加木瓜。

来　　源　厦门市灌口医院。

1949

新 中 国
地 方 中 草 药
文 献 研 究
(1949—1979年)

1979

崩　漏

处　方　金樱子、紫珠、制首乌、赤地利、荔枝壳各15克，仙鹤草9克。血热型加生地、麦冬、地骨、沙参、黑栀子；血瘀型加丹参、土牛膝；脾虚型加党参、白术、黄芪；肾阳虚型加仙茅、淫羊藿、姜炭；肾阴虚型加女贞子、旱莲草、黄精。

制　法　水煎。

用　法　每日1剂，分2次服。

疗　效　治疗83例，痊愈33例，显效29例，有效11例，总有效率87.9%，无效10例。

来　源　福州市台江区医科所。

子 宫 颈 糜 烂

处方一　黄连、龙骨、苦参、黄柏、虎杖、一见喜各等量。

制　法　研成细粉，拌匀，装入零号胶囊。

用　法　取胶囊放置阴道深处，每夜上药1次，每次1粒，经期暂停使用，7天为一疗程。

疗　效　治疗150例，通过随访和复查，有效率84%，一般二至三疗程治愈。

来　源　长乐县医药研究所。

处方二　三褶脉紫菀、千里光、三颗针各15克，百两金

28

9克。

制　法　制成片剂，每片0.3克（相当于原生药7克）。

用　法　临睡前用高锰酸钾溶液洗净阴道，将药片放入阴道后穹窿部，隔晚1次，每次1片；一疗程，Ⅰ度给药2次，Ⅱ、Ⅲ度给药4次。

疗　效　治疗宫颈糜烂90例，10天后复查29例，Ⅰ度11例，治愈9例，好转2例；Ⅱ度14例，治愈6例，好转8例；Ⅲ度4例，治愈1例，好转3例。

来　源　龙岩县医院、防疫站。

慢 性 宫 颈 炎

处　方　鸭跖草、白背叶、白花蛇舌草、龙芽草各500克，鲜桃叶500克。

制　法　将鸭跖草、白背叶、白花蛇舌草、龙芽草晒干或烘干，研细粉，备用；另取鲜桃叶加水4倍，煎煮，滤取煎液备用。

用　法　用窥阴器将阴道扩开，充分暴露糜烂面，用棉球蘸桃叶煎液洗净阴道内白带，再用干棉球擦干。后取药粉0.8克，直接涂散在糜烂面上，每天或隔天1次，10～15次为1疗程。

疗　效　治疗48例，痊愈23例，好转23例，无效2例。

附　注　治疗期间严禁性生活并注意个人卫生。

来　源　中国人民解放军一七二医院。

1949

新 中 国
地 方 中 草 药
文 献 研 究
(1949—1979年)

1979

滴虫性阴道炎

处 方 桃叶。

制 法

1.煎剂：鲜桃叶500克，加水4倍，煎煮，滤取煎液备用。

2.粉剂：桃叶晒干，研细粉，备用。

用 法 用窥阴器将阴道扩开，以桃叶煎剂冲洗阴道（每次约200毫升），然后用棉球除净白带，擦干，取桃叶粉1克，用压舌板轻轻放入阴道及穹窿部。每日1次，7天为一疗程。

疗 效 治疗71例，痊愈66例，无效5例。绝大部分病人经治疗3天后，外阴部搔痒及白带臭味等症状明显减轻。

附 注 治疗期间严禁性生活并注意个人卫生。

来 源 中国人民解放军第一七二医院。

小儿呼吸道感染

处 方 鱼腥草。

制 法 制成注射液，每支2毫升（含原生药10克）。

用 法 每日肌注2次，每次1支，病情重者每次2支，5～7天为一疗程。用药2天无效者改用其他方法治疗。

疗 效 治疗27例，治愈18例，好转7例，无效2例；治疗急性支气管炎20例，治愈15例，好转4例，无效1例。

30

附　注　鱼腥草注射液也曾用于治疗小儿肺炎60例，痊愈26例，好转18例，无效16例。

来　源　福建省人民医院。

编者按　厦门市第一医院也曾用鱼腥草注射液（每毫升含原生药10克。6个月以下婴儿每次肌注1毫升，6个月至8岁每次2毫升，日2次），治疗小儿呼吸道感染75例，治愈55例，好转17例，有效率95.83%，无效3例。部分病例中西医结合对症治疗。

处方二　金线吊葫芦（三叶青）根。

制　法　研细粉备用。

用　法　口服1次量，1周岁以下0.25克；1～7岁0.5克；8岁以上1克，每日3次。

疗　效　治疗50例，有28例在48小时内退烧，11例在3～4天内退烧。

来　源　福州军区一八二医院妇儿科。

小儿支气管肺炎

处　方　赤地利60克，中华胡枝子、龙芽草、紫珠、鱼腥草各15～30克，枇杷叶9克，胡颓子叶9～15克，甘草3克。

制　法　水煎。

用　法　每日1剂，分3～4次服。服药期间加用一定量非那根。

疗　效　治疗180例，治愈130例，好转36例，有效率

31

1949
新 中 国
地 方 中 草 药
文 献 研 究
(1949—1979年)
1979

92.4%，无效14例。

附 注

1.180例中合并或并存证有心力衰竭者28例，浓气胸9例，肠炎26例、菌痢3例，肺结核7例，营养不良5例，这些病例除进行抢救或支持疗法外，也相应地采用一些抗菌素及其他必要的治疗。

2.由于小儿肺炎发病急，病情较重，所以在180例中除单纯用本药治疗的44例外，尚有136例均适当配合一部分抗菌素治疗。一般病例仅加用链霉素肌注。较重或危重病例，加用静脉滴注抗菌素，病情好转即停药，改用本方治疗为主。

来 源 福州市第二医院小儿科。

小 儿 腹 泻

处方一 番石榴叶、牡荆叶、三叶鬼针草、飞扬各15克，陈皮6克（秋季腹泻加紫苏6克）。

制 法 水煎，浓缩至60毫升。

用 法 每日服3次。1岁以下每次10～15毫升；1～2岁15～20毫升。有脱水者适当配合补液；有并发症者加用抗菌素。

疗 效 治疗243例，治愈201例，好转27例，有效率93.8%，无效15例。

来 源 同安县医院。

处方二 长果母草、海金沙各60克。

制 法 水煎，滤取煎液浓缩至100毫升，加入适量白

32

糖。

　　用　法　每日服 4 次。2 岁以下每次25毫升；2 岁以上酌情加量。

　　疗　效　治疗184例，治愈147 例，好转 13 例，无效 24 例，总有效率87.9％。平均退热时间为 2.5 天，止泻时间为 3.4天。

　　来　源　上杭县医院。

　　处方三　杠板归、葎草、三叶鬼针草、火炭母、仙鹤草各30克。

　　制　法　制成冲剂，每剂重18克。

　　用　法　每日 2 次，每次 9 克，以适量 开 水 溶 解，炖服。

　　疗　效　治疗婴幼儿腹泻100例，有效率80％。

　　来　源　长乐县医院、长乐县医药研究所。

　　处方四　九节茶、三叶鬼针草、车前草各15克(鲜品)。

　　制　法　水煎。

　　用　法　每日 1 剂，分数次服。

　　疗　效　治疗婴幼儿腹泻53例，痊愈49例，好转 4 例。

　　附　注　在治疗过程中，一般不用抗菌素，对脱水者，按常规给予补液，有并发症者，同时积极治疗并发症。

　　来　源　顺昌县医院。

　　处方五　鲜母草30～60克。

　　制　法　水煎，加糖少许。

　　用　法　每日 1 剂，分 2 次服，重症 (中 毒 性 消 化 不

1949

新 中 国
地方中草药
文 献 研 究
(1949—1979年)

1979

良）者，每日2剂。

疗　效　治疗婴幼儿腹泻93例，年龄均在2岁以下，其中伴不同程度脱水者39例，酸中毒4例，一般在服药后2～3天内治愈（有中度以上脱水及酸中毒者尚需纠正水与电解质紊乱）。

来　源　云霄县城关公社卫生院。

处方六　凌霄花500克，干姜360克。

制　法　水煎，去渣，加白糖适量，浓缩成每毫升含原生药2克的糖浆。

用　法　6个月以内，每日服2～3次，每次5～10毫升；1岁以上，每日服3～4次，每次20～30毫升。

疗　效　治疗200例，痊愈183例，有效9例，总有效率96%，无效8例。平均疗程1.5天。

来　源　长汀县医药研究所、长汀县医院小儿科。

小 儿 秋 季 腹 泻

处　方　地锦草6克，番石榴叶、白术、生姜各9克，鸡内金4克，老薯种15克，茯苓12克。虚寒者加干姜，发热或口渴思饮者加葛根4克，呕吐者加姜半夏3克，腹泻日久、体质虚弱而无发热者加党参9克，尿少加车前子6克。

制　法　水煎。

用　法　1周岁左右小儿，每日服1剂，频泻者每天2剂。

疗　效　治疗63例，全部治愈。平均退热时间为2天，

34

止泻时间为3天，平均治愈时间为3天，对照组（口服无味氯霉素）平均治愈时间为4.5天。

附　注　老薯种为番薯春季育苗后残留的块根，挖出阴干备用。没有老薯种可用隔年的番薯藤代替。

来　源　上杭县才溪中心卫生院。

小 儿 疳 积

处　方　截叶铁扫帚、仙茅各150克。

制　法　水煎，浓缩成100毫升。

用　法　上药量分10天服，每日顿服10毫升。

疗　效　治疗200例，痊愈。

来　源　宁化县横锁公社卫生院。

角 膜 炎

处　方　三叶青50克。

制　法　三叶青块根切碎，水煎2次，过滤，浓缩至1：1，加95%乙醇60毫升，置冰箱冷藏过夜，滤出药液，回收乙醇后，加20%明胶溶液50毫升，冷藏过夜，用精制滑石粉20克，铺成滤板滤净，于滤液中加氯化钠0.9克，加适量注射用水，调节pH至6.8，加注射用水至足量。分装成10毫升、2毫升、1毫升的安瓿，经高压、灭菌，备用。

用　法

1.滴眼：每2小时1次。

35

1949
新 中 国
地 方 中 草 药
文 献 研 究
(1949—1979年)
1979

2.注射：球结合膜下注射，每日1次，每次1毫升，肌肉注射，每日1次，每次2毫升。

疗　效　治疗点状角膜炎、树枝角膜炎共40例。其中点状角膜炎34例，痊愈28例，显效1例，进步2例，无效3例（2例因故中途停药）。树枝角膜炎6例，仅1例结合低温治疗，其余均未结合其他治疗。炎症消退后，经10～20天的碘化钠球结合膜下注射。视力均恢复在1.0以上。

来　源　福州军区九二医院。

急慢性鼻炎、鼻窦炎

处　方　烟丝100克，茶油1000毫升。

制　法　将烟丝与茶油用文火煮沸半小时后过滤去渣即得。

用　法　用棉签蘸药液涂鼻腔，1日数次。

疗　效　满意。

来　源　邵武县金坑公社卫生院。

口 腔 炎、咽 喉 炎

处　方　黄连、黄柏、山豆根、紫荆皮、硼砂各3克，儿茶2.8克，冰片2克，黄芩、甘草各1克。

制　法　共研细末。

用　法　药粉适量涂患处，或吹咽部，日2～3次。

疗　效　治疗188例，效果极为满意。

36

来　源　邵武县大埠岗公社卫生院。

扁　桃　腺　炎

处方一　四季春（筋骨草）。

制　法　制成片剂，每片0.3克（含原生药1.7克）；或制成注射剂，每支2毫升（含原生药2克）。

用　法　每日3～4次，每次6片，连服4～5天；或肌肉注射，每日2次，每次2毫升（首次加倍）。

疗　效　应用片剂治疗94例，治愈47例，显效19例，有效17例，总有效率88.2%。无效11例；应用注射剂治疗14例，治愈13例，有效1例。

来　源　福州市中草药协作组、福州市医学科学研究所。

编者按　南靖县医院也曾用鲜筋骨草30～60克，捣烂绞汁，调蜂蜜适量，分2～3次服，治疗急性化脓性扁桃腺炎42例，其中34例经2天治愈，8例经3天治愈。

处方二　陆英。

制　法　制成注射剂，每支2毫升（含原生药3克）。

用　法　每日肌肉注射2次，每次1支。对少数中毒症状较重者可酌情增加用量。

疗　效　治疗91例，有效82例，有效率90.1%，无效9例。

来　源　福建省直机关门诊部。

1949

新　中　国
地　方　中　草　药
文　献　研　究

(1949—1979年)

1979

流 行 性 腮 腺 炎

处　方　白背叶30克，防风草12克，合并睾丸炎加大青叶或板蓝根15～30克（为8～12岁儿童用药量）。

制　法　水煎。

用　法　每日1剂，分2次服。

疗　效　治疗1500例（单侧624例，双侧876例，合并睾丸炎42例），一般在用药后3～5天治愈。

来　源　南靖县医院。

带 状 疱 疹

处方一

1.杠板归油剂：杠板归30克，雄黄、冰片各10克。

2.杠板归煎剂：杠板归30克，雄黄3克。

制　法

1.油剂：将杠板归切碎，炒至焦黄色后，研成细粉，过80目筛。雄黄、冰片研细粉。麻油或花生油适量，经灭菌消毒后，将上药粉混合搅拌即得。

2.煎剂：水煎。

用　法　杠板归煎剂每日服1剂。患部先用生理盐水洗净，然后用棉签蘸杠板归油剂涂患处，每日3～4次。

疗　效　治疗12例，用药2～3次，灼痛减轻，水疱停止蔓延，逐渐枯萎结痂，平均治疗2～3天痊愈。

38

来　源　三明地区第二医院草药科。

处方二　鲜穿山龙（南蛇藤）根30～60克。
制　法　切成薄片，用醋（陈醋为佳）浸泡24小时后取出浸出液备用。
用　法　将药液涂患处及其边缘皮肤，涂药范围可适当扩大，每日3次。
疗　效　治疗4例，用药1～2天后自觉症状消失，疱疹干涸，3～4天后结痂脱落而痊愈。其中1例曾使用金霉素1克，维生素B$_{12}$200微克，3例未用其他药物，疗效显著，无副作用。
来　源　福安县第二医院内科。

瘰　疬

处　方　鲜茅膏菜根适量。
制　法　加红糖少许捣烂。
用　法　敷患处，每日2～3次。用药后如有灼热感即应去药，如用药1～2小时后局部没有灼热感则适当加少量冷开水湿润后再敷至有灼热感时去药。一般体壮者用药1小时后局部即有灼热感，体弱者需用药3～4小时后才有灼热感。如发现局部起泡即停药。
疗　效　治疗72例均治愈。
附　注　本方尚治愈初期乳腺炎52例。
来　源　邵武县水北公社水北大队医疗站。

急 性 乳 腺 炎

处　方　鲜白牛胆根60克。

制　法　切碎，文火炒至微黄色，然后用土黄酒淬之，待干再淬，连淬3次。

用　法　酒水各半炖服，或开水炖服。此外还可用鲜叶加适量冷饭捣烂敷患处。

疗　效　治疗36例，治愈34例，其中化脓的2例经手术切开后加服本药也迅速痊愈。

来　源　永泰县嵩口公社道南大队合作医疗站。

指 骨 骨 髓 炎

处　方　鲜中华常春藤老叶适量。

制　法　将叶洗净擦干后，捣烂。

用　法　敷患处，盖上双层凡士林纱布，外以干纱布包扎，每日换药1～2次。

疗　效　治疗12例均痊愈，其中2例在治疗前经X光拍片检查，骨质均疏松破坏，伴有层状骨膜反应或伴有小死骨形成。曾用定量抗菌素治疗无效，改用中华常春藤叶外敷。4～6星期后X光拍片复查，见骨质修复。随访观察2年至2年半，均未见复发。

来　源　福州军区一八六医院。

40

疖 肿

处　方　匍伏堇2000克，筋骨草7500克，地丁草2500克。

制　法　将前两种药水煎去渣，浓缩；地丁草研细粉与凡士林同加入浓缩液，制成油膏。

用　法　局部消毒后，将药膏摊于纱布上敷患处。

疗　效　共治157例，均痊愈。

来　源　邵武县大埠岗公社宝积大队医疗站。

脚 癣

处　方　鲜枫杨树叶。

制　法　将鲜枫杨树叶洗净切碎，装入广口瓶里，加75%酒精密封浸没药物24小时（浸泡越久越好），待药液变成深绿色时过滤备用。

用　法　用消毒棉签蘸药液直接涂患处，每日数次，直至痊愈。

疗　效　治疗20例，涂药3～4天而愈。

来　源　宁德县霍童公社柏步大队合作医疗站。

41

1949

新 中 国
地 方 中 草 药
文 献 研 究
(1949—1979年)

1979

牛 皮 癣

处 方 雷公藤根。

制 法

1．片剂：去净根皮，取木质部切成薄片，用煎浸法提取浸膏后制成片剂，每片含原生药1.8克。

2．煎剂：去净根皮取木质部15～21克，水煎3小时。

用 法

1．片剂：每日3次，每次3片，饭后服。为提高疗效，可日服4次。

2．煎剂：每日1剂，分2～3次服。部分病例加用牛皮癣软膏（柳酸、硫黄各10克，雷琐辛50克，95％酒精3毫升，再加凡士林至100克）外涂。

疗 效 治疗100例，基本痊愈20例，显著好转15例，好转26例，无效39例。

来 源 福州市皮肤病院皮肤科。

烧 伤

处方一 虎杖、茶叶。

制 法

糊剂：茶叶10克，冲沸水200毫升（最好煮沸10～15分钟），过滤，去渣，取茶水磨虎杖根成稀糊状。

液剂：虎杖粉1份，茶叶1/3～1/2份，加水适量，煎成

42

稍有粘性的液体后，过滤即得。

用　法

糊剂：清创后将药涂患处第一天涂 2 次，促使薄痂形成，以后每日 1 次，直至脱痂痊愈。用药后采取暴露疗法。

液剂：清创后，将药涂于患处，药液干时再涂，待薄痂形成后，3～5 小时涂 1 次，直至脱痂痊愈。用药后采取暴露疗法。对大面积烧伤的病人应配合补液等支持疗法。如创面有感染应结合抗感染治疗。

疗　效　治疗不同程度的烧伤38例，死亡 2 例，好转 5例，治愈31例，平均住院21天。

来　源　闽清县医院。

处方二　松树皮 2 份，白芍 1 份。

制　法　将上药切成小块，加95%酒精过药面，密封，浸渍48小时后，过滤装瓶。

用　法　在镇静、止痛的情况下，以0.1%新洁尔灭清洗创面，将水泡、腐皮全部清除后，用无菌喷雾器装松芍酒精喷剂行创面喷雾，每 5 分钟 1 次，直到痂膜完全形成（大约24小时）。如有新的水泡出现，则应再剪除水泡，然后喷药至痂膜形成。

疗　效　治疗16例（其中烧伤面积10%以下 9 例，20% 1例，11～29% 6 例，43% 1 例），治愈13例，特重 1 例死亡，余 2 例在报道时尚在继续治疗。

来　源　中国人民解放军福州军区一八四医院。

扭　伤

处方一　干姜、桃仁、粘香各200克，栀子300克，黄毛耳草400克。

制　法　研成细粉。

用　法　药粉适量加酒（或40％酒精）调成糊状，敷患处（约2毫米厚），每日换药1次。

疗　效　治疗扭伤85例，痊愈72例，好转13例；外伤40例，痊愈30例，好转10例。

来　源　福建医科大学附属第一医院。

处方二　朱砂。

制　法　研成极细末，装瓶备用。

用　法　患者仰卧或坐位，用火柴棒取朱砂粉末少量，点于患者双眼内眦部，闭眼15分钟，每日1次。

疗　效　治疗急性腰扭伤33例，治愈28例，好转3例，无效2例。大多数病例点眼1次即愈，少数病例需2～3次告愈。

附　注　病程在24小时内效果最好，对慢性腰肌损伤无效。本法简单，没有痛苦，除点眼时患者眼内有轻微异物感（片刻即消失）外，无其他副作用。

来　源　中国人民解放军福州军区32813部队二营卫生所。

处方三　新鲜郁蕉叶1至数片。

制　法　用锐器在叶面扎上若干小洞，文火烤软，加酒

44

适量。

用　法　趁热敷于患处，温度以病人能忍受住且不烫伤皮肤为度，外加油纸或塑料薄膜覆盖，绷带固定，每日1次，2～7天为一疗程。

疗　效　治疗急性扭挫伤348例（住院治疗15例，门诊治疗333例，其中踝关节扭伤180例），痊愈和显效者284例，占81.6%。有个别病人敷药后出现局部发红、丘疹、搔痒，停药后能自愈。

来　源　中国人民解放军福州军区空军司令部门诊部外科。

肛　门　出　血

处　方　鲜抱石莲120克。

制　法　水煎。

用　法　每日1剂，分2次服。

疗　效　治疗120例，显效85例，有效22例，总有效率89.16%，无效13例。

来　源　福州市中草药研究协作专题组、福州市医学科学研究所。

痔　　疮

处　方　赛葵100克。

制　法　洗净切碎，水煎1小时，过滤，渣再煎2次，

45

1949

新　中　国
地方中草药
文　献　研　究
(1949—1979年)

1979

合并滤液，加热浓缩至 1 ：2 ，放冷，加2.5倍酒精（95％），放冰箱过夜，取出过滤，回收酒精后，**浓缩至原第一次浓缩**液的半量，再加入95％酒精 2 倍，放冰箱沉淀，过滤，回收酒精，加热至无酒精味，加适量蒸馏水过滤，然后加入明矾粉 5 克，溶解，调节pH值至4.2，加普鲁卡因 1 克，煮沸，放冷过夜，滤液加适量活性炭煮沸20分钟，放冷，加适量蒸馏水，使总量成100毫升，反复滤清，灌入 安瓿，每支2毫升。高压灭菌。

用　法　按常规暴露痔核消毒后，用 5 毫升注射器，套入 $5\frac{1}{2}$ ～ $4\frac{1}{2}$ 针头吸取注射液 2 ～ 4 毫升（可根据痔核的个数及大小而定）。固定痔核，然后在痔核齿线上以45度斜角轻轻进针，达到粘膜下层，缓缓推药至痔核膨胀，颜色呈微灰黄色为止，即可退针（为避免出血，退时要缓慢并边退边推药）。进针后不宜摇动。当天勿再大便，5 天内不能作肛门镜检。如痔核个数过多，可分几次注射，每次间隔 5 天。

疗　效　共治各期痔疮500例，治愈456例，好转43例，总有效率99.8％，无效 1 例。

来　源　厦门市集美医院。

毒　蛇　咬　伤

处　方　三叶青块根（三叶崖爬藤）、雄黄。

制　法　将三叶青块根洗净晒干，浸泡于雄黄酒（每30克雄黄配米酒200毫升）中 2 ～ 3 天，取出晒干，然后 再 浸

46

入雄黄酒中，如此反复炮制 7 次，晒干备用。

用　法　每日 3 次，每次 3～9 克（儿童1.5～3克），捣细，用开水或酒吞服；或配以盐肤木30克，地棉根、粉防己各 9 克，水煎，代茶饮。

疗　效　治疗45例，其中眼镜蛇咬伤 3 例，大眼镜蛇咬伤 2 例，龟壳花蛇咬伤15例，银环蛇咬伤 5 例，五步蛇咬伤 5 例，青竹蛇咬伤13例，均痊愈，并无后遗症。疗程最短 1 天，最长 7 天，平均 4 天。

来　源　平和县芦溪公社卫生院。

编者按　安溪县医院科研组也曾用三叶青同时结合中西医对症治疗毒蛇咬伤 4 例，其中竹叶青咬伤 2 例，眼镜蛇咬伤 1 例，银环蛇咬伤 1 例，均痊愈。用法是：三叶青块根 9～15克，磨醋内服，日 3 次，至痊愈为止；另用块根磨醋外敷，日 1～2 次，至肿胀消退为止。

甲　状　腺　瘤

处　方　夏枯草、天花粉、生地、龙鳞草各15克，海藻、昆布、白芷、桔梗、银花、连翘、射干、山豆根、升麻各 9 克，甘草4.5克。

制　法　水煎。

用　法　每日 1 剂，连续服14天为一疗程。

疗　效　共治31例，有效20例，无效11例，经观察认为服药时间越久，疗效越好。

来　源　安溪县医院。

1949
新 中 国
地 方 中 草 药
文 献 研 究
(1949—1979年)
1979

麻　醉

处方一　川乌、草乌、生南星、生半夏、荜拨各15克，蟾酥12克，胡椒30克。

制　法　共研细粉。

用　法　用时以60度烧酒调成糊状，敷于用酒精或乙醚洗净的病灶上，用量视病灶大小而定。敷药后发现药物干燥，可加烧酒少许，以保持其湿润。敷药10～15分钟后，已达麻醉作用，便可用烧酒洗去药物，立即进行手术。

疗　效　用于体表脓肿、外痔血栓等外科切除术的麻醉共65例，其中脓肿切开55例，外痔血栓切除6例，拔甲1例，体表小肿物切除3例。获得良好效果者30例，中等效果者29例，有效率90.8%。

附　注　麻醉标准。

良好：无明显疼痛感觉，或完全不痛。

中等：术中虽有疼痛感觉，但可以忍受。

来　源　泰宁县医院。

处方二　蟾酥3克，雄黄、甘草各1.5克。

制　法　将上药研细加入95%酒精30毫升，浸1星期，去渣即得。

用　法　用棉签蘸药液，涂在拔牙部位之周围，约2分钟有麻感时即行周围组织剥离，然后往深部再涂1次，即可施拔牙术。

疗　效　观察87例，成功率在90%左右。

48

来　源　邵武县沿山公社卫生院。

镇　　痛

处　方　七叶莲（野木瓜）。

制　法　制成注射液（每毫升相当于原生药5克）。

用　法　一般镇痛每日1次肌注，每次2毫升。手术前用药每次2毫升静脉注射，作中麻前诱导；中麻开始时再加2毫升和中麻药物一起，注入墨菲氏管，静脉给药。

疗　效

1．七叶莲取代度冷丁配合中药麻醉8例，6例满意，有效率75％。

2．应用于一般镇痛：如肋间神经痛、胆绞痛、痉挛性胃肠痛等30例，均取得较好的止痛效果。

来　源　厦门市灌口医院。

1949

新　中　国
地 方 中 草 药
文　献　研　究
(1949—1979年)

1979

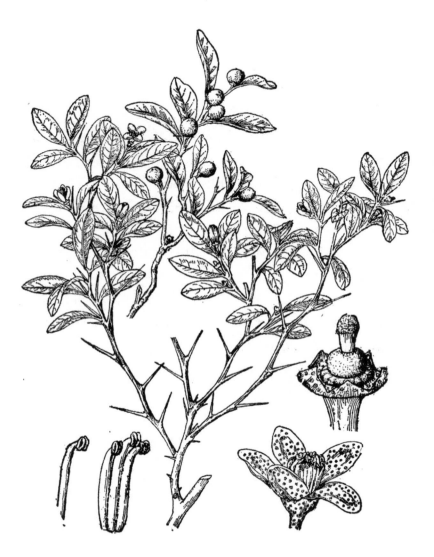

图 1　山桔（芸香科）
Fortunella hindsii (Champ) Swingle

50

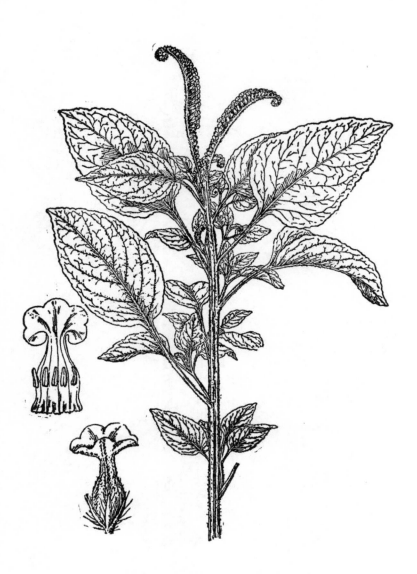

图 2　大尾摇（紫草科）
Heliotropium indicum L.

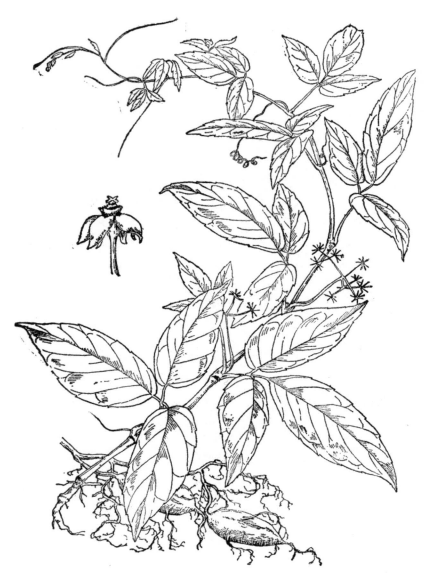

图 3　三叶崖爬藤（葡萄科）
Tetrastigma hemsleyanum Diels et Gilg.

52

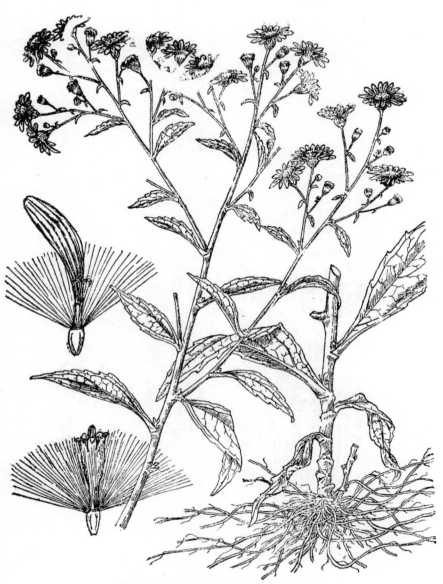

图 4 三褶脉紫菀 (菊科)
Asler ageratoides Turcz.

53

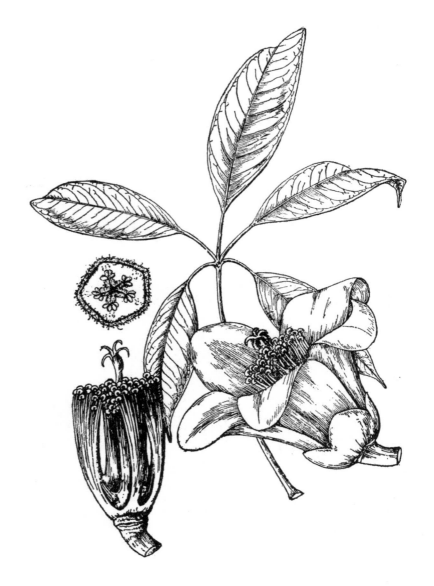

图 5　木棉（木棉科）
Gossampinus malabarica (DC.)Merr.

54

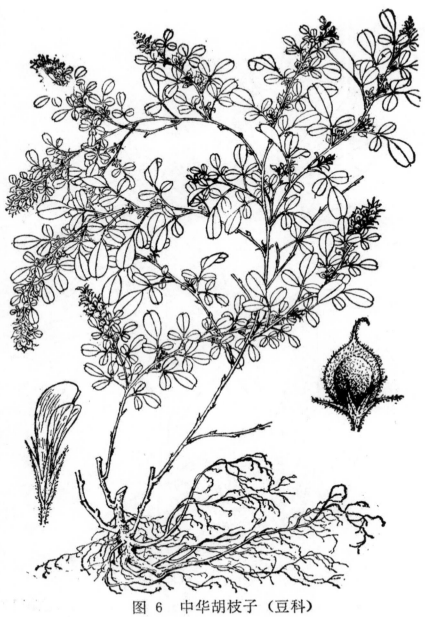

图 6　中华胡枝子（豆科）
Lespedeza chinensis G. Don

1949

新 中 国
地方中草药
文 献 研 究
(1949—1979年)

1979

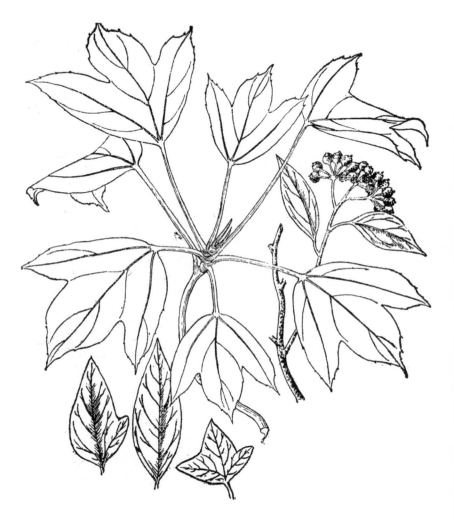

图 7　中华常春藤（五加科）

Hedera nepalensis K. Koch var. sinensis (Tobl.) Rehd.

56

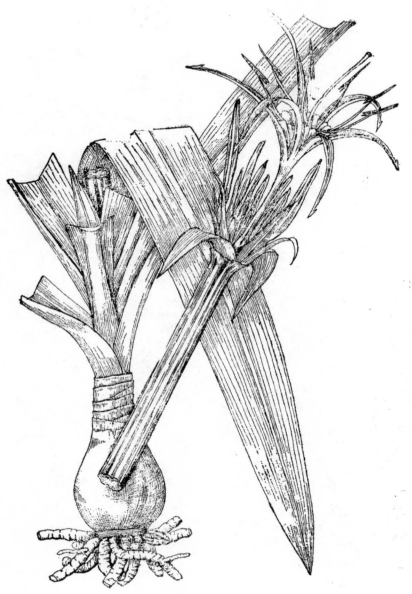

图 8　水鬼蕉（石蒜科）
Hymenocallis americana Roem.

57

1949

新 中 国
地 方 中 草 药
文 献 研 究
(1949—1979年)

1979

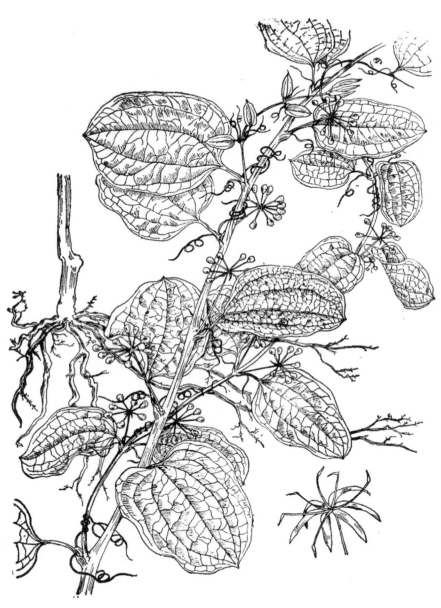

图 9 牛尾菜（百合科）
Smilax riparia A. DC.

58

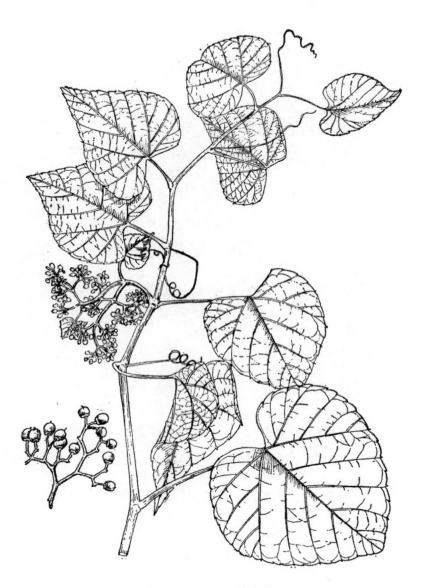

图10　白粉藤（葡萄科）
Cissus modecoides planch. var. subintegra Gagnep.

59

1949
新 中 国
地方中草药
文 献 研 究
(1949—1979年)
1979

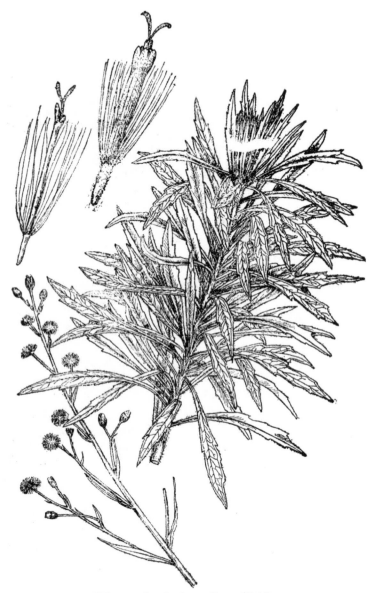

图11　加拿大飞蓬（菊科）
Erigeron canadensis L.

60

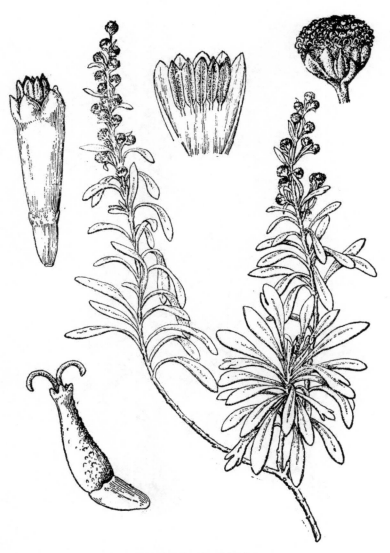

图12　芙蓉菊（菊科）
Crossostephium chinense (L.) Makino ex Cham.
et Schlecht.

61

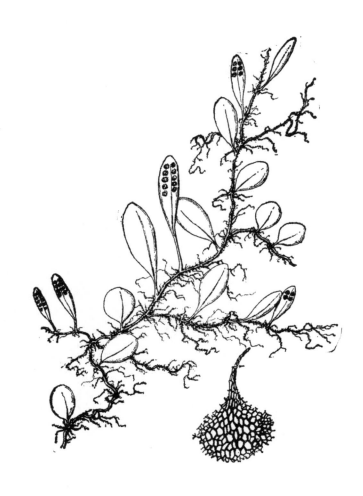

图13 抱石莲（水龙骨科）
Lepidogrammitis drymoglossoides (Bak.) Ching

62

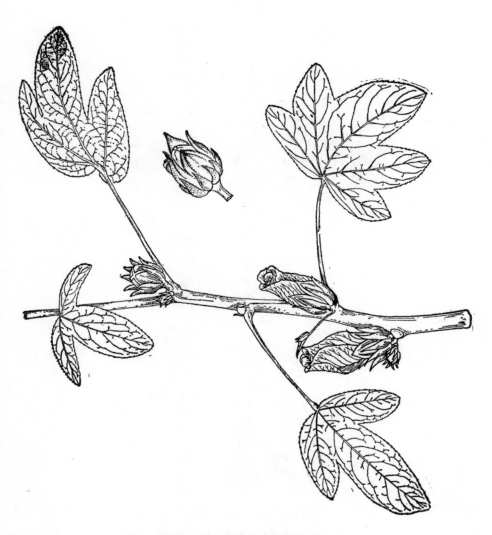

图14 玫瑰茄（锦葵科）
Hibiscus sabdariffa L.

63

1949

新　中　国
地 方 中 草 药
文 献 研 究
(1949—1979年)

1979

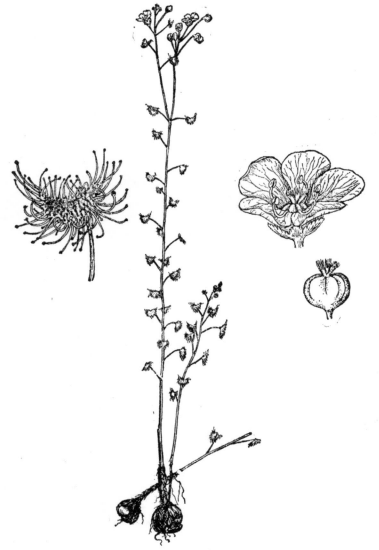

图15　茅膏菜（茅膏菜科）

Drosera peltata Smith var. lunata (Buch.-Ham.) Clarke.

64

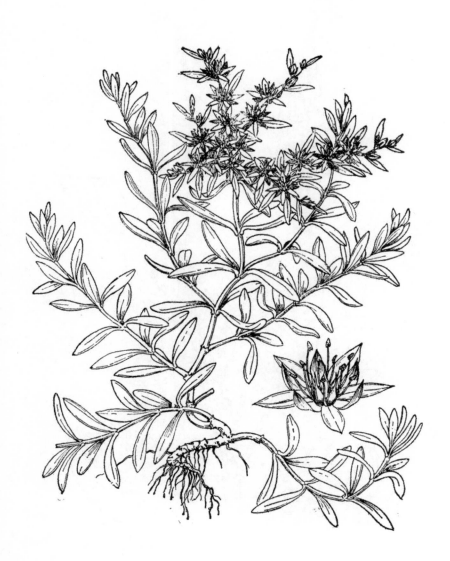

图16　垂盆草（景天科）
Sedum sarmentosum Bunge.

65

1949

新 中 国
地方中草药
文 献 研 究
(1949—1979年)

1979

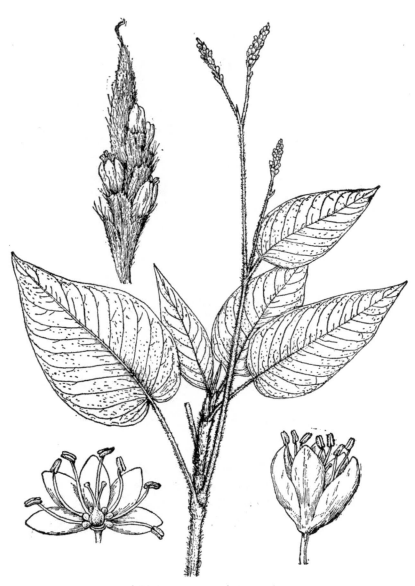

图17　荭草（蓼科）
Polygonum orientale L.

66

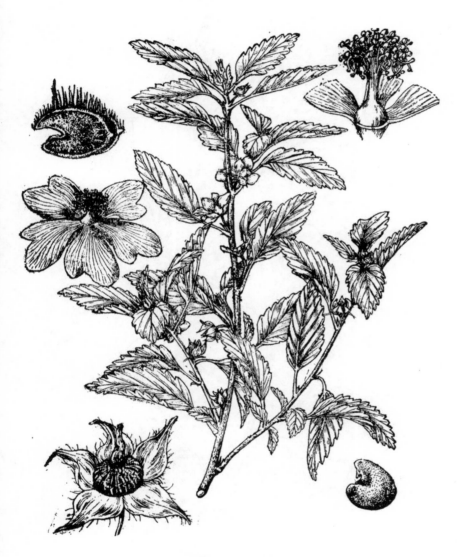

图18　赛葵（锦葵科）

Malvastrum coromandelianun (L.) Garcke

67

1949
新 中 国
地方中草药
文 献 研 究
(1949—1979年)
1979

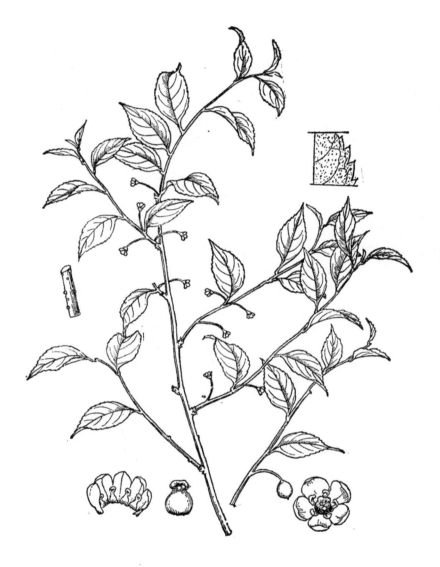

图19 称星树（冬青科）

Ilex asprella (Hook.et Arn.) Champ. ex Benth

68

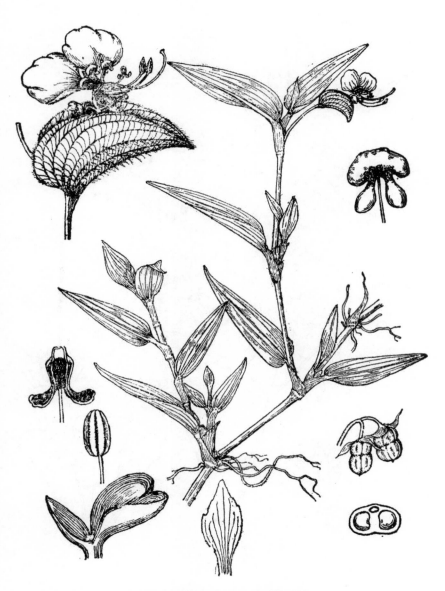

图20 鸭跖草 (鸭跖草科)
Commelina communis L.

69

1949
新 中 国
地 方 中 草 药
文 献 研 究
(1949—1979年)
1979

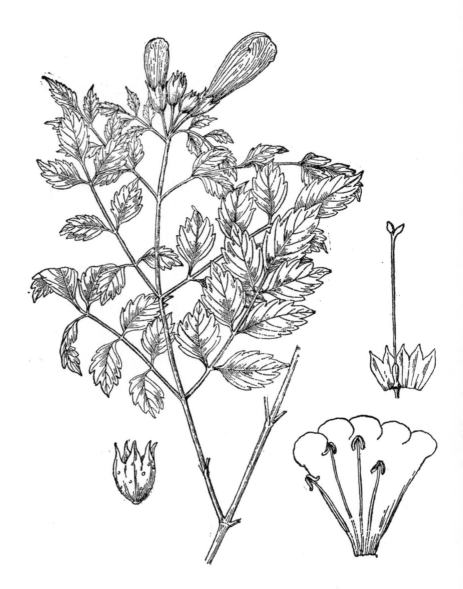

图21　凌霄花（紫威科）
Campsis grandiflora (Thunb.) Loisel. ex k. Schum.

70

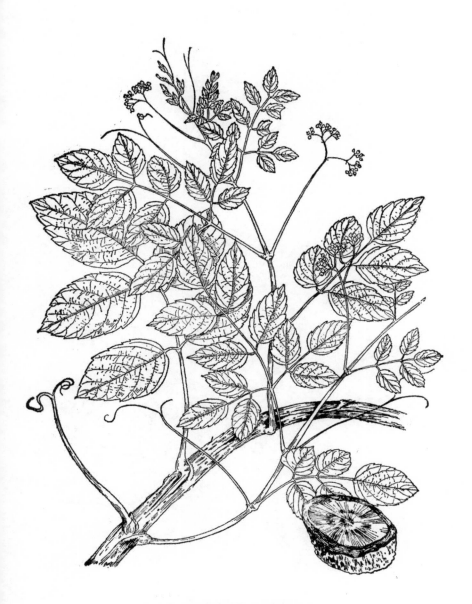

图22　粤蛇葡萄（葡萄科）

Ampelopsis cantoniensis (Hook. et Arn.) Planch.

1949

新 中 国
地 方 中 草 药
文 献 研 究
(1949—1979年)

1979

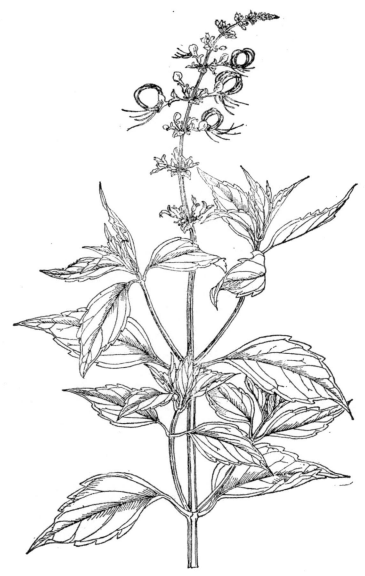

图23 猫须草（唇形科）
Clerodendranthus spicatus (Thunb.) C. Y. Wu

72

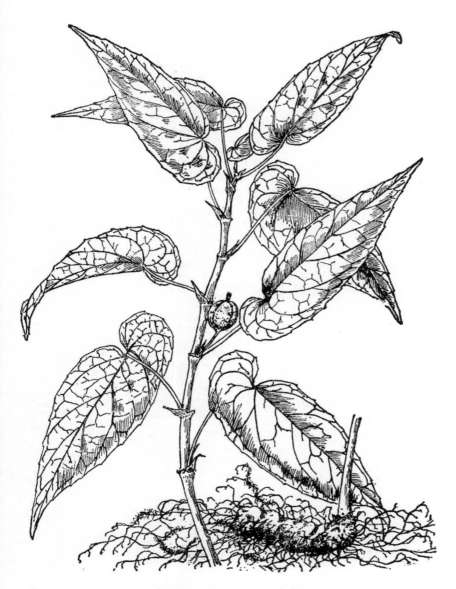

图24 粗喙秋海棠（秋海棠科）
Begonia crassirostris Irmsch.

73

中草药方选（第三集）

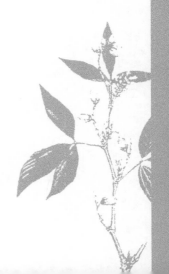

提　要

福建省中医药研究所编。

1986 年 5 月第 1 版第 1 次印刷。32 开本。5 万字。定价 0.40 元。共 76 页，其中编写说明 1 页，目录 3 页，正文 64 页，索引 8 页。黑白绘图 23 幅。平装铅印。

　　本书共收载防治 64 种疾病的处方 101 个。每种疾病下有处方若干，每方包括处方（组成）、制法、用法、疗效、来源等内容。各处方均由有关单位临床使用证实，具有一定疗效，并在征得同意后编入本书。为了便于推广，对于难以识别的药物品种，书后附有墨线图。对书中大部分草药，均附有原植物的中文名、拉丁学名。书中涉及的剂型，如无特殊要求，不细述其制作过程。其余说明同《中草药方选（第一集）》《中草药方选（第二集）》。

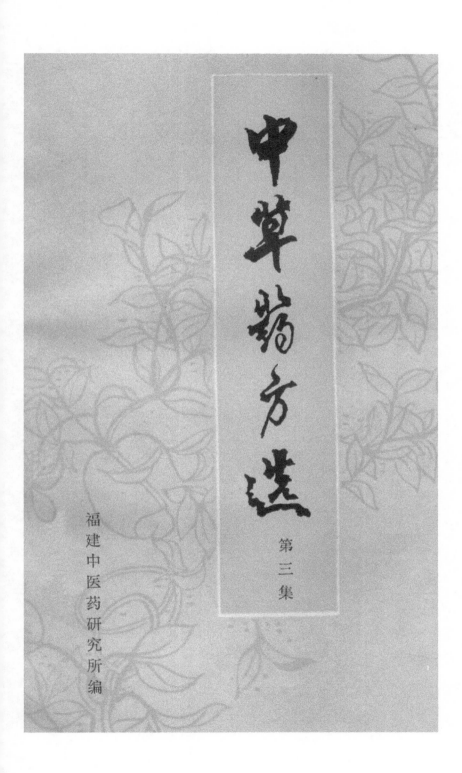

中草药方选

第三集

福建中医药研究所编

目　录

1

1949

新　中　国
地方中草药
文　献　研　究
(1949—1979年)

1979

2

· 白 页 ·

感　冒

处方一　鸡眼草、鸡儿肠、水蜈蚣、积雪草各15克。
制　法　按以上剂量制成冲剂。
用　法　每日2次，每次半包，连服2～3天。
疗　效　治疗654例，治愈445例，好转198例，无效11例。
来　源　福州市中医院。

处方二　鲜鸭脚木皮、鲜三桠苦叶、鲜大青叶各4000克，薄荷1250克，鲜龙眼叶8000克。
制　法　上药制成片剂4000片，每片重0.5克。
用　法　每日3次，每次4片，饭后服。小儿酌减。
疗　效　治疗32例，服药1～2天，痊愈16例，好转13例，无效3例。
来　源　永春县五里街卫生院科研小组。

百　日　咳

处方一　蜜麻黄、苦杏仁、粉甘草各3克，石膏18克，熊胆每岁0.03克（按患儿年龄）。
制　法　熊胆烊化，余药水煎。
用　法　每日1剂，2次分服，连服数剂。

1949

新 中 国
地方中草药
文 献 研 究
(1949—1979年)

1979

疗　效　治疗69例，均治愈，大多数5剂之内解除痉咳。

来　源　福州市中医院。

处方二　麦门冬、天门冬、炙百部、瓜蒌霜、生侧柏各6克，姜半夏、桔红、茯苓、枳实、竹茹、大枣各5克，甘草、生姜各3克。

制　法　水煎3次。

用　法　每日1剂，早、午、晚饭前服。

疗　效　治疗120例，其中3天治愈者19人，6天治愈者54人，9天治愈者42人，12天治愈者5人。

附　注　百日咳初期者，服药3天后，症状消失。

来　源　仙游县中医院。

急性扁桃体炎

处方一　卤地菊。

制　法　制成糖浆（每毫升含原生药2.5克）。

用　法　日服3次。成人每次15～25毫升；小儿每次10～20毫升；婴儿每次5～10毫升，连服2～4天。

疗　效　治疗20例，2天痊愈者15例，3天痊愈者4例，4天痊愈者1例。

来　源　永春县达浦卫生院科研小组。

处方二　鲜地苓（全草）250克。

制　法　①上药洗净晾干，加第二遍洗米水100毫升同

2

捣烂，绞汁，加蜂蜜少许；②上药加水700毫升，煎数沸，去渣，加食盐少许。

用　法　边漱边咽，每日10～20次，3天为1疗程。

疗　效　治疗76例，其中急性扁桃体炎42例，痊愈36例，好转6例；慢性扁桃体炎急性发作34例，痊愈14例，好转11例，无效9例。

来　源　永春县中草药验证组。

处方三　大青叶30克，龙舌草、毛柴胡各15克，板蓝根、淡豆豉各10克，桂枝、紫苏叶、荆芥穗各6克，升麻3克。

制　法　水煎。

用　法　每日1剂，2次分服。

疗　效　治疗150例，均在1～3天退热（其中1天退热者90例；2天退热者51例；3天退热者9例）。脓性渗出物消退时间比退热时间长，一般2～3天，最长5天。

附　注　无汗者加麻黄、浮萍，烦躁加生栀子，口干喜饮加生石膏。

来　源　福州市中医院。

处方四　鲜球兰。

制　法　洗净，晾干，绞汁，加防腐剂，静置后取上清液，按1∶1加入白糖。

用　法　成人每次口服15～20毫升，每日2～3次；小儿酌减。

疗　效　治疗47例，痊愈23例，好转22例，无效2例。

来　源　永春县五里街卫生院科研小组。

3

1949

新 中 国
地 方 中 草 药
文 献 研 究
(1949—1979年)

1979

慢 性 气 管 炎

处方一 红皮松塔15克，胡颓子叶、紫菀各9克，黄芩4.5克，蜜麻黄2克，钟乳石（醋制）1.5克。

制　法 将上药研粉，过120目筛，装入胶囊，每粒含原生药4.1克。

用　法 每日3次，每次3～4粒。10天为1疗程，连续3～5疗程。

疗　效 治疗508例，临床控制125例，显效139例，好转190例，无效54例。

来　源 福州市防治慢性气管炎小组。

处方二 徐长卿、鱼腥草各30克。

制　法 制成片剂，每片含原生药6克。

用　法 每日3次，每次3片，10天为1疗程，连续3～5疗程。

疗　效 治疗300例，总有效率83％，显效率50％，无效率17％。

来　源 福州市防治慢性气管炎第一协作组。

处方三 青蒿。

制　法 制成青蒿油丸，每丸含原油30毫克。

用　法 每日服3次，每次2粒，10天为1疗程，连服2个疗程。

疗　效 治疗556例，临床控制110例；显效186例；好

4

转188例；无效72例。

来　源　福建省慢性气管炎药物验证协作组。

处方四　胡颓子嫩叶30克，浙贝粉15克，甘草9克。

制　法　胡颓子嫩叶洗净后焙至叶片微黄，研成粉末过120目筛，再加浙贝粉、甘草粉混合研末，同样过筛，装瓶密封备用。

用　法　3～7岁每次1～1.5克；8～15岁每次1.5～3克；成人每次3～6克。每日2～3次，连服10天。

疗　效　治疗130例，服药后最快3天，慢者10天，均获较好效果。

附　注　临床症状控制后用中药六君子汤调理。

来　源　龙海县江东农场医疗所。

脓　胸

处　方　土红参、鱼腥草、三叉虎各30克。

制　法　水煎2次。

用　法　每日1剂，连服1～2星期。

疗　效　治疗14例，治愈8例，好转1例，无效3例。

来　源　福州市第一医院小儿科。

痢　疾

处　方　红琼菇。

5

1949
新 中 国
地 方 中 草 药
文 献 研 究
(1949—1979年)
1979

制　法　制成10%糖浆。

用　法　每日3次，每次10～15毫升，饭前服。

疗　效　治疗急性细菌性痢疾142例，治愈106例，好转26例，无效10例。

来　源　晋江地区菌痢研究小组。

腹　泻

处方一　鲜马鞭草4500克，鲜凤尾草3500克，鲜鬼针草2500克，鲜马齿苋7500克。

制　法　鲜马鞭草、凤尾草、鬼针草水煎去渣，鲜马齿苋捣烂绞汁，将汁加入煎液中，加热浓缩至4000毫升，过滤，加苯甲酸钠适量，装瓶备用。

用　法　日服2次。成人每次20毫升；4～12岁每次10毫升；3岁以下每次5毫升。

疗　效　治疗急性胃肠炎1775例，治愈1275例，好转239例；小儿腹泻917例，治愈712例，好转94例；急性菌痢23例，治愈17例，好转2例。

来　源　福清县高山医院、福清县高山沙埔医疗站。

处方二　老君须。

制　法　老君须根研成细末，过筛，粗末及藤茎水蒸、浓缩，调入粉末，制成颗粒，压片，每片含原生药0.5克。

用　法　成人每次口服4片，每日3次。小儿酌减。

疗　效　治疗肠炎40例，痊愈35例，无效5例；痢疾23例，痊愈20例，显效3例；小儿腹泻29例，痊愈27例，无效

6

2例。

来　源　霞浦县溪南卫生院中草药验证小组。

处方三　铁苋菜4克，金石榴、土木香、水里樟、鱼腥草各3克。

制　法　水煎。

用　法　轻者每日1剂，重者每日2剂，3天为1疗程。

疗　效　治疗1000例，总有效率为95％。

附　注　适用于小儿单纯性消化不良（中医辨证属湿热型）。

来　源　霞浦县中医院青草药验证组。

处方四　毛麝香、金锦香、假艾各2500克，水团花1250克（以上均用鲜品），白糖适量。

制　法　将毛麝香用蒸馏水提取挥发油，其残渣合其他药物煎煮两次，合并两次煎液过滤、浓缩至所需量，加入白糖溶化，再加入防腐剂、挥发油，制成7500毫升糖浆。

用　法　每日3次。成人每次口服15～20毫升，小儿每次口服5毫升。

疗　效　治疗30例，治愈25例，好转2例，无效3例，有效者占90％。

附　注　对热度较高的患儿加用板蓝根注射液。

来　源　晋江地区第一医院小儿科、永春县医学科学研究所。

处方五　酸果藤、大蓟根各等量。

7

1949

新 中 国
地 方 中 草 药
文 献 研 究
(1949—1979年)

1979

制　法　将上述二药洗净切碎，水煎 1 小时，过滤，渣再水煎半小时，将两次药液浓缩成每毫升含原生药 3 克的药液。

用　法　每日 3～4 次，每次成人量 10 毫升，小儿减半。

疗　效　治疗31例，治愈30例，好转 1 例。治愈日数最短者 1 天，最长者 8 天。平均治疗日数为2.9天。

来　源　晋江县石狮医院内科、晋江县医学科学研究所。

上消化道出血

处方一　灶心黄土（或红砖）120克，干地黄 15 克，淡附子、白术、阿胶（另烊分冲）、黄芩各 9 克，炙草、丹皮各 6 克。

制　法　把灶心黄土（或红砖）先捣碎没水，取其澄清液煎上药，取药液冲阿胶服。

用　法　每日 1 剂，至大便匿血转阴为止。

疗　效　治疗25例，有效24例，无效 1 例。大便匿血转阴时间最长为12天，最短为 2 天，平均 6 天。

附　注　阿胶缺时可用猪皮胶、白芨粉各 6 克代替。若脉微无力、额汗出，为虚脱预兆，可加西洋参 5 克（另炖冲服）。

来　源　福州市中医院。

处方二　地瓜粉50克，冷开水200毫升。

8

制　法　将地瓜粉研细，调冷开水。

用　法　每日2次，连服2天。

疗　效　治疗胃、十二指肠溃疡病出血23例，均获近期止血。

附　注　脾胃虚寒者慎用。

来　源　福州市第二医院。

胃、十二指肠球部溃疡

处　方　马兰15克，大黄6克，枯矾、甘草各3克，元胡、海螵蛸各9克。

制　法　水煎。

用　法　每日1剂，连服3～4个月。

疗　效　治疗158例，治愈49例，基本治愈47例，有效59例，无效3例。

来　源　福州市公费医疗第一门诊部。

慢　性　胃　炎

处　方　木香3克，香附6克，海螵蛸15克，高良姜、甘草各2克。

制　法　研粉。

用　法　每次服3克，每日3次，饭前或疼痛时服。

疗　效　能明显改善自觉症状。

附　注　海螵蛸亦可用蛋壳代替。如夜难眠，加炒白芍3克；大便不通，加大黄粉2克。

9

1949

新　中　国
地方中草药
文　献　研　究
(1949—1979年)

1979

来　源　福州市第二制药厂。

胆　囊　炎

处　方　满天星、鸡矢藤、绵茵陈、虎杖、姜黄各15克。

制　法　水煎。

用　法　每日1剂，连服3～15剂。

疗　效　治疗15例，显效11例，好转3例，无效1例。

附　注　寒热往来者加柴胡6～9克；大便秘结加大黄6克，或风化硝9克（分冲）。

来　源　福州市鼓楼区医院。

胆　石　症

处　方　鲜满天星、四川金钱草各60克，荸荠10粒。

制　法　水煎。

用　法　每日1剂，连服7剂。

疗　效　治疗5例，治愈4例，复发1例。

附　注　禁食油腻食品。

来　源　福州市仓山区医院。

肝　炎

处方一　山矾根500克。

10

制　　法　　制成糖浆，每毫升含原生药1克。

用　　法　　每日服3次；每次20～30毫升。30天为1疗程。

疗　　效　　治疗急性黄疸型传染性肝炎148例，治愈者占92.8%。

附　　注　　重病人可用煎液炖白兔肉，每周服1剂，2日分服。

来　　源　　周宁县萌源卫生所。

处方二　　白花蛇舌草、白马骨、田基黄各60克。

制　　法　　水煎2次，每次煎至200毫升。

用　　法　　每日1剂，病情较重者服2剂，上下午分服。

疗　　效　　治疗急性黄疸型肝炎107例，治愈90例，好转17例。

来　　源　　福建省中医药研究所、福州市传染病院。

处方三　　积雪草、金丝草、白茅根、绵茵陈各30克，黄芩9克。

制　　法　　水煎2次，每次煎至200毫升。

用　　法　　每日1剂。病情重者服2剂，上下午分服。

疗　　效　　治疗急性黄疸型肝炎107例，治愈80例，好转27例。

附　　注　　黄芩缺时可改用虎杖30克。

来　　源　　福建省中医药研究所、福州市传染病院。

处方四　　丹参。

制　　法　　制成注射液，每毫升含原生药3克。

11

1949

新 中 国
地 方 中 草 药
文 献 研 究
(1949—1979年)

1979

用　法　单侧足三里穴位注射 1 毫升，每天 1 次。左右两侧交替进行。30天为 1 疗程。

疗　效　治疗迁延性肝炎19例，显效 5 例，好转13例，无效 1 例。治疗慢性肝炎20例，显效 7 例，好转12例，无效 1 例。

附　注　丹参对急性肝炎及单项转氨酶偏高者不适宜。

来　源　福建省直机关门诊部。

处方五　栀子根60克，生黄芪、菝葜各15克，元参、桔叶、葛根各10克，郁金 6 克，生甘草 3 克。

制　法　水煎。

用　法　每日 1 剂，2 次分服。12星期为 1 疗程。①气郁，加菜豆壳、鳖甲各15克，川楝子10克；②热郁，加板蓝根15克，蚤休 5 克，清心牛黄丸 1～2 粒；③湿郁，加藿香、枳实各 5 克，无根草30克；④血郁，加丹参15克，丹皮 6 克，三七粉 2 克；⑤气虚，加扁豆、茯苓、黄精各10克；⑥阴虚，加女贞、旱莲各10克，牡蛎15克。

疗　效　治疗67例乙型肝炎，有效者56例，无效11例。

附　注　部分病例用肝泰乐、维生素等保肝药物。其中 2 例配合转移因子治疗；2 例配合强的松治疗。

来　源　厦门市中医院。

肝　硬　化

处方一　茵陈、积雪草、败酱草各15克，白毛藤30克，郁金、木香、柴胡各 3 克，白芍 9 克，栀子4.5克。

12

制　法　水煎。

用　法　每日1剂，连服数剂。

疗　效　治疗20例，痊愈2例，基本治愈16例，无效2例。

附　注　大便秘结加朴硝或大黄；右胁疼痛加川楝、元胡、乌药、路通子；食欲不振加枳实、白术；恶心呕吐加陈皮、煮夏；胸闷呃逆加苏梗、川朴。

来　源　福州市第一医院内科。

处方二　山桔根75克，鸡蛋一个（不去壳）。

制　法　水煎2次。

用　法　吃蛋服汤，每日1剂。脾虚气虚型，单用上方；症状严重者加生黄芪15～30克。湿热内蕴型，上方山桔改为30克，并加入马鞭草、半边莲、马兰根、白花蛇舌草各15克。肝郁气滞型，山桔改为30克，加隔山香、丹参、伏牛花各15克。肝肾阴虚型，山桔改为30克，加黄花远志、伏牛花、鳖甲各15克。半个月为1疗程，连服4个疗程。

疗　效　治疗肝硬化腹水患者27例，显效（腹水消退，主要症状消失）15例；好转（腹围减小10厘米以上，主要症状消失）6例；无效（症状无明显好转）6例。

来　源　宁化县中医院。

急 性 胰 腺 炎

处方一　土木香、大黄、黄芩、川楝各15克，鬼针草45克，柴胡9克。

制　法　水煎。

1949
新　中　国
地方中草药
文　献　研　究
(1949—1979年)
1979

用　法　每日1剂，连服2～3天；病重者每日服2剂。疼痛剧者加元胡9克，或针刺足三里、曲池、天枢、胆囊穴、阳陵泉；高热者加银花、连翘、蒲公英、川连；有黄疸者加茵陈、栀子；大便不通者加芒硝，针刺支沟穴。

疗　效　治疗113例，治愈110例，无效3例。

来　源　福州市第二医院内科。

处方二　鹅掌藤、两面针根、虎杖根、生大黄、盐枳壳各15克，毛柴胡、北干姜各6克。

制　法　水煎2次。

用　法　每日1剂，2次分服。同时，用七叶莲针剂注射双侧足三里或无名穴（足三里下一寸），每次2毫升，每日2次。呕吐重者加半夏；黄疸明显者加绵茵陈；高热及白细胞增高加蒲公英。

疗　效　治疗77例，治愈70例，无效6例，死亡1例，有效者占90.9%。在治愈的70例中，3天内治愈16例；4～5天内治愈38例；6～7天内治愈16例。

附　注　一般不禁食，不输液，不用抗生素，不给西药解痉药。少数病例呕吐频繁，水、电解质平衡紊乱，炎症反应重者，短期给予补液和抗生素。开始给予低脂、忌甜流质饮食，腹痛减轻后改为半流质，腹痛完全缓解，尿淀粉酶正常后，给正常饮食。

来　源　福州市第二医院内科。

急 性 阑 尾 炎

处　方　辣蓼根及根上部约6厘米长的茎。

14

制　法　水煎2次，第一次2小时，第二次1.5小时，分别过滤后，合并浓缩至1：1浓度；冷却后加10％明胶，继续加热浓缩至2：1浓度；再加入0.3％苯甲酸钠，再过滤装瓶。

用　法　每日2～3次，每次20～30毫升（相当于原生药40～60克），服至体温恢复正常、痛止。

疗　效　治疗40例，痊愈35例，无效5例。

来　源　建瓯县医院。

蛔　虫　病

处方一　苦楝皮30克，槟榔、金铃子各15克，川朴4.5克，使君子8～20粒（1～8岁8粒，8～16岁每岁增1粒，16岁以上20粒）。

制　法　水煎。

用　法　每日1剂，2次分服。

疗　效　治疗106例（其中包括胆道蛔虫18例），痊愈98例，显效8例。

来　源　福州市第二医院内科。

处方二　乌梅15克，元胡、木香、黄芩、槟榔、大黄各9克，枳壳3克，使君子12枚，苦楝根二层皮适量。

制　法　水煎。

用　法　每日1剂，2次分服，连服3天。

疗　效　治疗胆道蛔虫26例，有效率100％；排虫有效率88.4％。平均服药7.5剂。

15

1949

新 中 国
地方中草药
文 献 研 究
(1949—1979年)

1979

附　注　服药期间配合海群生200毫克，每日3次。
来　源　福州市第二医院内科。

肠道鞭毛虫病

处　方　委陵菜750克。
制　法　制成每10毫升含原生药7.5克的药液。
用　法　每日3次，成人每次30毫升，小孩每次10～20毫升。
疗　效　治疗212例，痊愈195例（其中3天痊愈168例，6天痊愈27例），好转14例，无效3例。
来　源　惠安县医院。

滴 虫 性 肠 炎

处　方　百部、苦参各15～24克，银花9～15克，槐花炭9～12克，生甘草3克。
制　法　水煎。
用　法　每日1剂，连服2～3剂。小儿剂量酌减。热重加白头翁、黄连；湿重加茯苓、炒苡米、炒扁豆；腹痛加白芍、川楝；腹胀满加枳壳、川朴；食欲不振加神曲、鸡内金。愈后用加减参苓白术散调养。
疗　效　治疗24例，除1例儿童得药即吐中断治疗外，其他均在3～10天内治愈。
附　注　治愈标准：临床症状消失，粪检1～3次未发现

16

滴虫，随访2～3年未复发。

来　源　将乐县机床厂卫生所。

高 血 压

处　方　油柑根、叶。

制　法　油柑根提炼浓缩，叶研成细粉，二 者 拌 成 颗粒，压制成片，每片含原生药0.5克。

用　法　每日服3次，每次6片。1个月为1疗程。

疗　效　治疗31例。降压：显效12例，有效12例，无效7例。改善症状：显效14例，有效13例，无效4例。

来　源　南安县卫协会。

冠 心 病

处方一　桂枝9克。

制　法　制成针剂或片剂。针剂每支2毫升，每毫升含原生药2克；片剂每片含原生药3克。

用　法　针剂每日1～2次，每次1支，肌肉注射；片剂每日3次，每次口服1～2片。

疗　效　治疗27例，显效17例，有效6例，无效4例。

来　源　福州市医学科学研究所临床研究室。

处方二　问荆、荷叶。

制　法　制成片剂，每片含问荆1.875克，荷叶1.25克。

1949
新 中 国
地 方 中 草 药
文 献 研 究
(1949—1979年)
1979

用　法　每日3次，每次4片。连服4～12周。

疗　效　治疗高脂血症50例。降总胆固醇：显效14例，好转28例，无效8例；降甘油三脂：显效19例，好转21例，无效10例。

来　源　厦门市第二医院。

肾　炎

处方一　雷公藤根木质部15～20克（成人）。

制　法　去净根皮，水煎。

用　法　每日1剂，2次分服，1个月为1疗程，儿童用量酌减。

疗　效　治疗54例（其中原发性肾小球肾病7例，慢性肾炎肾病型22例，慢性普通型肾炎7例，慢性高血压型肾炎8例，急性肾炎5例，隐匿型肾炎5例），完全缓解35例，基本缓解3例，部分缓解6例，无效10例。

附　注　①入院后均常规使用青霉素，每日80～160万单位，分2次肌注，连续1～2周。个别病例短期使用利尿剂，有时佐以茯苓、淮山、党参等以消除胃肠道反应。

②副作用：治疗54例中，18例出现胃肠道症状，主要为胃胀、便秘、恶心或轻微胃痛（多见于原有胃病史者）；1例出现局部过敏性皮疹；3例口角溃疡；5例有面部色素沉着，病人均能耐受。停药后副作用即消失，未见到白细胞、血小板明显减少和肝肾功能损害。

来　源　三明地区第二医院。

18

处方二　板蓝根、茅根、蒲公英、大小蓟各20克，银花15克，牛蒡子10克，马勃6克。

制　法　水煎。

用　法　每日1剂，连服9～15剂，外邪未清者加银翘散化裁；尿少者加瞿麦、萹蓄、车前子各10克，尿浊者加萆薢10克，石菖蒲5克；尿黄者加黄柏、栀子各10克，症状消除而尿检仍见蛋白少许者加六味地黄丸续服；反复感冒者，可加生黄芪或四君子汤。

疗　效　治疗急性肾炎20例，痊愈17例（临床症状消失，尿检阴性），无效3例。

来　源　建瓯建工医院。

处方三　金丝草、金银花、海金沙草各15克，连翘9克。

制　法　水煎。

用　法　每日1剂，2次分服，连服1～2个月。

疗　效　治疗急性肾炎14例，除3例提前出院外，其余11例均在2个月内尿常规转为正常。

来　源　福州市建新卫生院。

处方四　白术、泽泻各9克，桂枝4.5克，车前子15克，益母草、鹿蹄草、鱼腥草各30克，党参、茯苓各24克。

制　法　水煎。

用　法　每日1剂，半个月为1疗程。症状完全缓解后，继续服药一个月以巩固疗效。

气虚加黄芪，肾阳虚加附子、淫羊藿，肾阴虚加六味地黄汤，气血不足加当归补血汤，瘀血症状明显者加失笑散，

19

1949
新　中　国
地 方 中 草 药
文 献 研 究
(1949—1979年)
1979

湿热而见舌苔黄、脉滑数者加石苇、茵陈、土茯苓。

疗　效　治疗慢性肾炎蛋白尿20例，完全缓解者（尿蛋白转阴）15例，基本缓解者（尿蛋白±～＋）5例。半年随访未复发者16例，因外感复发者4例，再服上方加减后，病情稳定，尿检查迅速恢复正常。

来　源　福州市第一医院。

肾　盂　肾　炎

处方一　鸭跖草30克，野菊花、蒲公英、虎杖各15克。

制　法　水煎。

用　法　每日1剂，连服数剂。高热加黄柏9克，马齿苋、萹蓄各15克；尿中红细胞多，加茜草30克，大小蓟15克；尿中管型，加海金沙草15克。

疗　效　治疗急性肾盂肾炎50例，治愈29例，有效15例，无效6例。

来　源　福州市第二医院。

处方二　爵床、海金沙、白茅根各30克，金丝草、猫须草各15克。

制　法　水煎。

用　法　每日1剂，3次分服。

疗　效　治疗肾盂肾炎25例，显效16例，好转4例，无效5例。

来　源　福州市鼓山卫生院中医科。

20

处方三　白花蛇舌草30克，爬树蜈蚣9克。

制　法　水煎。

用　法　每日1剂，连服数剂。

疗　效　治疗30例，治愈21例，好转8例，无效1例。

来　源　福州市第一医院。

处方四　茵陈、蒲公英、滑石、败酱草、马鞭草各15克，蒲黄4.5克，甘草3克。

制　法　水煎。

用　法　每日1剂，连服7～10天。

疗　效　治疗80例，痊愈50例，基本治愈30例。

来　源　福州市第一医院。

血　尿

处　方　旱莲草、金丝草、车前草各10克，仙鹤草、十大功劳各12克，紫珠草15克，福氏星蕨30克，生栀子9克。

制　法　水煎。

用　法　轻者每日1剂，重者每日2剂。儿童用量酌减。

疗　效　治疗20例，痊愈9例，显效7例，无效4例。

来　源　霞浦县医院草药科。

单纯性偏头痛

处　方　川芎、独活、天麻各9克，茯苓、枸杞、生

21

1949
新 中 国
地 方 中 草 药
文 献 研 究
(1949—1979年)
1979

芪、虎骨各12克，熟地、枣仁各15克，防风6克。

制　法　水煎。

用　法　每日1剂，2次分服，连服3～10剂。

疗　效　治疗250例，有效率为90％。

附　注　方中缺虎骨时仍可服用。

来　源　福州市第一医院。

癫　痫

处　方　小春花、代赭石各9克。

制　法　水煎。

用　法　隔日1剂。

疗　效　治疗30例，基本治愈20例。

来　源　福州市第一医院。

失　眠

处方一　马尾松针叶。

制　法　洗净晒干，磨成细末，装入胶囊，每粒含原生药0.25克。

用　法　每日3次，每次3粒。

疗　效　治疗20例，显效2例，有效14例，无效4例。

来　源　福州市公费医疗门诊部。

处方二　黄花稔、金毛狗脊、白龙骨草各15克，鸡血藤

22

10克。

  制　法　水煎。

  用　法　每日1剂，2次分服。

  疗　效　治疗56例，有效48例，无效8例。

  来　源　福州市鼓楼区制药厂、福州市鼓楼区医院。

阳 痿 不 育 症

  处　方　高丽参10克，仙茅、枸杞、仙灵牌、苡米、沙蒺藜各30克，山茱萸、菟丝、巴戟天、锁阳各18克，阳起石15克，广狗鞭1条。

  制　法　取上药3剂量研粉，另取羊睾丸1副烘干后研粉，混合两药粉，蜜制为丸，如梧桐子大。

  用　法　早晚各服9克，连服1～3个月。

  疗　效　治疗5例均有效。

  来　源　福州市中医院。

脱 　 肛

  处　方　绥草根15克，龙须藤60克，仙茅根20克，朱砂根30克。

  制　法　水煎，加少许黄酒。

  用　法　每日·1剂，2次分服。

  疗　效　治疗34例。其中小儿16例，治愈13例，好转3例；成人18例，治愈10例，好转4例，无效4例。

23

1949

新　中　国
地方中草药
文　献　研　究
(1949—1979年)

1979

来　源　福州市中医院。

钩　吻　中　毒

处方一　山羊血（家养山羊）。

制　法　从山羊颈动脉抽出鲜血500～800毫升（或宰杀取之，或割刺取血）。

用　法　乘温灌服。

疗　效　治疗9例，治愈6例，死亡3例。

来　源　泰宁县医院、宁德地区第一医院。

处方二　铺地蜈蚣鲜品250克，韭菜鲜品10株，松毛芽（马尾松球果）10粒。

制　法　共捣烂加水1碗，去渣取汁。

用　法　每日1剂，连服3～5天。

疗　效　治疗9例，均治愈。

来　源　寿宁县医院。

编者按：钩吻中毒，病情危急，必须在医生严密观察下使用上二方，必要时应采取多方面抢救措施。

风　湿　痛

处方一　山姜根、九节茶。

制　法　二药各等量，制成注射液，每毫升含原生药2克。

24

用　法　据患者疼痛部位，循经取穴，以临 近 痛 点 为主，进行穴位注射。每次取 4 ～ 6 个穴位，每穴用量0.5～0.8毫升，总量 3 毫升，每日 1 次。 7 天为 1 疗程。

疗　效　治疗155例，痊愈109例，好转者42例。

来　源　长汀县医院针灸科。

处方二　防风、桂枝、苍术 各 6 克，川 乌、草 乌 各 3克，当归、络石藤各 9 克，苡米仁30克。

制　法　水煎。

用　法　每日 1 剂， 2 次分服，连服数 剂。风 胜 加 秦艽；湿胜加防己、木瓜；寒胜加附子、干姜；瘀痛加乳香、没药、红花、桃仁；气血虚弱加黄芪、熟地、何首乌。上肢为主者加桑枝；下肢为主者加牛膝、木瓜；腰背痛加杜仲、桑寄生。

疗　效　治疗320人，显效率50％，总有效率为84％。

来　源　福州市红星农场卫生院。

腰 肌 劳 损

处　方　土牛膝50～100克，猪肉60克，冰糖30克。

制　法　水煎。

用　法　每天 1 剂， 2 次分服。

疗　效　治疗108例，均获痊愈。其中 1 ～ 3 天治 愈 者96例， 4 ～ 7 天治愈者12例。

来　源　寿宁县武曲保健院。

25

1949
新中国
地方中草药
文献研究
(1949—1979年)
1979

腰 部 扭 伤

处　方　草菝葜、野牡丹、盐肤木、南蛇藤各15克，两面针、川续断各9克。

制　法　水煎。

用　法　每日1剂，2次分服。

疗　效　治疗124例，治愈96例，有效3例，无效25例。

来　源　福州市鼓山卫生院。

跌 打 损 伤

处　方　杨梅蚊母树二层皮。

制　法　取药研成粉末，备用。

用　法　内服：取30克药粉，布包水煎半小时，取澄清煎液炖猪瘦肉（60克），一天内服完。外用：取药粉30克，加适量酒精（或白烧酒），调匀外敷。

疗　效　治疗104例（绝大多数以"内伤"为主要证候），全部治愈，轻伤1～2剂即愈，重伤3～5剂可愈。

来　源　周宁县咸村中心卫生院。

急、慢性骨髓炎

处　方　蟑螂。

26

制　法　蟑螂去头足，放于新瓦片上焙干，研成细粉。

用　法　每日 3 次，每次1.5克，内服；另用细粉调开水敷患处。1 个月为 1 疗程。

疗　效　治疗25例，痊愈18例，有效 6 例，无效 1 例。

来　源　浦城县医科所。

急性蜂窝组织炎

处　方　鲜白菊花叶、三黄散（成药）、冰片、蜂蜜。

制　法　将菊花叶先行捣烂，然后加入三黄散、冰片、蜂蜜，拌调如泥状。

用　法　患处皮肤先撒上少许冰片粉末，然后敷上菊花叶、三黄散，用绷带包扎，每日换 1 次，连敷 3 天。

疗　效　治疗 7 例，均获痊愈。

附　注　如无菊花叶，可改用赤地利、葱根，敷后数小时，即有水样物渗出，同时红肿逐渐消退。

来　源　福州市第二医院。

丹　　毒

处　方　生地、苡米各15克，黑栀子、银花、连翘、赤芍、地丁、玄参各 9 克，丹皮 6 克，六一散12克（布包），板蓝根30克。

制　法　水煎。

用　法　每日 1 剂，2 次分服，连服 3 剂。

27

1949

新 中 国
地 方 中 草 药
文 献 研 究
(1949—1979年)

1979

疗　效　治疗7例，均痊愈。
附　注　其中2例曾加用抗生素。
来　源　福州市第二医院。

背　痈

处　方　六角仙、羊肉各120克。
制　法　水、酒各半炖。
用　法　每日1剂，连服14天。外用南五味子鲜叶或榆树叶和黄蜀葵叶，任选一种，冲刚沸之米汤水数分钟后敷患处。
疗　效　治疗30人，痊愈27人。
来　源　福州台江区制药厂。

多 发 性 脓 肿

处　方　胡颓子根、算盘子根各30克，鸡矢藤、蘡薁根、地耳草各20克，配鸡蛋1个。
制　法　水煎。
用　法　每天1剂，分2次服。
疗　效　治疗60例，疗程最短4天，最长40天，均全部治愈。
附　注　治疗期间均无配合抗生素，个别病势较重者加用了哥王注射液。

28

来　源　晋江县中草药验证组、晋江县医院。

疗　疖

处方一　蒲公英、紫花地丁各30克，草河车、苍耳子各15克，银花24克，福氏星蕨、赤芍各9克，麻黄3克。
制　法　水煎。
用　法　每日1剂，2次分服。
疗　效　治疗12例，痊愈8例，有效3例。
来　源　福州市台江区洋中卫生院。

处方二　鲜蛤蟆肝。
制　法　剖开蛤蟆腹部，取出其肝脏。
用　法　将其肝脏覆盖于患处，每日换2次，连敷3天。
疗　效　治疗15例，2～3天均痊愈。
来　源　闽侯县大湖医疗站。

处方三　黄蜀葵鲜叶适量。
制　法　加适量蜂蜜，共捣烂。
用　法　取适量摊于纱布上，敷患处，每日换1～2次。
疗　效　治疗58例。其中疔疮10例，均治愈，治愈时间平均为4天；疖肿45例，均在3～4天内治愈。
来　源　福州市郊区城门店前医疗站。

29

1949
新 中 国
地 方 中 草 药
文 献 研 究
(1949—1979年)
1979

荨 麻 疹

处方一　薄荷15克，桂圆5～6粒。

制　法　水煎。

用　法　每日1剂，2次分服。

疗　效　治疗20人，治愈18人，无效2人。

来　源　福州市公费医疗第一门诊部。

处方二　麻黄3克，赤豆、地肤子各20克，泽兰12克，豨莶草、苍耳子各15克，蝉衣6克。

制　法　水煎。

用　法　每日1剂，2次分服。

疗　效　治疗70例，治愈54例，有效11例，无效5例。

来　源　福州市鼓楼区医院。

带 状 疱 疹

处方一　蔓石松鲜全草、粳米（或糯米）各适量。

制　法　取适量粳米（或糯米）洗净，井水或凉水浸泡1小时后去水；蔓石松洗净，再用凉开水冲洗1次。将两药合捣成米浆状。

用　法　取药浆轻擦患处，每日擦4～5次（涂药以薄涂为宜，换药时，患处以冷开水洗去旧药，再涂新药）。3天为1疗程。

30

疗　效　治疗65例，显效57例，有效 8 例。

附　注　发病初期可取蔓石松15克，水煎服。

来　源　厦门市中医院。

处方二　柿油适量。

制　法　取未成熟柿子（果实）捣烂，加适量清水，搅动，然后静置20天，去渣，取胶状液（柿油），装瓶备用。

用　法　棉签蘸柿油涂之，每日数次，以保持患处湿润为度。

疗　效　治疗 8 例，均痊愈。

来　源　福州市政工程公司。

痒　疹

处　方　蒲公英、紫花地丁、银花、藓皮、荆芥、生地、紫草、赤芍各 9 克，甘草、蝉退各 6 克。

制　法　水煎。

用　法　每日 1 剂，分 2 次服。

疗　效　治疗70例，痊愈56例，显效 7 例，好转 5 例，无效 2 例。平均用药32.8±11.5天，平均起效日数为5.7±1.77天。

来　源　厦门市第一医院皮肤科。

玫瑰糠疹

处　方　元参、生地、赤芍、苍耳、野菊花、紫草、荆

31

1949
新 中 国
地 方 中 草 药
文 献 研 究
(1949—1979年)
1979

芥各 9 克，黄芩、蝉退、甘草各 6 克。

制　法　水煎。

用　法　每日 1 剂，2 次分服。

疗　效　治疗200例，痊愈170例，显效 15 例，好转12例，无效 3 例。

来　源　厦门市第一医院皮肤科。

神 经 性 皮 炎

处　方　土槿皮、羊蹄根、山花椒根、草乌、大枫子各37克，白芨、槟榔各36克，博落回根、斑蝥各18克，百部 7 克。

制　法　酊剂：取斑蝥浸入20％醋酸液中，2 星期后过滤，药渣复浸于75％乙醇中，2 星期后再过滤，合并两次药液；其余各药打成粗粉，装瓶，用75％乙醇浸过药面，一个月后过滤。合并药液，加75％乙醇至1000毫升，分装备用。

软膏：将上述药物研成细粉，过100目筛，加凡士林调匀，酌成30％的软膏，分装备用。

用　法　酊剂，每日外擦 2～3 次；软膏，每日外擦 2 次。

疗　效　治疗40例，治愈26例，显效 5 例，好转 6 例，无效 3 例。

来　源　宁化县医药研究所。

银 屑 病

处　方　鲜菝葜全草。

32

制　法　浸泡，水煎，浓缩成每100毫升含原生药50克的药液。

用　法　每次口服30～50毫升，每日3次。儿童用量酌减。

疗　效　治疗70例，痊愈18例，显效22例，好转19例，无效11例。

来　源　厦门市第一医院。

急　性　结　膜　炎

处　方　夏枯草30克，冬桑叶15克，野菊花24克。

制　法　水煎。

用　法　每日1剂，2次分服，连服3～4天。

疗　效　治疗104人，均在服药后3～4天获愈。

附　注　第一次服药时配合使用消毒注射针头挑破耳后静脉管，挤出少量血液，可增强疗效。服药期间禁食酒、酸、辣食品。

来　源　福州台江区制药厂。

鹅　口　疮

处方一　葫芦茶、积雪草各15克。

制　法　水煎。

用　法　每日1剂，2次分服，连服3天，并用煎液漱口。

33

1949

新 中 国
地 方 中 草 药
文 献 研 究
(1949—1979年)

1979

疗　效　治疗18例，均于2～3日内治愈。
来　源　福州市第二医院小儿科。

处方二　一枝黄花250克。
制　法　加水1500毫升，煎至500毫升。
用　法　漱口，每日4次。
疗　效　治疗120例，均于2日内治愈。
来　源　福州市第一医院。

扁　平　疣

处　方　生香附20粒（约10克），鸡蛋或鸭蛋1个。
制　法　将生香附洗净、碾碎，加少许油、盐和蛋同炒。
用　法　一般隔日或3～4日服1次，5～8次为1疗程。儿童药量酌减。
疗　效　治疗14例，经2～5次治疗痊愈者10例，6～8次后减轻者2例，经8次治疗后无效2例。
附　注　孕妇忌服。
来　源　龙溪地区医院皮肤科。

月　经　过　多

处方一　贯众、紫珠草、旱莲草各15克，侧柏叶9克。
制　法　水煎。

34

用　法　每日1剂，2次分服，连服1～2剂。

疗　效　治疗92例，有效者占89％。大部分病人服1～2剂后血即止。

来　源　福州市医学科学研究所、福州市中医院。

处方二　金樱子、制首乌、紫珠草、赤地利、荔枝壳各15克，仙鹤草9克。

制　法　水煎。

用　法　每日1剂，2次分服。血热型加生地、麦冬、沙参、地骨皮各9克，黑栀子6克；血瘀型加丹参、土牛膝各9克，旱莲草15克；气虚型加党参15克，白术、黄芪各9克。

疗　效　治疗83例，治愈33例，显效29例，有效11例，无效10例。

采　源　福州市台江区医学科学研究所。

痛　经

处方一　益母草、星宿菜、南五味子根、旱田草各15克，连钱草12克，马樱丹3克。

制　法　水煎。

用　法　每日1剂，分2次服。

疗　效　治疗198例，痊愈127例，显效36例，有效21例，无效14例。

来　源　福州市台江区医学科学研究所。

1949
新 中 国
地 方 中 草 药
文 献 研 究
(1949—1979年)
1979

处方二　七姐妹根45克，七叶莲9克，鸡蛋2个。

制　法　将蛋壳敲裂入药，水煎后去渣加少量酒。

用　法　经前1～2天开始服，每日2次，连服2～4天。

疗　效　治疗28例，有效27例，无效1例。

来　源　福州市台江区医学科学研究所。

闭　经

处　方　马鞭草、益母草各12克，旱田草、土牛膝各9克。

制　法　水煎，加少量酒。

用　法　每日1剂，2次分服，连服2～4剂。

疗　效　治疗45例，有效38例。

来　源　福州市台江区医学科学研究所。

崩　漏

处　方　生地、侧柏叶各9克，连翘、紫珠草、贯众、旱莲草各15克，艾叶3克。

制　法　水煎。

用　法　每日1剂，2次分服，连服3天。

疗　效　治疗63例，有效者占88.8%。

附　注　一般服药1～2剂后血量减半，2～3剂后血止。个别病例服第一剂后血量反增多，2～3剂后血止，尤

36

见于子宫后位患者。

来　源　福州市医学科学研究所。

慢 性 附 件 炎

处　方　映山红30克，乌蔹莓15克，白石榴根30克，黄柏12克。

制　法　水煎加冰糖适量。

用　法　每日1剂，2次分服。

疗　效　治疗35例，显效26例，有效7例，无效2例。

来　源　福州台江区医学科学研究所。

慢性子宫体炎

处　方　党参、连翘、白花蛇舌草各15克，茯苓、白术、黄芪、蒲公英、香附、地骨、黄柏、椿皮各9克，当归6克。

制　法　水煎。

用　法　每日1剂，2次分服。连服20～30剂。

疗　效　治疗15例，治愈11例，好转4例。

来　源　福州市医学科学研究所。

带　下

处　方　芡实、苡米各30克，淮山25克，白果肉9克。

1949

新 中 国
地方中草药
文 献 研 究
(1949—1979年)

1979

制　　法　　水煎。

用　　法　　每日1剂，连服2～3天。

疗　　效　　治疗15例，均痊愈。

来　　源　　福州市台江区医院。

阴　道　炎

处　　方　　黄连粉、黄柏、黄芩各1份，紫草根、枯矾各2份。

制　　法　　上药研成细末，加入冰片1/5份，备用。

用　　法　　治疗前先用1/5000新洁尔灭或1/5000高锰酸钾冲洗阴道，然后取药末2克，撒在扎线蝶形棉花上，塞入阴道，将线头留在阴道外，嘱病人12小时后自行抽出（或将药末通过阴道镜直接撒在患部）。如患者外阴瘙痒，可另取药末局部撒敷。

疗　　效　　治疗50例，治愈41例。

来　　源　　厦门市东风区医院妇产科。

女 阴 白 斑 病

处　　方　　紫草根、黄连素各15克，紫珠草9克，枯矾、煅硼砂各30克，冰片1.5克。

制　　法　　共研成粉（黄连素、冰片除外），过100目筛，然后加入冰片、黄连素共研匀，密盖备用。

用　　法　　先将局部洗净，把散在棉花片上的粉末敷上，

38

每日2次。若在会阴部，每次小便后应换药1次。

疗　效　治疗12例，治愈10例，有效1例。2年后复发1例，再治又获效。

来　源　福州市中医院、福州市医学科学研究所。

产 后 感 染

处　方　蒲公英、紫花地丁各30克，金银花、野菊花、天葵各9克。

制　法　水煎。

用　法　每日1剂，2次分服，连服2～3剂。

疗　效　治疗34例，治愈21例，好转13例。

附　注　个别病例加用抗生素。

来　源　福州市第二医院妇产科。

产 后 关 节 痛

处　方　土牛膝9克，阿利藤、杜鹃根、猪瘦肉、金针菜根各60克。

制　法　水煎，取药液炖肉。

用　法　每日1剂，2次分服。

疗　效　此系临床常用方，疗效满意。

来　源　福州市仓山区医院。

乳 腺 炎

处　方　大蓟根。

1949

新　中　国
地 方 中 草 药
文　献　研　究
(1949—1979年)

1979

制　法　洗净，捣烂取汁，加入20％凡士林拌匀。

用　法　炎症期，把药膏涂在消毒纱布上，贴于患处，4～6小时换药1次；化脓期，先行局部切口引流，再敷药膏，每4小时换药1次，3天后改为6小时换药1次。

疗　效　炎症初期患者23例，一般2～3天治愈；硬结红肿期4例，5天治愈；化脓期2例，1个月治愈。

来　源　顺昌际会射屯村。

乳腺小叶增殖

处　方　深绿卷柏15克，丝瓜络、山甲、土茯苓各9克，夏枯草、浙贝各6克。

制　法　水煎。

用　法　每日1剂，2次分服。

疗　效　治疗22例，痊愈18例，有效3例，无效1例。

来　源　福州市仓山区医院。

新生儿吸入性肺炎

处　方　麻黄24克，桂枝18克，甘草12克，杏仁、葶苈子、白芥子、莱菔子各15克。

制　法　煎汤雾化吸入。

用　法　每日1剂，吸3次，每次20～30分钟，连服3天。

疗　效　治疗18例，治愈14例，死亡4例。

40

来　源　福州市第二医院妇产科、小儿科。

先天性不全性胆管闭锁

处　方　茵陈、黄柏、栀子各9克，白毛藤24克，四川金钱草15克。

制　法　水煎。

用　法　每日1剂，2次分服，连服3～7天。

疗　效　治疗7例，有效6例，无效1例。

来　源　福州市中医院。

41

1949

新　中　国
地 方 中 草 药
文　献　研　究
(1949—1979年)

1979

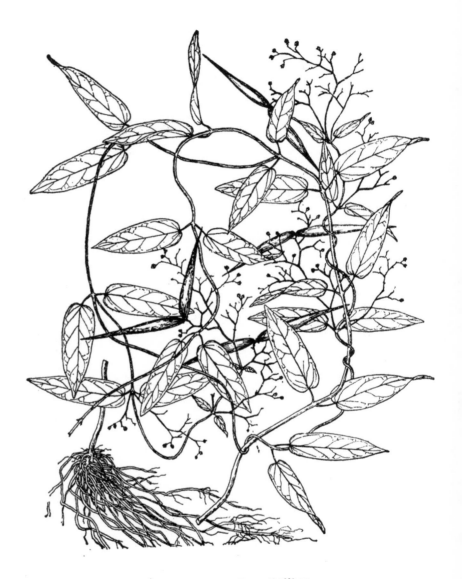

图1　七层楼（萝摩科）
Tylophona floribunda Miq.

42

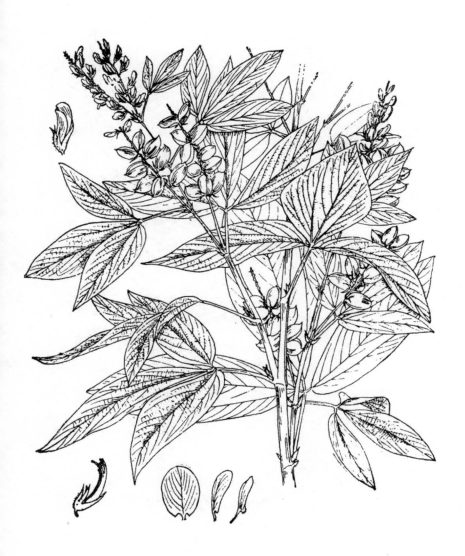

图2　大叶千斤拔（豆科）
Moghania macrophylla (Willd.) O. Kuntze

43

1949
新 中 国
地 方 中 草 药
文 献 研 究
(1949—1979年)
1979

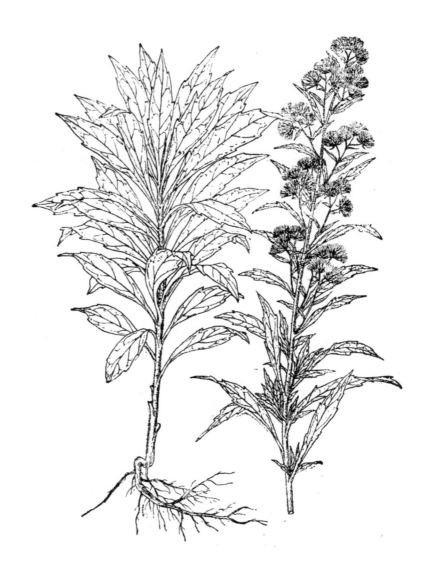

图3 小白酒草（菊科）
Conyza canadensis (L.) Cronq.

44

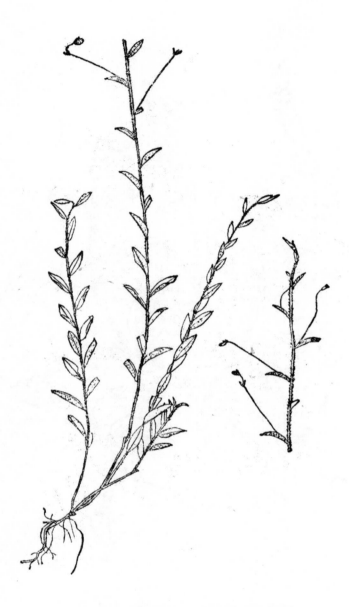

图 4　土丁桂（旋花科）
Evolvulus alsinoides L.

45

1949
新　中　国
地方中草药
文　献　研　究
(1949—1979年)
1979

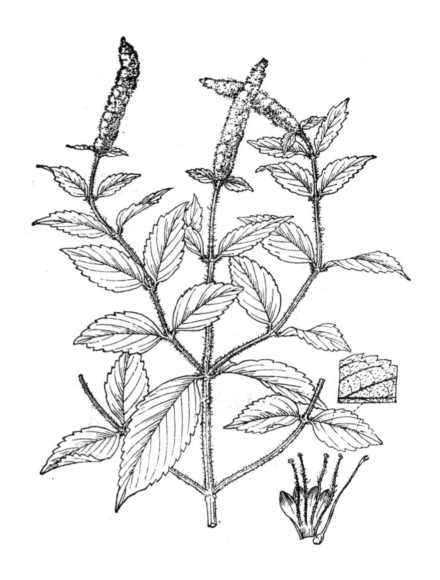

图 5　水珍珠菜（唇形科）
Dysophylla auricularia (L.) Bl.

46

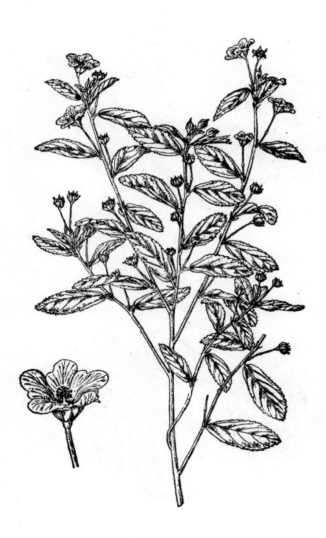

图 6　白背黄花稔（锦葵科）
Sida rhombifolia L.

47

1949

新　中　国
地 方 中 草 药
文　献　研　究
(1949—1979年)

1979

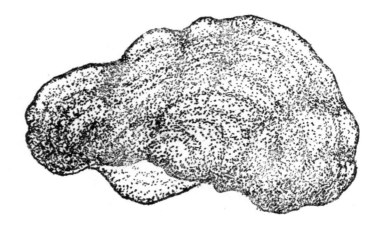

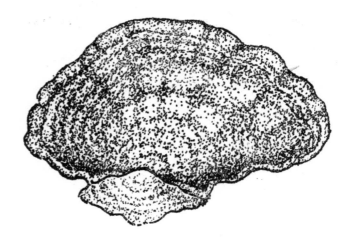

图 7　红琼菇（多孔菌科）
Trametes sanguinea (L. ex Fr.) Lloyd

48

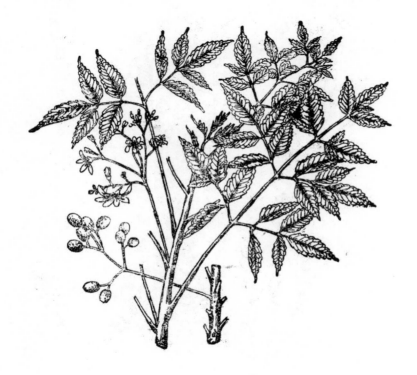

图8　苦楝（楝科）
Melia azedarach L.

49

1949
新 中 国
地方中草药
文 献 研 究
(1949—1979年)
1979

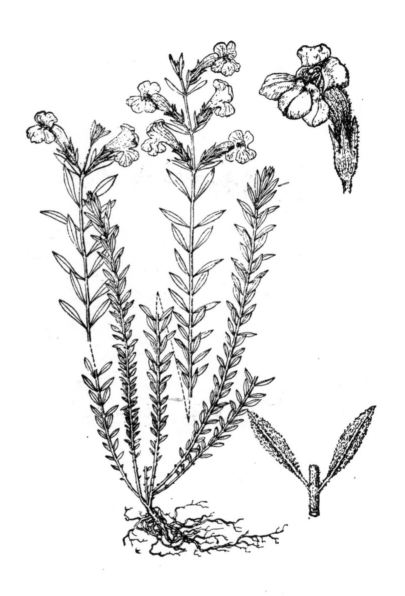

图9　沙氏鹿茸草（玄参科）
Monochasma savatieri Franch.

50

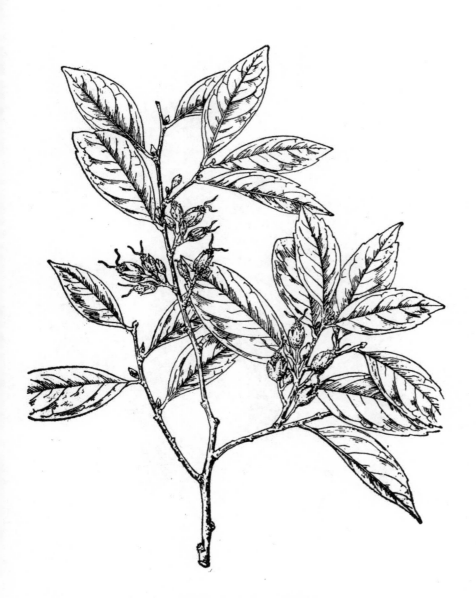

图10 杨梅蚁母树（金缕梅科）
Distylium myricoides Hemsl.

51

1949

新 中 国
地 方 中 草 药
文 献 研 究
(1949—1979年)

1979

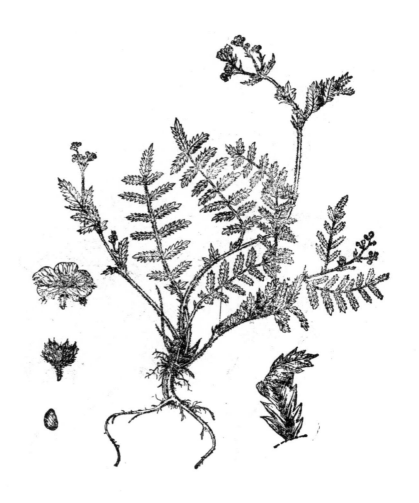

图11 委陵菜（蔷薇科）
Potentilla chinensis Ser.

52

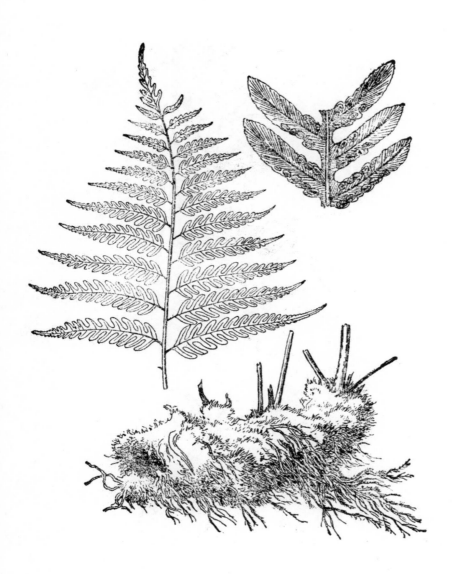

图12 金毛狗脊（蚌壳蕨科）
Cibotium barometz (L.) J. Sm.

53

1949

新 中 国
地方中草药
文 献 研 究
(1949—1979年)

1979

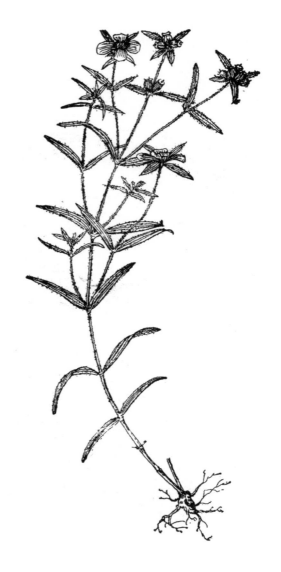

图13　金锦香（野牡丹科）
Osbeckia chinensis L.

54

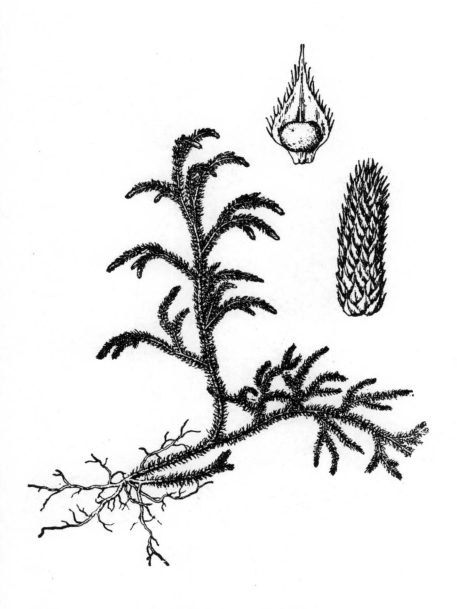

图14　垂穗石松（石松科）
Lycopodium cernnum L.

55

1949

新 中 国
地 方 中 草 药
文 献 研 究
(1949—1979年)

1979

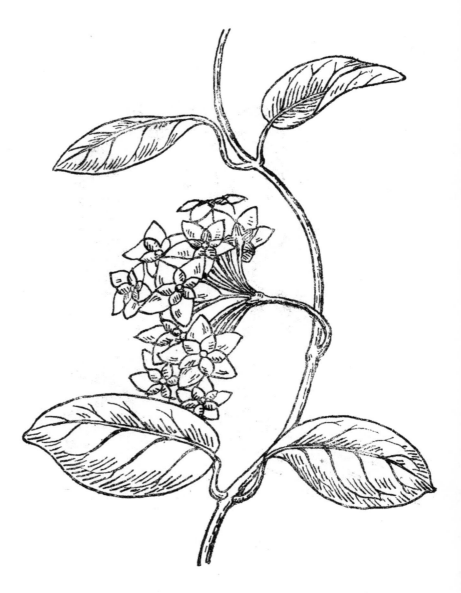

图15　球兰（萝藦科）
Hoya carnosa (L. f.) R. Br.

56

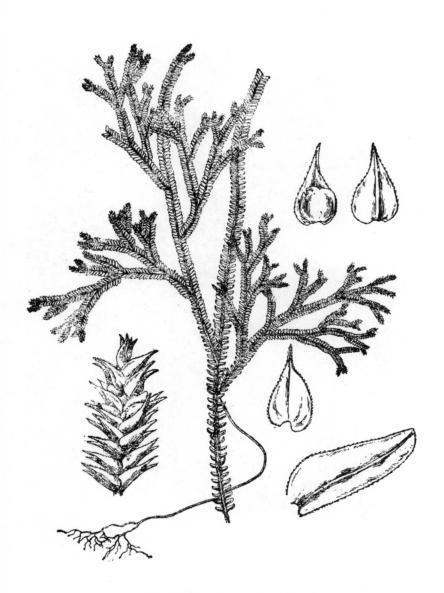

图16 深绿卷柏（卷柏科）
Selaginella doederlenii Hieron.

1949
新 中 国
地 方 中 草 药
文 献 研 究
(1949—1979年)
1979

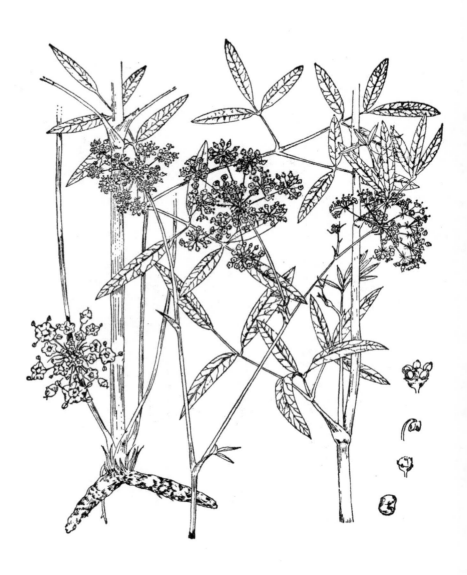

图17 隔山香（伞形科）
Angelica citriodora Hance

58

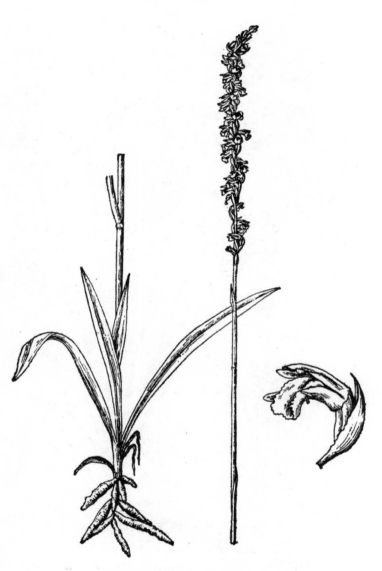

图18 绶草（兰科）
Spiranthes lancea (Thunb.)
Backer. Bakh. f. et V. Steenis

59

1949

新 中 国
地方中草药
文 献 研 究
(1949—1979年)

1979

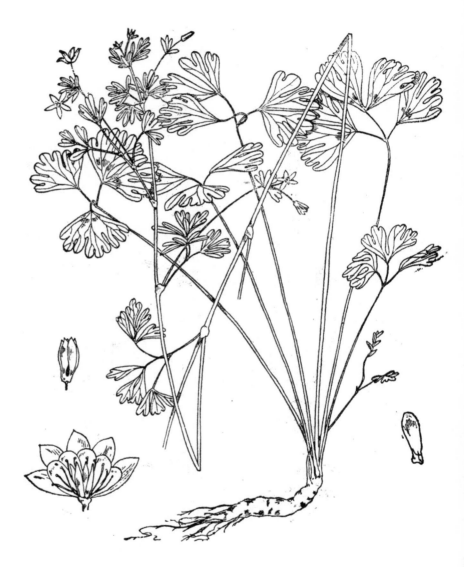

图19 天葵 (毛茛科)
Semiaquileqia adoxoides (DC.) Makino

60

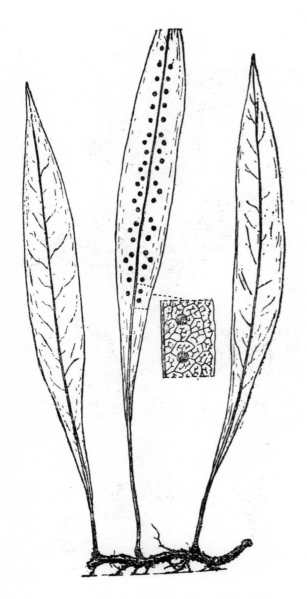

图20　福氏星蕨（水龙骨科）
Microsorium fortunei (Moore) Ching

61

1949

新　中　国
地方中草药
文　献　研　究
(1949—1979年)

1979

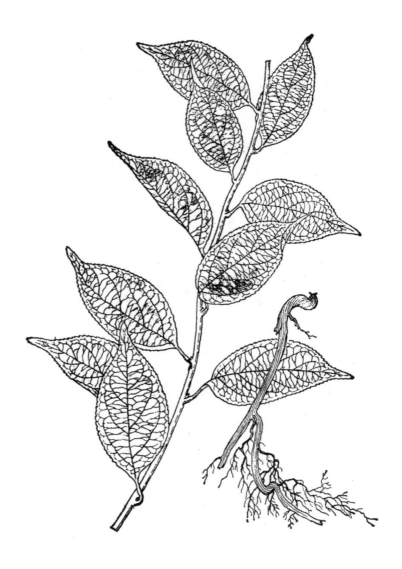

图21　雷公藤（卫矛科）
Tripterygium wilfordii Hook. f,

62

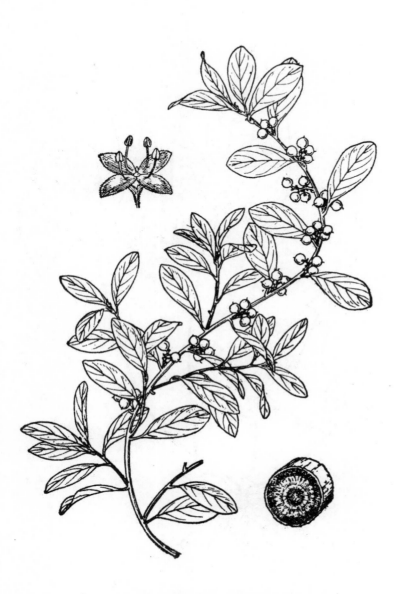

图22 酸果藤（紫金牛科）
Embelia laeta (L.) Mez

63

1949

新 中 国
地 方 中 草 药
文 献 研 究
(1949—1979年)

1979

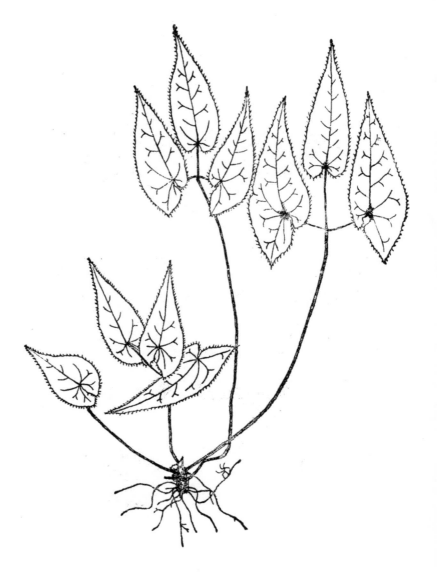

图23　箭叶淫羊藿（小檗科）
Epimedium sagittatum (Sieb. et Zucc.) Maxim.

64

钦州地区民间中草药方资料汇编（第一集）

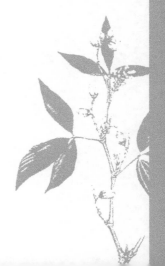

提　要

钦州专区卫生组编印。

1969 年 1 月印刷。共 192 页,其中前言 4 页,目录 9 页,正文 171 页,更正表 8 页。

平装铅印。

前言简介了本书编写缘起。编写组根据钦州专区各县市的民间中草药方选编成这本资料,供各县市、公社、大队基层卫生人员参考使用。本书中大多数处方经广大群众长期实践证实疗效很好,但有些处方疗效还有待总结提高。

本书收载处方分为内科病方,外科病方,妇、产、儿科病方,眼、耳、鼻、喉、口腔科病方 4 大类。每类下先列疾病,每种疾病下又有处方若干。每方包括药物、用法等内容。

本书中注有"※"的处方,表示已有人试用,确有疗效。

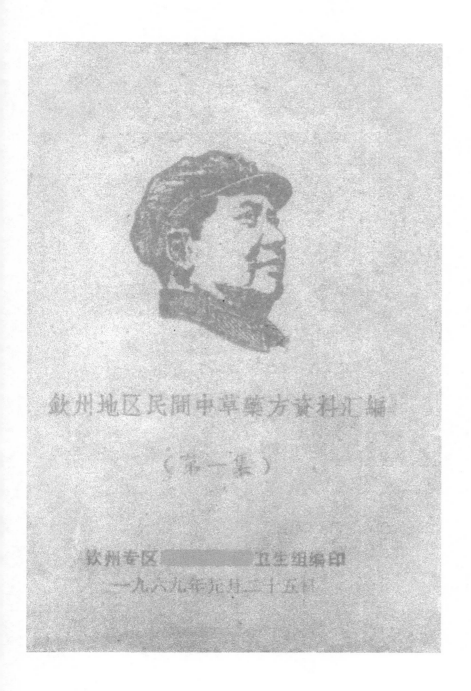

钦州地区民间中草药方资料汇编

（第一集）

钦州专区　　　　　卫生组编印
一九六九年元月二十五日

更 正 表

页数	行数	误	正
9	7	山枝子一两	山枝子根一两
	13	土菌陈	土菌陈
10	14	蜜 灸	蜜 炙
11	4	猪 肝	猪 胃
	15	共煲服	用法：共煲服
12	13	共煎至	用法：共煎至
15	6	汴 根	研 末
16	7—8	参用成药	参考成药
17	2	舌 性	舌 质
			1

1949

新　中　国
地方中草药
文　献　研　究
(1949—1979年)

1979

勘误表

页数	行数	误	正
18	4	揭烂	用法：捣烂
24	9	老虎须一至二两	老虎须一至二钱
	10	吐干净，上药	吐干净后，上药去
		去老虎尾	老虎须
26	12	烧烘或灰	烧烘成炭
39	10	煎至二杯纯服	煎至一杯纯服
42	13	芭蕉根 白颈蚯蚓	芭蕉根下，白颈蚯蚓
47	7－8	（约重一两）	（约重一钱）
51	4	米 酒	米酒适量
53	11	方 二	二 方

3

页数	行数	误	正
55	1	外 科	外 科
56	9	（又名冉蔓草）	（又名南蔓草）
57	6	无红肿时	无红肿痛时
59	10	大种牙郎蕊	大种剁牙郎蕊
60	1	朝简木	朝简木，水勤磨
60	8	山苦瓜磨酸醋	山苦瓜磨酸醋涂
60	12	碳（少量）	石灰（少量）
63	13	外 用	外 敷
68	6	已成疮	③已成疮
71	14	雍 莱	瓷 莱
72	7	在加人	后加人

1949
新　中　国
地 方 中 草 药
文　献　研　究
（1949—1979年）
1979

页数	行数	误	正
73	8	凿麻匀和	凿麻油匀和
79	9	使开丸灌服	使开丸灌服
84	14	母 苹	甘 草
86	11	凤凰（小鸡）	凤凰鸡（小鸡）
87	7	溶丸取出	将熟取出
88	1	先复准正骨	先复位正骨
	5	红乌柏木根	红乌柏木根
91	14	主治外伤	亦治外伤
94	12	先用水筷	先用水氽
97	1	异拔物出	异物拔出
97	9	伤口对例二、三	伤口对侧二、三

页数	行数	误	正
99	1	伤外即消	伤处即消
99	6	用上药食留液	用上药蒸留液
99	14	金英根二片	金英根二皮
99	15	鸡旦、二流米水，	鸡旦白、二流米水
100	12	蛇咬伤	蛇咬伤
103	1	米水二冲服	米水冲服
103	11	细骏草	细骏节
105	8	鹰爪木	鹰爪木
106	6	灵芝	灵脂
106	13	比方	比方
109	3	艾籴	艾灸

5

1949
新 中 国
地 方 中 草 药
文 献 研 究
(1949—1979年)
1979

页数	行数	误	正
110	3	左侧灸右	左侧灸右
110	4	咬右侧灸左手，	咬右侧灸左手，
112	4	灸至痛	灸至痛
112	3	一方	✕一方：
			用法：口嚼噙汁。
			搞敷伤处即止痛。
121	4	一方：	✕一方：
122	8	灸法：	灸法：
122	11	灸法：	灸法：
122	15	竹青称	青竹称
123	8	电针治法？	电针疗法，

页数	行数	误	正
127	9	肉鸡	鸡肉
132	1	年服一次	服一次
134	6	瘦肉同煲	瘦肉四两同煲
138	12	连台	连召
	6	蒲芽	蒲羹
146	11	一至钱	一至二钱
154	8	狼狗叶	榎木叶
155	2	青苔	青苔
	4	（鼻蛆）	（鼻蝍）
157	14	濑尾毛灰	濑尾毛灰
	9	每人	每日 7

1949
新　中　国
地 方 中 草 药
文　献　研　究
(1949—1979年)
1979

页数	行数	误	正
159	9	刀斧伤	刀斧伤根
161	6	扁桃腺炎	扁桃腺脓肿
162	9	亦用效	亦有效
目录 8	13	（鼻衄）	（鼻蚵）

目　录

内　科

第一章 传染性疾病

1949
新中国
地方中草药
文献研究
(1949—1979年)
1979

第二章 呼吸系統疾病

第三章 消化系統疾病

2

第四章 泌尿生殖系统

第五章 运动系统

第六章 神经系统

第七章 其 他

3

1949

新 中 国
地方中草药
文 献 研 究
(1949—1979年)

1979

外　科

第一章　疮　疡

4

第二章　跌打外伤

1949

新 中 国
地 方 中 草 药
文 献 研 究
(1949—1979年)

1979

6

7

1949

新 中 国
地 方 中 草 药
文 献 研 究
(1949—1979年)

1979

眼、耳、鼻、喉、口腔科疾病

第一章 眼科疾病

第二章 耳科疾病

第三章 鼻科疾病

8

第四章 咽喉科疾病

第五章 口腔科疾病

1949

新 中 国
地方中草药
文 献 研 究
(1949—1979年)

1979

· 白 页 ·

内 科

· 白 页 ·

第一章 传染性疾病

一、伤风（感冒）

※一方：

药物：苏叶二钱 艾叶二钱 黄皮果
叶一钱 薄荷叶一钱

用法：水煎服

※二方：

药物：生姜 生葱头 薄荷叶少许
黄糖

用法：先将前三味药捣烂，煲黄糖
水冲服（或入药煲滤即可）并
盖被出汗为度。

1

1949

新 中 国
地 方 中 草 药
文 献 研 究
(1949—1979年)

1979

※三方：

药物：夜模草（即水百足）二两
用法：水煎服。

※四方：

药物：龙眼木叶二两　黄皮果叶一
　　　两
用法：水煎服。

※五方：

药物：龙眼木叶 3—4 斤　米辣椒
用法：龙眼木叶煎水洗身，米辣椒
　　　擦大椎穴并盖被取汗为度。

※六方：

药物：蟑螂数只　生盐少许
用法：蟑螂去翅、足，与生盐少许捶
　　　烂外敷印堂太阳两穴位（主

2

治伤风头痛）

※七方：

药物：鹅不食草三至五钱

用法：捣烂塞鼻孔治鼻塞流涕。或
　　　用来煎水服。

二、水　痘

药物：板兰根一至二两　柚树叶适量

用法：板兰根水煎分二次服。柚树叶
　　　煎水洗身。

三、白　喉

药物：土牛七五钱至一两　板兰根一
　　　两至二两

用法：水煎分两次服每日一服。

3

1949

新 中 国
地 方 中 草 药
文 献 研 究
(1949—1979年)

1979

四、百日咳

药物：狗蹀耳一两至二两　夜模草一
两至二两

用法：水煎冲糖分二次服。

五、流行性腮腺炎

药物：板兰根一两至二两　大青叶
（适量）

用法：板兰根煎水分二次服。大青叶
捣烂外敷。（或用青黛粉开水
涂患处）

六、肺結核、咯血

一方：

药物：红冬叶根　　红铁树根
红柚树根　　桑寄生

4

　　　假花生藤　　桑树格

　　　有毛粪箕昌　　水榕树寄生

　　　生葛根　　　　五指牛奶木根

　　　红尾鬼灯笼根各六钱

　　用法：上药与猪脚煲汤服。（主治

　　　　肺结核咯血）

二方：

　　药物：七木寄生　　篱巴竹寄生

　　　　　柠檬寄生　　松树寄生

　　　　　刀伤木寄生（又名刀斧伤）

　　　　　桑树寄生　　油甘树寄生

　　用法：水煎服。（主治肺结核吐血）

三方：

　　药物：能药一两　田七五钱至一两

　　　　　（生用）

　　用法：煲猪脚不放盐，待冷服。（主

1949
新 中 国
地 方 中 草 药
文 献 研 究
(1949—1979年)
1979

治肺结核吐血、血痰）

四方：

　　药物：一枝香一两
　　用法：上药煲猪肉服（或煲猪骨服）
　　　　　治肺结核。

五方：

　　药物：坡辣茶一两
　　用法：坡辣茶煲猪骨服，治肺结核
　　　　　吐血、咳血。

六方：

　　药物：百草霜　血余炭　干羌炭
　　　　　干艾炭
　　用法：共研末加米酒少许冲开水
　　　　　服。
　　注：①可治疗肺结核略血。

⑥

②可治疗大流血。

③鼻出血可用竹筒吹入。

七方：

药物：红马胎根

用法：煲水服。（治吐血）

八方：

药物：盘长花根　红雷豆根　节节
花（全草）　春花木　猪肚
木根　细种蕃桃果根（或红
心蕃桃果根代之）鬼灯笼根
各用干药三至五钱

用法：水煎服。

注意煲药时煲沸即去煲盖严
防倒汗水滴回药汤，用水两
碗，煎至半碗在晚饭后服，

7

1949

新 中 国
地 方 中 草 药
文 献 研 究
(1949—1979年)

1979

复二流待明早空腹服。（煲好即服）

加减：食欲差加重盘长花根，咳血加红豆根，咳嗽痰多加毛茄根，口干加桑树格，胸痛加散血丹，血虚加鸡血藤、黑豆、黄枝子根、三叉牛奶木根，背痛加金英寄生。

禁忌：服药期间忌服鱼腥、禁止性交、左右扭、吹风散药物。（主治肺结核）

七、肝 炎

※一方：

药物：葫芦茶二两　半边连一两半
　　　雷公根三两　车前草一两

8

　　　　　　红铁树叶一两

　　用法：煎水加少量白糖分二次服。

　　主治：急性黄疸型肝炎并治合并内

　　　　　　脏出血。

※二方：

　　药物：黄药（又名大田根）五钱至

　　　　　　一两　黄芫五钱　山枝子一

　　　　　　两　较剪黄根一两　翠骨木

　　　　　　根一两

　　用法：加入少量猪骨头同煲二次分

　　　　　　服。（主治急性黄疸型肝炎）

※三方：

　　药物：士茵陈二两　木黄连两半

　　　　　　红枣四只

　　用法：水煎两次分服。（如无黄莲

9

1949

新 中 国
地 方 中 草 药
文 献 研 究
(1949—1979年)

1979

可用田基黄代加糖冲服）

四方：

药物：黄藤（又名无爷娘）　黄竹
叶（竹节红色叶有毛）山枝
子叶

用法：煎水洗身。

五方：

药物：白乌桕树根皮一两　黑枣五
至十只

用法：水煎服，连服七天为一疗程，
（主治急性黄疸型肝炎）

※六方：

药物：鸡骨草根

用法：切片（晒干）蜜炙煎水服或
切片煲猪肝服，连服一周显

10

效。（主治急慢性肝炎）

※七方：

药物：葵扇子十五粒（去壳取仁打烂）猪肝或瘦肉适量。

用法：葵扇子先煲四至五小时后加入猪骨再煲一至二小时，取汤服。（主治慢性肝炎）

※二方：

药物：板兰根　夏枯草　生枝子　柴胡　乳香　没药　檀香　沉香　降香　香付　砂仁

用法：水煎服。治慢性肝炎。

三方：

药物：雷公根适量　白毛鸭共煲服。（治慢性肝炎）

11

1949

新 中 国
地 方 中 草 药
文 献 研 究
(1949—1979年)

1979

四方：

　　药物：石斛四两　　　黑芝麻半斤

　　　　　兔肝四两　　　兔胆一只

　　　　　黄毛雌鸡一只

　　用法：劏鸡去毛杂，将前四味药纳
入鸡腹内，缝好，放盅内隔
水燉至溶烂，放少许糖，不
放盐，每日服二至三次，每
次服量一至二匙。

　　（治慢性肝炎）

五方：

　　药物：水蛭一两　蜂糖二两　酒适量
共煎至一杯服。

六方：

　　药物：白头艾适量　生鱼（班鱼）

　　12

一条或牛肉四两

用法：煲水服。

七方：

药物：蒜头米半斤 花生米四两 猪
尿泡一只（即猪膀胱）

用法：煲水服。

注：五方至七方为治疗慢性
肝炎。

八方：

药物：大野芋头 黄枝子根 电光能
木尾金狗头（碎骨补）

用法：煲水服，或与米椿粉做糍食，
（忌糯米一个月，主治黄食
即黄疸）

13

1949

新 中 国
地 方 中 草 药
文 献 研 究
(1949—1979年)

1979

八、痢 疾

※一方：

药物：凤尾草 苦麻仁 石榴皮
用法：水煎服。

二方：

药物：红背菜 鸭蛋 酸醋（适量）
用法：共煲服。

三方：

药物：红鲤鱼 酸糟（或酸醋）适量
用法：共煮服。

四方：

药物：鸡屎藤
用法：擦二流米水饮

14

五方：

药物：红豹牙郎根

用法：煲水饮。

六方：

药物：鸦胆子　面粉　各适量

用法：研根与面粉搓成丸如羊屎
大，日服三至六丸。
（主治阿米巴痢疾）

七方：

药物：水红芋头　野茨菇　各适量

用法：煲水服。　（注：上一至五
方、七方均为治疗红白痢）

15

1949

新 中 国
地 方 中 草 药
文 献 研 究
(1949—1979年)

1979

九、乙 脑

一方：

药物：板兰根五钱至二两　紫雪丹
安宫牛黄丸　神犀丸　苏合
香丸　猴枣散

用法：一般轻症用板兰根煎水分二
至三次服。若病情严重可参
用成药使用。

①热甚昏迷者，可用紫雪丹
0.5—2钱分二至四次服。

②高热深昏迷，抽搐惊厥者，
可用安宫牛黄丸一丸，分二
次服；或神犀丸一粒分二次
服。

③深度昏迷，抽搐惊厥，热不盛

16

者，可用局方至宝丹一粒，
分二次化服；舌苔厚，舌性
不红绛，用苏合香丸一粒，
二次分服。

④痰涎壅盛，呼吸短促，欲绝
者可用猴枣散一至三分，一
次化服。

⑤一般高热，神志模糊者，可
用牛黄清心丸1—2丸二至
四次分服。或用巴蕉地下的
蚯蚓1—3条开肚去泥捣烂
开水冲去渣取沉清液温服。

注：当病人清醒后，根据具体情况
处理。

17

1949
新 中 国
地方中草药
文 献 研 究
(1949—1979年)
1979

十、疟 疾

※一方：

药物：鹅不食草三至五钱

捣烂冲开水，于冷前二小时服，或捣烂塞鼻孔。

※二方：

药物：相思藤根一两

用法：水煎于冷前二小时服。

※三方：

药物：鬼羽箭五钱至一两 黄糖适量

用法：共煲水，于发冷前二小时服。

四方：

药物：鹰爪树乳汁（又名面盆架）

18

〈—15毫升

用法：与白糖冲服于发冷前二小时
服。

五方：

药物：鬼划符叶一两（又名黑门神）

用法：捣烂入少许米酒冲开水服，
（冷前服）并用龙眼木叶煎
水洗身，必要时可加米椒擦
大椎穴。

19

1949

新 中 国
地 方 中 草 药
文 献 研 究
(1949—1979年)

1979

咳

第二章 呼吸系統疾病

一、咳嗽（急慢性支气管炎）

※一方：

药物：蒜头 葱头 勾头草 牛脚趾果（柠檬）叶 狗蹀耳（鱼腥草）生羌 红紫苏根

用法：与糖煎水服，并治伤风咳嗽。

※二方：

药物：猪糠木根　盐东豹根鸡曼头木根　坡芝麻根

用法：水煎服。（并治小儿咳嗽）

20

三方：

药物：假蒌叶　猪血

用法：共煲服，治伤风咳嗽。

四方：

药物：水黄瓜藤一至二两（又名耳

环珠）

用法：煲水冲蜜糖服，治热咳。

二、哮喘（支气管喘息）

一方：

药物：龙须板六钱　橘红四钱　桔

梗三钱　老生鸡骨一付（七

年以上最好）　冰片六分

生芫半斤　黄糖半斤　猪母

油四两

21

1949

新 中 国
地 方 中 草 药
文 献 研 究
(1949—1979年)

1979

用法：前四种药分别煅研与后药同
　　　煅煮为浆，约一碗，每日服一
　　　至二次，每次服一至二匙。

二方：

药物：知母一钱　贝母一钱　红信一
　　　钱冬花一钱　雄黄一钱　闹洋
　　　花二钱　蕲艾一钱　牛黄二钱
　　　大风子一钱　冰片三分

用法：共末粉卷烟吸之，勿内服。

三方：

药物：川芎　当归　双皮　甘草
　　　杏仁　贝母　茯苓　冰糖
　　　青半下　五味子　各二两

用法：加水两大碗煎为一大碗，每
　　　日服二至三次，分数日服
　　　完。（忌盐六天，忌烟酒酸

22

辣，性交百日）

四方：

药物：漆木寄生　槛木寄生

用法：水煎服。（此方适应
喘）

五方：

药物：敏屎公

用法：去头足煨熟食之，治
喘。

六方：

药物：独脚连三至五钱　牛

用法：共煲服。

七方：

药物：正虎骨　芒寄生

用法：研细水煎服。

1949

新 中 国
地 方 中 草 药
文 献 研 究
(1949—1979年)

1979

八方：

　　药物：拉勒根　冰糖　猪板油
　　用法：同煲服。

九方：

　　药物：勒下（壮话）　黄皮木根
　　　　　柠檬果树根　　红大柑树根
　　　　　两背针根　　　老虎尾
　　　　　老虎须　　　　独头蒜
　　用法：先服老虎须一至二两使痰涌
　　　　　吐干净，上药去老虎尾，连
　　　　　服三至四次即愈，若咳加入
　　　　　野慈菇。
　　禁忌：忌服生冷食物，无鳞鱼。

十方：

　　药物：猫头鹰一只　午时蛇（又名

24

马松蛇）一条　闹洋花根（或花）上药比例为75%：5%：25%

用法：猫头鹰去内脏及毛，午时蛇去皮及内脏，入闹洋花根（或花）燉服。

十一方：

药物：红蝙蝠（大蝙蝠）　钓鱼公猫头鹰各一只

用法：上三种药连毛屎共烘干研粉末，分数次蒸猪肉食。

注意：在蒸猪肉时一定要用碗罩好，严防倒汗水滴入，以免影响药效。

十二方：

药物：铁尺藤二两　红糖适量

25

1949

新 中 国
地 方 中 草 药
文 献 研 究
(1949—1979年)

1979

用法：煲水服。

十三方：

药物：冬花二钱　　白果一两

麻黄五钱　　半下三钱

双白三钱　　苏子三钱

杏仁二钱　　瓜蒌仁二钱

川贝二钱　　黄芩二钱

甘草二钱　　闹洋花一钱

蚤鼠一只　　蜜糖适量

用法：前十二种药共末粉制丸。制
法：蚤鼠存性用黄泥搓成团
密封，放火上烧烘或灰，取
出存性研末，入前药粉和
匀，以蜜为丸。每丸重一钱，
早晚各服一丸，服完为止。

禁忌：服药期间忌服蚕豆、鸭蛋、萝卜。

26

三、肺痈（肺脓疡）

☀一方：

药物：鱼腥草（狗蹀耳）二至三两

红枣六至七只

用法：水煎分二次服（如加入薏
米、冬瓜子同煎服效果更
佳）。

27

第三章 消化系统疾病

一、心胃气痛（胃溃疡、慢性胃炎）

※一方：

　　药物：番桃木根二至三两

　　用法：上药洗净切片与猪脚趾煲汤服。（主治胃溃疡）

※二方：

　　药物：钻地风根（过塘藕）二至三两

　　用法：洗切与猪心或鸡肉煲服（治胃溃疡）

28

三方：

药物：杉木根　漆水根（少量）

山芝麻根　亚婆钱根各适量

用法：煲水服。（治胃溃疡）

四方：

药物：桂木寄生

用法：煲水当茶饮（治胃溃疡）

五方：

药物：木瓜一只（去皮核）　蜂糖

三两至半斤

用法：燉熟服（治慢性胃炎）

六方：

药物：红乌桕木根

用法：煲水服。（治慢性胃炎）

29

1949
新　中　国
地 方 中 草 药
文 献 研 究
(1949—1979年)
1979

七方：

　　药物：菠罗木格
　　用服：煲水服。（治慢性胃炎）

八方：

　　药物：细种鸡姆暴　粪箕琼根
　　　　　白皮角木根
　　用法：捣烂淩米水服。

二、胃出血（吐血、黑便）

※一方：

　　药物：抱树连二两　墨鱼骨（煅研
　　　　　末）二钱
　　用法：抱树连煎水冲墨鱼骨粉内
　　　　　服。

30

二方：

药物：鲜大蓟　　鲜扁柏叶

鲜白背风叶（又名一匹䌷）

鲜墨草　　鲜抱树连（各

五钱至一两）　鲜铁树叶

鲜鸡冠花　　鲜艾

鲜半边其（各三至五钱）

用法：加水平药面，煎至300—500

毫升，日分二至三次服。

注：①治胃出血加墨鱼骨粉二钱冲服。

②治肺结核咯血，加扁柏炭或

大蓟末二钱冲服。

③治子宫颈癌出血，妇女血崩

加蟋尾炭二钱冲服。

三方：

药物：百草霜　　鹅不食　　血余炭

31

1949
新 中 国
地 方 中 草 药
文 献 研 究
(1949—1979年)
1979

　　　　四方雷公根各适量

用法：水酒各半煎服。如发热加土
伏苓、茅根、水罗卜、丹竹
心；胸痛加箭芒根，瓮菜头
水煎服。

四方：

药物：**鬼划符　艮花　地胆草　雷公
根　血余炭　百草霜　灶心土**

用法：煎去渣待冷服（鬼划符根叶
同用）

注：若病情急，可先将上药捣烂
冲二流米水服下一碗，以后
再煎服。

（上药各适量）

32

三、腹痛腹泻（急慢性胃肠炎）

※一方：

药物：稀签草三至五钱

用法：生嚼嚥下或煎水服。

※二方：

药物：凤尾草　黑脚蕨　马齿苋

蕃桃蕊（炒黄）　米（炒黄）

用法：各药适量共水煎服（并治小儿腹泻）

※三方：

药物：白叶山芝麻五钱至一两

用法：水煎服。

注　：一至三方适治急性胃肠炎。

33

1949
新　中　国
地 方 中 草 药
文 献 研 究
(1949—1979年)
1979

四方：

药物：陈皮二钱　艾梗二钱　生羌
一片

用法：水煎服。（治急性胃肠炎）

※五方：

药物：马齿苋四两　醋适量

用法：煲水食，每日一剂，连服 7 –
10天，必要时可加凤尾草、黑
脚蕨、豹牙郎叶同煎水服。
（主治慢性结肠炎）

六方：

药物：苍耳子根

用法：煲水服治热性腹痛腹泻。

七方：

药物：小肠风二两　　香付三至五

34

粒（生）

用法：①上腹痛入猪大肠扎住煲烂
服猪肠及水。

②下腹痛入猪小肚扎住煲烂
服肉及水。

注：主治慢性肠炎。

※八方：

药物：草扣仁　山羌粉

用法：煲水服治寒性腹痛。

※九方：

药物：稀签草一至二两　生羌汁

用法：稀签草煎水服，生羌汁滴入
内眼角（男滴左，女滴右）。

注：主治绞肠痧，亦治急性胃肠
炎。严重时可取十宣穴放血。

1949
新 中 国
地方中草药
文 献 研 究
(1949—1979年)
1979

十方：

药物：黄藤根

用法：煲水服治热性腹痛。

四、下血（便血）

※一方：

药物：艮花五钱　　槐花三钱

菊花三钱　　木棉花五钱

鸡冠花四钱　　膏相子三钱

扁柏炭三钱　　川连三钱

白芍三钱　　木香二钱

用法：加水500毫升煎至300毫升，
日分二次服。

（治下消化道出血）

二方：

药物：鲁古红菌　　风木红菌

36

山苍鎚菜根

用法：煲水冲蜜糖服。

注：治飞疗入肚肠出血。飞疗症状：皮肤飞疗为皮肤起硬结无脓周围有一红圈发热疼痛，肠内飞疗是由皮肤转入的，主要症状腹部游走性疼痛或兼便血即是。

五、脾肿大（血毛、黄膀）

※一方：

药物：红谢三娘叶十五张　马骝鞋十五块　仙人掌三块　米三斤

37

1949

新　中　国
地方中草药
文　献　研　究
(1949—1979年)

1979

用法：将仙人掌去刺切片，共捣粉
　　　凉干，每日取二两做糍或煮
　　　糊食。

二方：
　药物：仙人掌一块　大糯米一斤
　　　　猪姆油适量
　用法：将仙人掌去刺切片晒干，与
　　　　糯米捣粉做糍用猪姆油煎
　　　　食。

三方：
　药物：黄鳝鱼
　用法：煮酒或煲粥食。

四方：
　药物：老虎肺、肝
　用法：蒸渚肉食。

38

五方：

　　药物：鬼划符根　　　　猛木根

　　　　　　鱼藤叶　　　　木必叶

　　用法：捣烂外敷患部，愈后再用木

　　　　　黄根浸酒服即不复发。

六、肝硬变（肝硬化）

一方：

　　药物：水蛭一两　　　蜂糖二两

　　　　　　酒适量

　　用法：共煎至一纯服。

　　　　　（并治肝硬变腹水）

二方：

　　药物：白头艾适量　生鱼（斑鱼）

　　　　　一条或牛肉四两

39

1949
新 中 国
地 方 中 草 药
文 献 研 究
(1949—1979年)
1979

用法：煲水服。

三方：

药物：蒜头米半斤 花生米四两
猪尿泡一只（即猪膀胱）
用法：煲水食。

七、便 秘

※一方：

药物：猪胆汁15—30毫升
用法：用注射器注入肛门内即解。

40

第四章 泌尿生殖系統

一、尿閉（尿潴留）

※一方：

药物：磨盘根一两 生田螺三至五只

用法：煲水服（无生田螺单用磨盘
根亦可）。

二、急性腎炎

※一方：

药物：倒扣草（去花刺）二至三两

用法：煲猪小肚或水煎服，一般四、
五剂即愈。

41

1949
新 中 国
地 方 中 草 药
文 献 研 究
(1949—1979年)
1979

三、血尿（小便出血）

一方：

　　药物：茴香五钱
　　用法：水煎服。

四、早泄、遗精

一方：

　　药物：蚯蚓十一条（取大条的，要
　　　　　韭菜地下的）　韭菜叶
　　用法：地龙剖开长流水洗净捣烂，
　　　　　韭菜叶捣烂取汁，煲热米酒
　　　　　冲服。（治早泄）

二方：

　　药物：芭蕉根　白颈蚯蚓数条
　　用法：洗净泥，瓦焙干，研末片酒

42

冲服。（治遗精）

五、白浊、白带

一方：

　　药物：生老鼠瓜　狗屎木头（又名
　　　　　土常山）　雾水藤
　　用法：上药煲水冲白糖服。
　　　　（治白浊）

二方：

　　药物：木瓜仁
　　用法：研末开水冲服。
　　　　（治白浊、白带）

三方：

　　药物：白牡丹根
　　用法：煲猪脚或猪小肚服。
　　　　（治白浊、白带）

43

四方：

药物：鼻涕虫（煅末粉）　糯米（冷
　　　平水浸透）

用法：共研末，加白糖开米水冲
　　　服。（治白浊、白带）

五方：

药物：洗银藤（又名黄蜂藤）二两
　　　白蓖麻根三至四钱

用法：水煎服。主治白带过多。
注：服后头晕即应验也。

六、单边擂（单侧睾
丸肿大）

一方：

药物：猪肚果心（或根二皮）
　　　细雷公根　南蛇勒蕊

用法：共擦二流米水饮。

44

第五章 运动系统

一、风湿痛

一方：

药物：剪堆木 半边风

用法：上药浸酒内服，或煎水洗
身，焗洗关节。

二方：

药物：老樟木皮 生艾 木瓜一只
米酒二两。

用法：先把木瓜用竹片剖开，后纳
入上药放入瓦煲内，再入米
酒，加入少量水，煲熟木

45

1949
新 中 国
地 方 中 草 药
文 献 研 究
(1949—1979年)
1979

瓜即取出烫痛处。

三方：

　　药物：鬼灯笼　四方青（又名路边青）　梅逢叶　鸡爪风　鬼子樟　地灵丹　红帽顶　马蹄风　半边风（或用枫树代之）

　　用法：水煎去渣焗洗患处，后用此药水洗身。主治风湿性腰痛。

四方：

　　药物：半边风　鸡爪风

　　用法：共捣烂，酒炒烫患处。

五方：

　　药物：细辛三钱　　黄柏三钱　　艮花三钱　　山甲三钱

46

花粉三钱　　连翘三钱

知母三钱　　川乌三钱

防风二钱　　雄黄二钱

南星二钱　　生半下三钱

生黄芩三钱　甘草二钱

蜜糖适量

用法：共末粉蜜为丸如指头大（约
　　　重一两），开米双酒服或开
　　　风湿药酒服。日服三次，每
　　　次服一丸，服完为一疗程。

注：此方治疗风湿骨痛，脚软，
　　难走，瘫风五、七年均可，
　　服上药，可兼用下药洗身。

石菖蒲　　果担苓（壮活）

大罗伞　　小罗伞

各适量煎水焗洗。

47

1949

新 中 国
地 方 中 草 药
文 献 研 究
(1949—1979年)

1979

二、鹤膝风（类风湿性关节炎）

一方：

艾灸法：在血海与梁丘之间灸一
壮，左右鹤眼和鹤叫各灸
一壮。

二方：

药物：半边风　鹤木皮　倒勾风
吹风散　走马胎　总风头

用法：捣烂与酒和匀燉热外洗并外
敷。

三方：

药物：生葱头　　大风艾

用法：煎水先焗后洗。

48

第六章 神經系統

癲 癇

一方：

　　药物：杨桃花或根　桃子花或根

　　用法：阴干或炒干，煎水服。

　　　　　（治小儿癲癇）

二方：

　　药物：燕子屎

　　用法：放水中拌搅汀清，取汀清液

　　　　　与生羌煎服。（小儿癲癇）

49

三方：

药物：丹参　玄参　硃砂　枣仁
柏仁　磁石　白芍　黄芩

用法：煎水服，若抑制不下，加入茯神、远志；孕妇去丹参加重黄芩或白术；痰多便溏去玄参。

四方：

艾灸法：手解溪（双）足解溪（双）各一壮
（主治铁痫风，即突然昏倒板硬）

50

第七章 其 他

一、甲阴风

一方：

　　药物：鹅不食草一两　　米酒
　　　　　老鸦酸二两（又名：满地
　　　　　炮、白屈酸）
　　用法：共煲米酒服。

二方：

　　药物：鹅不食草一两　牛黄二分
　　用法：鹅不食草煲浓液去渣，冲牛
　　　　　黄服。

1949
新　中　国
地 方 中 草 药
文　献　研　究
(1949—1979年)
1979

三方：

　　药物：牛奶木二皮（又名无花果）
　　　　　卜荷

　　用法：牛奶木煲水去渣，卜荷擦二
　　　　　流米水，共混合服之。

四方：

　　药物：寛笠莅根

　　用法：煲水服。

五方：

　　药物：桐油果炭　　蟑螂炭
　　　　　地胆头　　　鬼灯笼

　　用法：捣烂与米水冲服。

　　注：甲阴风的症状：性交后，患
　　　　者发烧，颈硬，腰硬，额部及
　　　　口唇青紫，头低不能接膝，
　　　　食白矾为甘甜味，若腰硬如

52

板，尾椎骨（长强穴）处有红
圆形成则为癌症，而难治。

二、手、足抽搐

一方：

　　药物：鲜虾　沙羌（各适量）

　　用法：煮酒服。

三、药物中毒

一方：

　　药物：落地生根叶

　　用法：擦米水饮即解。

方二：

　　药物：刀伤木根（又名刀斧伤、出
　　　　　齐兵）

53

1949

新 中 国
地 方 中 草 药
文 献 研 究
(1949—1979年)

1979

用法：捣烂冲米水饮，解救各种毒
物中毒。

（如断肠藤、木茹、菌类等中毒）

四、藥物过敏

※一方：

药物：石解

用法：外擦或捣敷。

二方：

药物：枫树叶

用法：煎水洗身或洗局部。

注：先用艾灸殷门（双）各一壮。

五、誤吞銅鉄

一方：

药物：韭菜　鸡蛋

用法：共煮水服。

54

第一章 疮疡
一、痈肿、脓肿

一方：

药物：蜈蚣 竹筒蜂（又名鸟蜂）

用法：浸茶油外涂，浸的时间越长越好。

二方：

药物：两面针 蓣当木根
开口椒叶

用法：捶烂外敷、

三方：

药物：马齿苋 鹅不食 木波萝蕊

55

1949

新　中　国
地方中草药
文　献　研　究
(1949—1979年)

1979

用法：捣烂涂敷。

四方：

药物：**野芋头　生盐**

用法：捣烂外敷。

五方：

药物：**入窿蛇（又名无毛野葡萄）**

用法：捶敷留出排脓口。

六方：

药物：**挽鱼草（又名冉篓草）　酸糟**

用法：捶敷治膊疔疮。

七方：

药物：**走勾风的烟筒屎**

用法：点癧肿。即散。

八方：

药物：**苦患子（洗手果）　假藿香**

56

路边青（四方青） 生盐

盐东豹叶　　樟木叶

由甲草

用法：①先用艾灸红丝近端一壮。

②用苦患子肉捶敷。

③无红肿时用上药去苦患子由

甲草、生盐煎水洗身连两晚。

并用由甲草、生盐捶敷患处。

注：本方主治红丝疔。其症状：

节肿、外伤、合并淋巴腺

炎，从患处起有一红筋向躯

干蔓延为之。

九方：

药物：生首乌叶　浓糟

用法：共捣烂煨热敷之。主治腋下

生疮。

1949

新 中 国
地 方 中 草 药
文 献 研 究
(1949—1979年)

1979

二、馬口疮（馬口疔、唇部癬肿）

一方：

药物：猪肉台垢　黑枣一只

用法：与浓糟或宿粥捣烂外敷。

二方：

药物：鹅不食草　苍耳子根各适量

用法：水煎含漱。

三方：

药物：生鸡血　淡水螺或咸水蚬

马鞭草　山罗卜　芙蓉叶

白饭求叶或根

用法：与米水捣烂外敷。

四方：

药物：生水仙子（即屎坑虫）

58

用法：漂洗净，捣烂外敷。

五方：

药物：鲁古虫　芙蓉叶

用法：共捶敷。

三、出山虎、入山虎

一方：

药物：出山虎根叶

用法：与浓糟或宿粥捣烂外敷。

二方：

药物：大种牙郎芯

用法：与浓糟或宿粥捣烂外敷。

三方：

药物：过山香　鲁古心（或鲁古虫）

59

1949
新 中 国
地 方 中 草 药
文 献 研 究
(1949—1979年)
1979

马鞭草　朝简木

用法：与米水捣烂外敷。

四方：

药物：木波罗子

用法：与浓糟捣烂外敷。

五方：

药物：山苦瓜　酸醋　石蟾蜍

用法：山苦瓜磨酸醋，后用石蟾蜍
抹敷。

六方：

药物：肉台腻、蚯蚓（婴齿蕉根的）
碳（少量）　鲁芥虫　冰糖
（适量）

用法：共捣烂外敷，治疗对口疮。

60

四、蛇头疮(指痟、甲沟炎)

一方：

药物：蛇头草（铁尺草）

用法：捣烂与酒燉热泡浸患指。

二方：

药物：硫磺　细种老虎耳叶

用法：与糟或粥捣烂外敷。

三方：

药物：生石灰　朝简木二蕗皮（黄
柏皮）　黄糖

用法：捣烂外敷。

四方：

药物：细叶老鸦酸　鹅不食　犁头草
紫花地丁　醋胆或酸糟

61

1949

新　中　国
地方中草药
文　献　研　究
(1949—1979年)

1979

用法 ..与浓糟或宿粥捣烂外敷。

五方：

药物：芙蓉叶　浓糟（或宿粥）

用法：共捣烂外敷。

六方：

药物：四方草　粪箕后　贼老药粉
（又名大山钻）　酸糟

用法：共捶敷。

※七方：

药物：泥鳅鱼

用法：把泥鳅鱼从背部剖开之后敷
之，主治泥鳅鱼肚。

62

五、乳疮（乳腺炎）

一方：

　　药物：木波罗船一至二两或木波罗
　　　　　根二至三两
　　用法：水煎服。

※二方：

　　药物：篱桐木叶　马齿苋　蒲公英
　　地胆头　木波罗蕊　桉树叶
　　用法：与米水捶烂外敷。

※三方：

　　药物：细种猪肚木叶
　　用法：疮初起时捶患者所食盐煨热
　　　　　外用；成脓用酸糟捶敷。

四方：

　　药物：木波罗蕊　肥猪树叶

63

1949
新中国
地方中草药
文献研究
(1949—1979年)
1979

用法：水煎服。

五方：

药物：肥猪树叶 枇杷叶 木波罗芯

用法：与生盐或浓糟捣烂外敷。

六方：

药物：**肥猪树根二囊皮**

用法：与浓糟捣烂外敷。

七方：

药物：相思藤

用法：轻症用叶塞鼻孔，重症用叶
捣烂外敷，如已化脓，可用
全藤煎水洗。

八方：

药物：肥猪树叶 芙蓉叶 两面针
鹰不扎

64

用法：与浓糟捶烂外敷。

九方：

药物：芒箕萁　木绵花树皮

用法：捶烂外敷。

十方：

药物：**木波罗蕊　水浮萍**（红叶底）

用法：与浓糟捶烂外敷（此方适应
轻症）。

十一方：

药物：**木波罗蕊　水浮萍　鹰不扎
狐狸桃　白板蕹藤　指甲花
节节花**

用法：与浓捶烂外敷。

十二方：

药物：**细种节节花**（又名半晚行）

1949

新　中　国
地方中草药
文　献　研　究
(1949—1979年)

1979

浓糟

用法：捣烂煨热外敷。

六、瓜藤疮

一方：

药物：樟木卜　鹰不扎　狐狸桃
老虎须（威灵仙）
两面针（化脓时加此药）

用法：与浓糟捣烂外敷，加灸百
会、鱼尾、风市、肩髃等穴
疗效更好。

二方：

药物：山水瓜　百日晒　郁头鸡
百部薯　石蟾蜍　大小罗伞

用法：捣烂外敷。

66

三方：

药物：尖尾芋　茄叶　五月艾　生葱　生羌

用法：共捣烂与醋煮热外敷。

四方：

治法：①炎症初起：用楹木叶与石灰捶烂外敷。

②疮发二至三个时：用蜂糖、石灰开米水涂。

五方：

治法：①炎症初起：先用温水泡脚20－30分钟，用铜器刮脚底，每刮一次即看到有红色或暗红色的斑点，并有红丝相连，每一红点要有笔点记好，即用艾灸

67

1949
新　中　国
地 方 中 草 药
文　献　研　究
(1949—1979年)
1979

此红点（每因一个红点即表示
要发一个疮），同时服下药：

②内服药：天香炉　　上树百足
　　　　黄猄子根　猪肚笋根各一两
　　　　苏木五钱　共水煎服

日成疮：用木蓝根　鬼灯笼叶　山蕊叶
　　　　山天星芋　白根藤（如鸡藤）
　　　　山罗卜　红雪豆叶　山荞头
与米水捣烂外敷。

④疮化脓：大种痴头橘　细种痴头橘
　　　　芋麻薯　　红蓖麻叶　红、
　　　　白牡丹叶
　　　　与米水捣烂外敷。

⑤外洗：鲫鱼胆　良花　九里明
　　　　（煎水洗）

68

七、穿盘（脚生穿盘）

一方：

　　药物：五爪薯　白薯公藤

　　用法：与浓糟捣烂外敷。

二方：

　　药物：生大小蓟薯

　　用法：捣烂外敷

三方：

　　药物：白薯莨

　　用法：捣烂外敷、治足背生疮。

四方：

　　药物：田蟹　烧红火炭　两面针

　　　　　（化脓者用）

　　用法：捣烂外敷二三次即愈、主治

69

1949

新 中 国
地 方 中 草 药
文 献 研 究
(1949—1979年)

1979

手、足螃蟹叉

五方：

药物及用法：取屋上土瓦一块烧红

把**浓糟**放在瓦上烘热再将热

糟敷于患处、二三天即愈。

主治：手、足螃蟹叉。

六方：

药物：由甲草（修撒草） 白花蛇舌草

四方青（路边青） 浓糟

用法：共捶敷。主治手、足螃蟹叉。

八、肚黄疮（腹部大疮）

一方：

药物：打额草（灯笼草） 知唧藤薯

火炭藤叶 假黄麻叶（真的

70

也可）　鬼灯笼叶　鹰不扎
叶或根

用法：与米水捣烂外敷。

九、生毛虫

一方：

药物：黄蜂巢（蜂房）

用法：与浓糟捣烂外敷。

十、过腰蛇（带状疱疹）

一方：

药物：上树蚁　过塘蛇　肥必

用法：捣烂开米水频涂。

二方：

药物：老虎须、过塘蛇　蕹菜

71

1949
新 中 国
地方中草药
文 献 研 究
(1949—1979年)
1979

用法：先煎瓷菜取汁入前两药共捶
敷。

十一、痔 疮

一方：

药物：龙眼壳五钱　艮花五钱　蜜糖
一两

用法：前二药先炒。在加入蜜糖炒
至黄褐色，加水煎服。

二方：

药物：鹅掌风　老田塍柱（是松木
最好）

用法：水煎服。

三方：

药物：槐花　艮花　菊花　木棉花

72

各三钱

用法：上药入猪大肠内扎住煲服。

四方：

药物：红薯苋菜头　猪五花腩肉

用法：煲汤服。

五方：

药物：铜录　枯矾

用法：研末加蓖麻匀和外涂（涂药时有热痛反应，用扇风办法处理，此方适应外痔）

六方：

药物：黄芩二钱　　当归钱半

川连钱半　　黄柏钱半

槐角二钱　　白芷一钱

皂角钱半　　香付一钱

73

1949
新 中 国
地方中草药
文 献 研 究
(1949—1979年)
1979

红枣三只　　芜荑一钱

陈皮七分　　山渣一钱

木香三分

用法：水煎服。

七方：

药物：鸡冠花

用法：煲水洗、主治外痔。

八方：

药物：雀麻根一两　地胆头一两

米粒藤根一两（又名老鼠屎）　蕃桃树根

用法：先煲浓液去渣、用药液煲粥并加入去皮肥猪肉二两、煲粥够自己吃一餐为度，连服数次即愈。

74

十二、丹 毒

一方：

药物：铜锅或铜煲

用法：用上物煲水饮即愈。

十三、瘰瘤（颈淋巴結核）

※一方：

药物：青麻子　木必核（去壳）

大风子　乳香　末药　松香

杏仁各一钱至一两（木必核

倍量）

用法：共搗烂外敷或研末用胶布贴

敷。

二方：

药物：老木薯四两　　木芙蓉根四两

75

1949

新　中　国
地 方 中 草 药
文　献　研　究
(1949—1979年)

1979

木必果根头四两　宫音麻根五钱
蓝靛木乳汁五钱　　石灰五钱
生盐五钱　　蟑螂七只

用法：共捶烂煨热，晚上睡前外敷早
　　　上除药，次晚取旧药加捶煨热
　　　再敷，连敷七至十四天即愈。

三方：

药物：狐狸桃　白薯莨　豹灰木根
　　　芙蓉根　土常山（狗敏根）
　　　鹰不扎

用法：与浓糟捣烂外敷。

四方：

药物：大菁叶　生盐（少许）

用法：共捣烂煨热，每晚睡前外
　　　敷，次日早去药，反复连续
　　　数天即愈。

76

第二章 跌打外伤

一、跌 打

※一方：

药物：大黄一钱　牛七六分

苏木一钱　芜黄八分

松节钱半　碎补一钱

加皮钱半　姜活八分

泽兰一钱　乌药一钱

没药钱半　归尾一钱

赤芍一钱　桃仁钱半

乳香钱半　血结钱半

蒲黄一钱　红花一钱

续断一钱　郁金七分

77

1949
新　中　国
地方中草药
文　献　研　究
(1949—1979年)
1979

田七六分

制用法：每日服一剂，水煎分二次酒冲服，末粉为丸，加佐药（见二方）服之亦可。

二方：

药物：自然铜（醋沾七次研末）

乳香　没药　木香　北胡　桃仁

蒲黄　土必　降香　官桂　木耳

芥子　苏木　碎补　香麻　木通

姜虫　加皮　血结　续断　虎珀

泽兰　磁石　归身　水蛭　地龙

郁金　川芎　防风　大黄　白芷

于药　赤豆　硃砂　田七　生地

桑寄　儿茶　红花（各二钱）

蛇舌草　　落地金钱　　红乌柏

黄柏　　千层皮　　打不死根

78

鹅不食　扶当根　过山风
入地金牛　胡木根　子孙草
乌药

制用法：将以上中药研末匀合，与密为
　　　　丸，每丸重一至二钱，用纱纸
　　　　或密腊包好备用；日服三次，
　　　　每次服一丸，米酒或开水送
　　　　服，如伤重不省人事，可用童
　　　　便开丸灌服，按受伤部位以药
　　　　佐之更效。

佐药：

①头伤：加川芎一钱　　白芷一钱
②眼伤：加木贼二钱　　谷精一钱
　　　　虫退二钱　　　密蒙花二钱
　　　　蒺藜二钱　　　生地二钱
③腰伤：加川仲一钱　　木香一钱
　　　　加皮一钱　　　松节八分

79

1949
新 中 国
地 方 中 草 药
文 献 研 究
(1949—1979年)
1979

④胸伤：加只壳一钱　　桔梗一钱

⑤肋伤：加北芥子一钱

⑥手伤：加桂枝一钱　　秦艽一钱

（以上各佐药均水煎与酒冲药丸服）

三方：

药物：黄腊　黄糖各适量

用法：共捣烂外敷伤处，可散血消肿、治明伤和暗伤。

四方：

药物：硫磺一钱　　豆腐头适量

用法：共捣敷伤处，有恢复被跌打伤后骨凹复原作用。

五方：

药物：万寿果树寄生

用法：浸酒服，或煎水洗身，或捣烂

80

外敷，有止痛宽筋活血作用。

六方：

药物：**万年青**

用法：浸酒内服或外擦患处，能除
因跌打伤后骨痛，舒筋骨的
作用。

七方：

药物：**白捻藤（又名路边黄）三钱**
至五钱

用法：炒干研末煲米酒服，有除内
伤久积散瘀止痛舒筋络的作
用。

注：煲药一定用沙煲，煲药时间
煲响即退火用炭焗出味即
可。服后局部必刺痛数下应
验也。

81

八方：

　　药物：老鸦酸　四方草（主药）
　　　　　细种雷公根　鹅不食草（细
　　　　　种）　羌老
　　用法：共捣烂炒黄，入花生油渗湿
　　　　　为度，煎沸，用沙布包好，
　　　　　取备好米双酒口吸喷到药布
　　　　　上、医者以手试勿过热即以
　　　　　快速法烫之，热适宜改慢烫
　　　　　法，反复数次。可复旧药日
　　　　　烫1－2次，数日即消。有
　　　　　散血肿消炎入骨止痛作用。

※九方：

　　药物：苎麻薯　驳骨草（又名驳节
　　　　　草）　生艾叶　生葱头　生
　　　　　鸡一只（约一斤半重以上）

82

用法：先将药膏捣烂，用碗盛着入米双酒使药微湿、放入锅内煮沸30分钟取出即入生鸡血混匀。患者先正骨后固定、即把混和的药先烫后敷并加包扎从上药起算足四小时即除去药物，以免骨痂形成过大。但必须注意上药约半小时患者伤处必有约半小时的激烈疼痛，千万不要除药，以免影响疗效。严重者于12小时后可复旧药渣重敷一次，时间也需要四小时。若骨痂形成后局部肿严重可用以下药物消肿：

老樟木皮　驳节草　杉木皮

大三月坡　小三月坡

老松树皮　共煲水洗之。

1949
新 中 国
地 方 中 草 药
文 献 研 究
(1949—1979年)
1979

十方：

　　药物：樟脑　红花　末药　双术
　　　　　各钱半
　　用法：共研末与生豆腐头、好醋和
　　　　　匀外敷患部，药热甚则换
　　　　　药，数次即愈。

十一方

　　药物：水蛭十条　　牛七二钱
　　　　　生枝二钱　　狗脊五钱
　　用法：共研末用火酒、面粉和匀外
　　　　　敷伤处，并内服下药：
　内服药：白芍二钱　　防风二钱
　　　　　京芥二钱　　乌药二钱
　　　　　母草五分　　白芷二钱
　　　　　生地二钱　　京芎二钱
　　　　　碎朴二钱　　卜荷一钱

84

红花二钱　　黄花二钱

（水煎服）。

十二方：

　药物：苏菜子　蛤子（千里马）

　　　　老粪　黄藤　勒叶根　射香

　用法：共捣烂用蓖麻叶包好煨热敷

　　　　伤口、约5寸香时即去药，

　　　　并内服下药：

　内服药：生地　虎骨　木瓜　川断

　　　　松节　加皮　归身　白芍

　　　　红花　乳香　末药　苏木

　　　　田七　栀子　桃仁　川芎

　　　　牛七　川仲　（各适量水煎

　　　　酒冲服）

十三方

　药物：坡麻根　断肠药　千里马

85

1949
新　中　国
地 方 中 草 药
文　献　研　究
(1949—1979年)
1979

黄枝子　马鞭草　饿求藤

朴地虎　两面针　鹅不食

山罗卜　水罗卜　千斤拨

百日晒　勒通根　山黄茶

鬼灯笼　韭菜头　红紫苏

大小色麻藤

用法：共捣烂稍煨热外敷12至24小时。

十四方：

药物：韭菜头　水番桃根　三点金

木波罗根　人中白　千里马

（竹同蛤）　凤凰（小鸡）

百步泥（门口泥）　生艾根

糯米饭　浓糟

用法：共捣烂稍煨热外敷固定，小

孩敷12小时，青壮年敷24小

时，老年人敷36至42小时去

86

药，并用此药渣煎水洗2－3
天即愈。

十五方：

药物：驳骨消　细榕叶　铁捶赞

蒸桐木　青藤　黑姜　生鸡仔

用法：共捣烂加入人中白和米酒四
两匀合、蒸至鸡肉将丸取出
外敷患处10小时去药。

十六方：

药物：细榕叶　铁捶赞　生水蛭

生地龙（去净泥）　地蝉虫

用法：共捣烂外敷患处、此方适应
接筋用。

十七方：

药物：好黄泥　三朝鸡仔一只

87

1949
新 中 国
地 方 中 草 药
文 献 研 究
(1949—1979年)
1979

　　　　用法：共捣烂、先复准正骨后敷药
　　　　24小时去药。

　十八方：
　　　　药物：臭姜（照肉羌）火桐木根
　　　　　　　空心勒根　　红乌柏柏根
　　　　　　　杉木皮瓤　　水枝子根
　　　　用法：共捣烂煨热外敷１２至２４
　　　　　　　小时去药。

　十九方：
　　　　药物：细榕叶　半边子叶　刀斧伤
　　　　　　　杉木根皮瓤　大小骇节草
　　　　　　　凤凰鸡　糯米饭
　　　　用法：共捣烂用酒炒热外敷一炷香
　　　　　　　时即去药，并可用下药消炎
　　　　　　　退肿，
　消炎退肿药：**大种鲫鱼胆　鬼划符　地稔**

　　　88

路边青　漆大伯　金艮花
大种豹牙郎　大凉藤
（煎水外洗）。

二十方：

药物：斗骨草　红乌柏　紫鹤木
　　　断肠药　苧麻叶　白勒苋菜头

用法：共捣烂外敷、敷药前先用独
　　　蒜叶熏热熨患处可防肿痛，
　　　若有红肿可加芭蕉心　紫花
　　　地丁一般敷药24小时去药。

说明：以上各方均先正骨后敷药、
　　　接骨后如有关节功能障碍，
　　　伸掘不利、即用下药处理：

①红乌柏　松根藤　大薯藤
　白术　千斤拨　猪鞭（猪生
　殖器）三条（水煎焗洗患处）

1949
新 中 国
地 方 中 草 药
文 献 研 究
(1949—1979年)
1979

②扬梅木皮　酸醋（焗洗）

③淡水虾　黑豆　沙姜　酸醋
（焗洗）

二、外伤出血

※一方：

药物：竹叶图木叶

用法：阴干研末撒敷伤口，如枪伤
流血可用此药粉与面粉和匀
做药饼敷于伤处，此药并有
拔子弹之功。

二方：

药物：半边其叶　　豹牙郎蕊
苦楝木蕊

用法：共捣烂外敷伤口。

90

三方：

药物：漆木蕊　苧麻蕊　树蓝蕊
　　　单竹青　石灰

用法：共捣烂外敷伤口。

四方：

药物：百草霜　血余炭　单竹青
　　　艾绒

用法：共没匀外敷伤口。

五方：

药物：田七五分（粉末）　槟榔烧
　　　灰存性五分　猴歇五分

用法：将药放杯加米酒蒸服（蒸沸
　　　数分钟即可）主治外伤性腰
　　　痛。

91

1949
新中国
地方中草药
文献研究
(1949—1979年)
1979

三、外伤性腰痛

※一方：

药物：生香附草1—2两

用法：上药煲水去渣取药煮糯米饭
够自己一餐为度。

※二方：

药物：芙蓉叶　山荒麻根　红驳骨
细榕树吊丝　五爪风　指甲花

用法：共捣烂暖酒炒热，用纱布包
擦后敷。

四、枪弹入肉

一方：

药物：蓖麻子　磁石　沙姜（三钱）
公鹅屎　鸡油

92

用法：共捣烂外敷伤口。

二方：

药物：蓖麻子 沙姜 千里马 鸡肾
皮 金瓜囊

用法：共捣烂外敷伤口。

三方：

药物：磁石 鹅屎 鲁古心 肥肉

用法：共捣烂外敷伤口。

四方：

药物：磁石 黄沙 必旦枯矾
鹅屎 燕子窝

用法：共捣烂外敷伤口。

五方：

药物：鹿骨 鹿角 金瓜囊

93

1949

新 中 国
地 方 中 草 药
文 献 研 究
(1949—1979年)

1979

用法：共捣烂外敷伤口。

六方：

药物：水单竹笋　鹅屎　花肚鲫鱼
土狗

用法：共捣烂外敷伤口。

七方：

药物：金瓜囊　推车公　田螺
牛牯大力薯　鬼划符　板栀藤
鸡麻虫　香胶木皮　竹吉子
公鹅屎　大芒心　苦瓜米
花肚鲫鱼

用法：先用水钱注入伤口内，后将
上药共捣烂煨热外敷伤口。

八方：

药物：推车公　牛牯大力薯　蟾酥

94

白芷　川乌　草乌　细辛

用法：先将水银注入伤口内、外用推
　　　车公、牛牯大力薯封口，再
　　　用蟾酥等药捣匀煨热复盖伤
　　　口。

九方：

药物：韭菜头　山竹子核　沙鸡虫
　　　推车公　磁石　贡狗（土狗）
　　　千斤拔　葫芦草（细叶地桃
　　　花）蓖麻子　炮竹药

用法：共捣烂煨热外敷伤口。

十方：

药物：鸡丁草　滑木耳　矮蕉头
　　　石芒笋　百钳草　粪箕启
　　　老鼠屎　蓖麻子　泡沙木叶
　　　黄糖

95

1949

新 中 国
地 方 中 草 药
文 献 研 究
(1949—1979年)

1979

用法：先用好酒洗伤口，后将上药
　　　共捣烂外敷伤口，当弹片异
　　　物拔出后，可用消炎药和生
　　　肌药洗敷即愈。

消炎药：**泡沙木蕊　地稔　大小凉藤**
　　　雷公根　　寸龙藤　　鬼划符
　　　大小青藤　山托洛　亚婆娘草
　　　上木黄（水煎洗）

生肌药：**白皮狗骨木叶　鹅掌风**
　　　散藤　艮花藤　泡沙木蕊
　　　地稔　小凉藤　雷公根（共
　　　捣烂外敷）。

十一方：

药物：**淡水走水鱼　网泡芒　推车**
　　　公　敏屎公　贡狗（土狗）
　　　金瓜囊　红乌桕　千里马

96

用法：共捣烂外敷伤口，异拔物出
后可用：**大小凉藤　山罗卜
红帽顶　忍冬藤　九里明**等
药洗敷。

十二方：

药物：**大山钻**（又名鼻柱木、黄鸡
母）**巴蕉心**（砍断后次日长
出的心）、

用法：共捣烂外敷伤口对例二、三
个点不久即出、出后用大山
钻叶或皮捣烂外敷伤口以便
生肌埋口。

十三方：

药物：**路边青**（又名四方青）
白花蛇舌草

用法：共捣敷退热。

97

1949

新 中 国
地方中草药
文 献 研 究
(1949—1979年)

1979

五、异物刺入肉

一方：

　　药物：韭菜　沙姜
　　用法：捣烂煨热敷伤口。

二方：

　　药物：瓜核鱼　沙姜　蓖麻子
　　用法：捣烂煨热敷伤口。

六、烫火伤

※一方　：

　　药物：金刚勒茄二皮　金英勒根二皮
　　　　　白糖
　　用法：先把前两味药浸小便1晚、
　　　　　次日取出晒干、后用火烘
　　　　　酥，白糖亦用瓦烘炭、合共

98

研末，开生油涂伤外即消炎止痛。

※二方：

药物：**五眼果皮或核**

用法：用上药烧灰、末粉开茶油、或生油涂，用上药食留液或水煎熬胶外涂均可。

※三方：

药物及用法：**蜂糖或廉鱼油、外涂**患处。

四方：

药物：**金英勒根二皮　鸡旦白**
二流米水适量

用法：先把金英根二片捣烂、后入鸡旦、二流米水混匀，反复涂患处。

1949
新 中 国
地 方 中 草 药
文 献 研 究
(1949—1979年)
1979

五方：

药物：金英勒根二皮　小便适量

用法：攍烂外涂伤处。

六方：

药物：熊胆树皮

用法：光将熊胆树皮煎浓液后去
渣，取浓液煮成膏，用来涂
患处。

七方：

药物及用法：人中白或芋头（捣汁）
外敷。

七、蛇咬伤

※一方：

药物：篱巴竹（又名飞竹签）嫩茎

100

叶一两**地桃花（又名狗脚迹草）二两**

用法：共捣烂加**粘**米水匀和外敷伤口周围（留伤口排毒）并用纱布固定。

注：伤口先扩创。

以上两药同量捣烂以冷开水拌攬，去渣取汁约四两置文武火燉热15－20分钟给患者灌服，以此**药量每天服三至四次**，一般三天即愈。如患者牙关紧闭者，用相思藤一两至两半，捣烂敷于人中**穴**上，可使患者牙关松**弛**，张口灌药。

二方：

药物：鸭脚木皮

用法：捣烂开**酒服，并**涂伤口四围。

101

1949
新 中 国
地 方 中 草 药
文 献 研 究
(1949—1979年)
1979

三方：

药物：扫把木根 千斤拔 乌桕木根
马鞭草

用法：共捣烂开酒服，并外涂伤口
四周。

四方：

药物：细种牛奶木根

用法：捣烂开酒服，并外涂伤口四
周。

五方：

药物：白叶坡芝麻

用法：水酒各半煲服，并洗涂伤口四
周，急时生嚼吞服亦可。

六方：

药物：半边莲 羊带龟 百钳草

102

用法：任选一种或共捣烂米水二冲
　　　服，酒送，生嚼吞服亦可，
　　　并涂敷伤口四周。

七方：

药物：**白花蛇舌草**

用法：冲米水服，如青竹蛇咬加**箭
　　　竹芒心**，其他蛇咬加山**辣椒**
　　　叶且嚼吞服，并涂伤口四
　　　周。

八方：

药物：细驳草

用法：冲米水服，并洗敷伤口四
　　　周。

九方：

药物：山茨菇　长尾牛奶木　凉藤
　　　独脚丝茅　天香炉　独脚乌桕

103

1949

新　中　国
地 方 中 草 药
文 献 研 究
(1949—1979年)

1979

土细辛　　两面针　　大青蛇
红花散血丹

用法：共研末合药丸备用，开水或
酒送服，并涂敷伤口四周。

十方：

药物：修圾草（蟑螂草）

用法：捣烂开糯米水服。

十一方：

药物：刀斧伤根

用法：水酒各半煎服，急时生嚼其
叶吞服亦效。

十二方：

药物：节节花　　蛇舌草　　生姜二片
生玉桂（去老皮取囊）

用法：水酒各半煎服。

104

十三方：

药物：上树蛇

用法：米水煎服，并从上至下洗伤口。

十四方：

药物：驳节藤（妹仔果藤）

用法：生切断其藤，用咀吮其液汁，另用鹰瓜木二囊皮捣烂敷伤口四周。

十五方：

药物：葛麻藤叶　盐东豹叶

六月雪豆根

用法：水煎服。

十六方：

药物：独脚连　川山甲舌

105

1949

新 中 国
地 方 中 草 药
文 献 研 究
(1949—1979年)

1979

用法:开酒涂伤口四周,并服少许。

十七方:

药物：大种或细种节节花
用法：生嚼或水煎服。

十八方:

药物：浙贝　连翘　灵芝　法下
　　　吴于　艮花　灵仙　刁竹
　　　白芷　花粉（各二钱）
　　　细辛一钱　　　川连三钱
用法：水酒各半煎水服。

十九方:

药物：臭虫（木虱、干蝉）
用法：开酒冲服,比方用于蛇咬、蜈
　　　蚣咬、癫狗咬伤急救解毒。

106

二十方：

药物：火三月坡根二囊皮

用法：捣烂冲米酒服，渣敷患处四周，留出伤口，主治金包铁咬伤。

二十一方：

药物：三点金　白花蛇舌草　节节花樟脑（或卜荷）　老人胶树叶（若有臭虫加入数只更妙）

用法：共捶敷伤口四周（留出伤口排毒）每一至二小时换药一次，免至药干局部炎症难以消退。

注：急救处理，被咬时先扎住伤口上方，并把毒血挤出防毒攻心。后用干烟叶浸二流米

107

1949

新 中 国
地方中草药
文 献 研 究
(1949—1979年)

1979

水或清水扎于伤口上方，防
止肿胀蛇毒内攻。

二十二方：

药物：白花蛇舌草　三点金
田基黄　节节花

用法：前三种药捣烂冲酒服，节节
花煲水服，并用上四种药捣
烂加二流米水调敷伤口四
周。若红肿严重可加老樟木
皮捣烂酒炒焗封即消。

二十三方：

药物：野茨菇全草

用法：煲水服。

二十四方：

药物：蛇总管　田基黄　半边连

108

花眉木（花椒树）

用法：共捶敷。

文经：愈微阳灸谷（单）咬左侧灸右
手，咬右侧灸左手，灸至痛
为止。

二十五方：

药物：米辣椒根四两

用法：煲水冲米酒服。

二十六方：

药物：黑豆四两　甘草两

用法：煲水连渣服，并用部分水洗
伤口，及用牛艮粉涂伤口。
主治毛蛇咬伤。

禁忌：忌服糯米100天。

二十七方：

药物：山芭蕉

1949
新 中 国
地 方 中 草 药
文 献 研 究
(1949—1979年)
1979

用法：水煲洗治蛇伤后，伤口长期
不愈合。

八、蜈蚣咬伤

一方：

药物：蚯蚓

用法：捣烂外敷。

二方：

药物：桐油

用法：外涂。

三方：

药物：黄皮核

用法：嚼烂外敷。

四方：

药物：生鸡口水

110

用法：外涂。

五方：

药物：**苦楝木叶或果**

用法：捣烂外敷。

六方：

药物：**生芒箕蕊**

用法：捣烂外敷。

七方：

药物：**松木蕊**

用法：捣烂外敷。

八方：

药物：**生雷公根叶**

用法：捣烂外敷。

111

1949

新 中 国
地 方 中 草 药
文 献 研 究
(1949—1979年)

1979

九方：

药物：鬼灯笼叶

十方：

药物：手指甲刨粉

用法：上药放在伤口上，用火柴燃
烧即止痛。

九、黄蜂刺伤

一方：

药物：长刀木叶

用法：煎水和黄泥水涂洗。

二方：

药物：蜂蛹汁

用法：外涂。

112

三方：

药物：肥皂水

用法：外涂。

十、蚂蝗咬伤

一方：

药物：生雷公根叶

用法：嚼烂外敷伤口。

二方：

药物：假葛茹藤

用法：煲水服，治蚂蝗窜入肠内。

十一、毛虫刺伤

一方：

药物：芋苗　豹牙郎叶

113

1949

新 中 国
地 方 中 草 药
文 献 研 究
(1949—1979年)

1979

用法：先用芋苗擦伤处，后用豹牙郎捶敷。

二方：

药物：假蒟叶

用法：擦患处。

三方：

药物：樟木叶　路边青（四方青）

用法：樟木叶擦洗，或路边青擦之。

十二、猪咬伤

一方：

药物：水上青苔

用法：外敷。

十三、家狗咬伤

药物：白芽芋头

114

用法：捶烂外敷。

十四、癫狗咬伤

一方：

药物：虎骨二钱　　薄荷一钱

独活一钱　　黄芩一钱

白矾一钱　　羌活一钱

马钱子一钱　京芥一钱

姜虫五分

用法：共末粉与糯米饭服之。

二方：

药物：斑猫末

用法：醋二杯调药末，糯米糍送下。

三方：

药物：红蓖麻子（去壳）雄黄　虎骨

115

1949
新 中 国
地 方 中 草 药
文 献 研 究
(1949—1979年)
1979

用法：共研末为丸如莲子大，每次
服五至六只。

四方：
药物：大种牛怙大力薯
用法：捶烂开米水服。

五方：
药物：筋竹笋
用法：煲猪脚服。

六方：
药物：番芋苗
用法：煲水服。

七方：
药物：桃树根
用法：煲水服，另取番薯叶与黄糖
捶烂外敷。

116

八方。

药物：桂枝一钱　　升麻一钱

虎骨四钱　　马钱子六钱

独活一钱　　续断二钱

羌活一钱

用法：水煎服。

九方：

药物：红鲤鱼一条　芦箈竹　牛艮粉

用法：先煲前两药服，及用部分水
洗伤口，后用牛艮粉拌茶油
涂伤口。

十方：

药物：青皮鸭蛋一只

用法：煎鸭蛋油涂伤口及用蛋白敷
伤口，防止发作。

117

1949
新 中 国
地 方 中 草 药
文 献 研 究
(1949—1979年)
1979

第三章 其 他

一、骨蛇（慢性骨髓炎）

※一方：

药物：白木梢薯 黑木梢薯（即山萝卜，黑白两种） 硫磺浓糟 血余炭 千里马（烘干研末） 三月坡根囊皮（久病者加用）

制用法：将前四药捶烂成餅留孔，外圈放上血余炭末，内圈放上千里马末，（如图），即复盖于伤口四周，敷药后死骨外

118

露，切勿加力拔出，留其自动脱出。死骨出后，经消毒处理，再用黑、白木梢敷伤口。

药饼

1 — 伤口

2 — 千里马末

3 — 血余炭末

二方：

药物：桐油果（煅炭）　断肠药

用法：共捶烂外敷二至三次即愈。

二方：

药物：油麻子　黄麻子

用法：共研末调清油涂。

四方：

药物：猫骨（煅末）　鸡蛋（蒸熟）

用法：共捶烂外敷。

119

1949

新 中 国
地 方 中 草 药
文 献 研 究
(1949—1979年)

1979

五方：

　　药物：白木薯　细种红尾断肠藤
　　用法：捣烂外敷。

六方：

　　药物：三年红蓖麻子一两。
　　用法：与油捣烂外敷。

七方：

　　药物：瓮菜　黄糖
　　用法：捶烂外敷。

八方：

　　药物：三亚虎根
　　用法：捣烂外敷。

九方：

　　药物：蚊子草　水八角

120

用法：共捶敷。并治伤口长期不
　　　癒合。

二、汗　斑

△一方：
　　药物：硼砂（适量）
　　用法：调肥皂水外涂（用酒精调擦
　　　　　亦可）。

二方：
　　药物：硼砂五钱　贝母一两
　　用法：研末调醋外涂。

三方：
　　药物：雄黄（适量）
　　用法：研末调煤油外涂。

121

1949

新　中　国
地方中草药
文　献　研　究
(1949—1979年)

1979

三、破伤风

一方：

　　药物：**地必虫　洗手子　酸藤根**

　　　　　油甘木根　刀斧伤根各适量

　　用法：共研末，成人开醋服，小孩
　　　　　开乳服。

二方：

　　灸法：**头维**（双）　　　**钻竹**（双）

　　　　手解溪（双）**足解溪**　各一壮。

三方：

　　灸法：**两侧腋窝**各一壮。

　　注：治婴儿老鸦风，即婴儿啼哭
　　　　双手摇动不止。

四方：

　　药物：**竹青标蛇胆　生姜汁**

122

用法：蛇胆冲羌汁，治急惊风。

四、脱 肛

※一方：

药物：蓖麻根三至五钱　　猪大
肠启二两

用法：煲水服。

※二方：

电针沾法：

取穴：承山（双）　长强（留针15至
25分钟）。

三方：

药物：红凉芋头　米粉

用法：将红凉芋头切片晒干与米冲
粉做糍食。

123

1949
新 中 国
地 方 中 草 药
文 献 研 究
(1949—1979年)
1979

四方：

药物：红勒苋苹头　猪大肠启
用法：煲水服。

五方：

药物：勒简木叶　（即花眉木叶）
用法：炒猪大肠服。

六方：

药物：地波萝
用法：浸酒凉干，熾酥研末调生油
涂。

五、急性疝气痛

一方：

药物：洗手果根
用法：煎水服。

124

妇、产、儿科疾病

· 白 页 ·

第一章 妇 科

一、月經不調

一方：

药物：**红花艾**（益母草）

用法：与鸡煲服，在经前三天服，每月服一次，至愈为止。

二方：

药物：**万年松**（水浸时 间 越 长 越好）一至二两

用法：煲水服数次即好，主治月经过多。

注：（万年松即水浸松树）

125

1949

新 中 国
地 方 中 草 药
文 献 研 究
(1949—1979年)

1979

二、崩漏（血山崩）

※一方：

药物：鳖尾（或壳）炭二至三钱

用法：研末加少许米酒冲服，无酒用开水亦可。

二方：

药物：苎麻叶

用法：醋炒煎水服。

三方：

药物：血余炭　田塍柱（松木桩）
　　　葵扇炭　黑龙尾（吊烟）
　　　百草霜

用法：共研末开水冲服。

四方：

药物：番芋头

126

用法：煲水服，神效。

五方：

药物：桑树叶

用法：捣烂米水冲服。

六方：

药物：坡油麻

用法：炒酥加醋煲水服。

七方：

药物：樟木根　肉鸡

用法：先将樟木根煎水，后取药水
煮鸡湯服。

八方：

药物：收鸡草　艮器

用法：煲水服。

127

1949

新 中 国
地 方 中 草 药
文 献 研 究
(1949—1979年)

1979

九方：

药物：桃子叶　收鸡草

用法：先将上药捣烂开水，后用金
戒指烧红沾入水中，取水去
渣饮用，（此方适应怀孕三至
四个月，而突然阴道流血）。

十方：

药物：棕叶头

用法：棕叶头捶烂煲水服，渣捶敷
脐周围，

艾灸：关元穴（单）　急脉（双）

少商穴（双）　各一壮。

注：急脉穴在两腿根部中点。

十一方：

药物：火吊煤（又名黑龙尾、吊烟）

128

烂草鞋灰　水瓜蒂和足烧灰

用法：冲米水服。

十二方：

药物：黄花菜根（又名针茶根）二两

用法：煲水服，但先用棉花塞耳孔
后才服药。

十三方：

药物：水浸松木（越久越好）
水浸芒箕

用法：煲水服。

十四方：

药物：水瓜足柄（烧炭）　百草霜

用法：冲热米酒服。

129

1949
新 中 国
地 方 中 草 药
文 献 研 究
(1949—1979年)
1979

三、子宫下垂

一方：

药物：红蓖麻心　鹅公屎　花肚鲫鱼

用法：共捣烂煨热外敷百会和肚脐
二十四小时去药。

二方：

药物：红番鬼苋西　　芭蕉蕊

用法：煎水内服和外洗。

三方：

药物：大青蟹一只　酒饼一只

用法：小心打开蟹壳，去净屎泥，
将酒饼研末，放入蟹内合
好，煨热食之，轻者二、三
次即愈。

130

四方：

药物：**五灵脂**一两　　**白矾**五钱

用法：将上药放在瓦上，用简盖
好，下面用炭火烧，冒烟
时，即用此烟熏阴部，并用
蓖麻叶煨热敷百会。

五方：

药物：**蜗牛　牛牯虫**（又名沙鸡）

用法：烘干共研末，放在芭蕉叶上
敷子宫口，连续一周即回，子
宫复原后，改服补中益气汤。

四、避　孕

一方：

药物：**桐油花**（干）二两　　**行鸡**一只

用法：煲汤食，在月经净后服，每

131

1949

新 中 国
地 方 中 草 药
文 献 研 究
(1949—1979年)

1979

年服一次，可避孕一年。

注：服药后避免性交三个月。

五、絶　育

二方：

药物：棕榈树根四两

用法：与猪瘦肉同煲，在经净后
服，连服两剂。

132

第二章 产科疾病

一、胞衣不下（胎盘不下）

※一方：

药物：钻板腻　明灵（又名暗堡灶）烘酥末粉　大山钻（又名鼻柱木）

用法：冲热米水服，即下。

※二方：

药物：红蓖麻叶　黄牛屎各适量

用法：共捣烂用蓖麻叶包煨热敷涌泉穴下。

133

1949

新 中 国
地 方 中 草 药
文 献 研 究
(1949—1979年)

1979

注：胎盘一下，立即洗去药物，否则连子宫都要拔出。

二、死胎不下

一方：

药物：红花三至五钱

用法：加酒水煎服。

二方：

药物：归身八钱　川芎六钱

用法：水煎服。

三方：

药物：牛七　红花　桃仁　木通
赤芍　归尾　连台（各适量）

用法：水煎服。

134

三、产后腹痛

一方：

药物：沙姜

用法：捣烂冲米酒服。

四、产后风瘫水肿

二方：

药物：开口椒（加入其他祛风药物
更佳）

用法：煎水洗身，并内服少许。

五、产后乳少

一方：

药物：通草三钱　蒲公英三钱
黄芪五钱　穿山甲四钱
鲜黄鱼或鲫鱼一条。

135

1949
新　中　国
地方中草药
文　献　研　究
(1949—1979年)
1979

用法：水煎服。

二方：

药物：山甲珠二钱　　王不留行三钱

通草一钱　　当归三钱

天花粉四钱　　天冬三钱

生地四钱　　党参三钱

黄芪三钱　　熟地三钱

青皮一钱　　炙草一钱

用法：水煎服。

136

第三章 儿科疾病

一、小儿腹泻

一方：

药物：广榔　木香　石榴皮
四方草　了哥叶

用法：共研末粉，开水送服。

二方：

药物：凤尾草　蕃桃木蕊（炒黄）
黑脚蕨　米（炒黄）　各药适
量

用法：共煎水服。若有腹泻加入老
樟木皮约二至三钱同煎服。

137

1949

新 中 国
地 方 中 草 药
文 献 研 究
(1949—1979年)

1979

二、小儿疳积

※一方：

药物：硃砂五分　　硼砂五分

神曲一钱　　君子肉五分

山渣一钱　　枯矾八分

芜茅一钱　　牙硝八分

水仙子一钱　黄芪一钱

白术三分　　茨实一钱

石决明五分　淮山一钱

白芍一钱

用法：共研末，每日用一至钱蒸猪肝或开白糖粥食。

二方：

药物：生牛西薯（大蓟）一至二钱

用法：与猪肝、瘦肉蒸服。

138

三方：

药物：花星木根(又名称星木)一至
二钱　白谢三娘根三至四钱

用法：与牛肉煲服（治小儿腹胀起
青筋）。

四方：

药物：大兰　小兰　石皮榴　黄茄
地灵丹　花生草　甘细叶
骨草　三草

用法：共末粉开米汤服。

五方：

药物：石决明钱半　甘石五分
滑石粉五分　海螵蛸五分
砵砂一分　雄黄二分
冰片五分

用法：共末粉用母鸡肝蒸服。

1949
新 中 国
地方中草药
文 献 研 究
(1949—1979年)
1979

六方：

药物：**田七**五分（末粉）　**猴歇**五分
　　　槟榔烧灰存性末粉五分

用法：用碗盛药粉入沙锅内蒸沸数
　　　分钟服下。

注：治小儿疳积腹泻体弱如绵。

三、小儿天疱疮（传染
　性脓疱疮）

※一方：

药物：**白勒**　**吊丹**（又名苦烂丹）

用法：煎水洗，数次即愈。

二方：

药物：**狮子草**　　**柚树叶**

用法：狮子草煎水内服，柚树叶煎

140

水洗。

※三方：

药物：板兰根　　青黛粉

用法：板兰根煎水服；青黛粉开七
水外涂或干掺。

四方：

药物：雄黄　　密陀僧　　白芷

用法：共研末开茶油外涂，涂前先
用茶或按树叶煎水洗干净。

四：小儿吐乳

※一方：

药物：桑螵蛸数只烧炭末粉

用法：若婴儿每次服约一个桑螵蛸
粉即可，日服一至二次。

141

1949
新 中 国
地 方 中 草 药
文 献 研 究
(1949—1979年)
1979

五：小儿遗尿

一方：

　　药物：桑螵蛸

　　用法：煅酥研末冲开水服。

二方：

　　药物：生泥丁

　　用法：先洗净放入米酒浸数分钟，
　　　　　取出服之。

三方：

　　药物：沙虫干

　　用法：煲粥食，连食一个月。

六、小儿阴囊肿大

一方：

　　药物：郁头鸡木叶　桑螵蛸　火炭藤

　　用法：共煲水洗。

142

眼、耳、鼻、喉、口腔
科疾病

1949

新　中　国
地 方 中 草 药
文　献　研　究
(1949—1979年)

1979

· 白 页 ·

第一章　眼科疾病

一、急性結膜炎

一方：

药物：三月坡　鹅不食　米仔草

用法：前药煎水洗，后两药捣烂敷脉门，左眼病敷右手脉门，右眼药敷左手脉门。

二方：

药物：辣椒叶　生田螺肉

用法：捣烂敷患眼四周。

三方：

药物：桑叶蕊一两　生姜一钱

143

1949

新 中 国
地 方 中 草 药
文 献 研 究
(1949—1979年)

1979

用法：共捣烂敷患眼，先闭眼后敷
药，敷一夜去药。

四方：

药物：瓜子藤（耳环瓜）　谷精草
用法：捣烂敷患眼。

五方：

药物：田基黄
用法：煎水洗患眼，服少许，如上
星斑即用田基黄加少许生盐
捣烂敷脉门。

六方：

药物：地胆头
用法：煎水服。

144

二、眼外伤

一方：

①外用药：花叶竹夹菜　扭曲草叶
野芥蓝叶　红花　生地
大黄　梅片　谷精草

用法：各适量共捣烂，用无菌纱布
包药，于晚上外敷患眼，早
上去药，每晚敷一次至愈为
止，敷药时不要全眼敷密，
应留内眼角不敷。

②内服药：蒙花　木贼　谷精　蒺藜
虫蜕　甘菊　川连　苏木
夜明砂　草决明　归尾
杞子　蕤仁　各适量。

用法：水煎分二次服。每日一剂至
愈为止。

1949
新 中 国
地 方 中 草 药
文 献 研 究
(1949—1979年)
1979

二方：

药物：牛脚菜（田基黄）　沙藤根
肥肉（少量）

用法：共捶敷患眼。

三、眼生膜（眼起瞖膜）

一方：

药物：芦笛竹笋　狼狗肝叶（碎叮）
狼狗叶（少许）

用法：共捣烂叶包煨热外敷尾椎骨
（长强穴）处，数分钟即去
药，（可治牛眼上膜可敷牛
尾窝）。

二方：

药物：田基黄　蛇舌草

用法：捣烂敷患眼，如膜不脱，改

146

敷脉门。

三方：

药物：狗敏根　大小四方草　大小
　　　雷公根　四方雷公根　地胆头
　　　田基黄　白花草　扭曲草
　　　犁头草　鹅不食　人乳汁

用法：共捣烂外敷手臂三角肌处，左
　　　眼病敷右手，右眼病敷左手。

四方：

药物：薜藤叶（粗皮藤）　芦笛竹笋
　　　响弓藤叶（野葛）　叠钱草叶
　　　梅片　酸醋

用法：其捣烂外敷患眼。

五方：

药物：三点金
用法：上药入二流米水少许捣烂外

147

1949

新 中 国
地 方 中 草 药
文 献 研 究
(1949—1979年)

1979

敷。

六方：

　　药物：海硝　勾箕　地灵丹　黄茄
　　　　　晶砂　筷子草　扣果草

　　用法：共研末蒸母鸡肝服，并可治
　　　　　夜盲症。

七方：

　　药物：海硝　木贼　青箱　黄芩
　　　　　竹叶　龙衣　蝉蜕　车前
　　　　　菊花　甘石

　　用法：煎水洗眼。

四、青光眼

一方：

　　药物：猫眼勒皮（又名米猫勒）

　　用法：水煎服。

　　148

第二章 耳科疾病

一、中耳炎

※一方：

药物：马骝卵

用法：榨汁滴入耳内。

※二方：

药物：烧旧汽灯纱

用法：研末吹入患耳，吹药前先用桉叶水洗耳。

※三方：

药物：家蚕茧（烧灰）　鸡肾皮（烧灰）　枯矾

149

1949

新 中 国
地 方 中 草 药
文 献 研 究
(1949—1979年)

1979

用法：研末吹入患耳，吹前先用按
树叶煎水洗耳。

四方：

药物：酸杨桃果

用法：取果汁滴患耳，每日滴二至
三次。

五方：

药物：生苎麻叶

用法：捣汁滴耳，每日二至三次，
先用酒精洗后滴药。如痛
剧，可在耳背隔羌灸二壮，
男左女右。

六方：

药物：蛇总管（末粉）　木必仁

用法：木必仁磨水开蛇总管粉涂之。

150

七方：

药物：**生地**五钱　**麦冬**五钱

用法：水煎服。

　注：主治耳疔即患者发热、昏迷，或言语不清，侧耳有数滴血从耳内流出即是。

二、耳　聋

一方：

药物：**老鼠胆汁**

用法：滴入耳内，每日一至二次。

三、耳　疔

一方：

药物：**生地**五钱　**麦冬**五钱

用法：水煎服。

　注：症状如中耳炎七方所述。

1949
新　中　国
地方中草药
文　献　研　究
(1949—1979年)
1979

第三章　鼻科疾病

一、鼻渊（慢性鼻窦炎）

一方：

药物：抹药（假藿香）　猪胆
　　　苍耳子

用法：将抹药全草晒干粉末与猪胆
汁和丸，每丸重一钱，每日
服三次，每次服三钱，苍耳
子煎水送服。　（此药研末
吹入鼻孔亦可）

二方：

药物：红刀板豆夹

152

用法：熾酥研末开酒服。

※三方：

药物：马英丹五钱　　鹅不食五钱

假藿香五钱　　韭菜子三钱

丝瓜蒂三只　　猪胆一只

辛荑花五钱　　生黄芪二钱

白芷二钱　　　年见钱半

牛子钱半　　　连召钱半

菖蒲钱半　　　冬花钱半

陈皮一钱　　　甘草一钱

山甲二钱　　　白矾二钱

牙硝二钱　　　冰片一钱

用法：以上各药研末与猪胆汁匀和，用纸卷成一尺长的药条，每日早晚熏鼻一次，每烧熏约一寸，一般用两剂见效、四至六剂基本治愈。

153

1949

新　中　国
地 方 中 草 药
文　献　研　究
(1949—1979年)

1979

四方：

　　药物：青苔　川连　硼砂　硃砂
　　用法：共研末，以棉花点药涂于鼻
　　　　　内。

五方：

　　药物：猪鼻一只　丝瓜根（或壳）
　　用法：共煲水服，同时每服一次必
　　　　　用艾灸鼻尖稍下一壮，有疗
　　　　　效。

六方：

　　药物：川射香一分　水艮三分
　　　　　枯矾五分　大梅片一钱
　　　　　牛艮一钱
　　用法：共末粉以纸卷成药线，点燃
　　　　　熏之，先用鼻吸，若不适改
　　　　　用口吸，（做药线约长三至

154

四寸）分三晚薰焗，熏后若
有不适，可用辰砵砂蒸猪肉
服，或口服凉茶解之。

二、鼻出血（鼻衄）

※一方：

药物：扁柏叶五钱至一两　茅花或
茅根（前者三至五钱，后者
五钱至一两）

用法：煲猪瘦肉或水煎服。

二方：

药物：綦豆三两　塘角鱼半斤
用法：共煲水服。

三方：

药物：猎尾毛灰　新生儿头发灰

1949
新 中 国
地方中草药
文 献 研 究
(1949—1979年)
1979

梅片（少许）

用法：末后用竹筒吹入鼻内。以后用阉鸡屎白鸽屎（均用干的）墨条共蒸服即愈。

三、鼻瘜肉

一方：

药物：莲藕　冰片少许（研末）

用法：莲藕切片晒干研末共和匀吹入鼻孔内。

156

第四章 咽喉科疾病

一、双单蛾喉(急性扁桃腺炎)

一方：

药物：硼砂五钱　冰片一钱
　　　梅片三分　辰砂四钱
　　　元明粉五钱　珠末分半
　　　碌砂四钱　六神丸三并

用法：以上各药分别研末和匀，每人
　　　用一钱，分六七次吹入喉部，
　　　每二十分钟吹一次，开水含咽
　　　亦可；如用于治白喉，应先服

1949

新 中 国
地方中草药
文 献 研 究
(1949—1979年)

1979

用法：捣烂和匀冲米水含咽。

九方：

药物：细种雷公根　　田基黄
鹅不食草（少许）

用法：捣烂冲米水含咽，并治喉炎
喉痛。

十方：

药物：人中白（煅干）

用法：研末吹入咽喉部，并治其他
喉疮。

十一方：

药物：黄藤根

用法：洗净捣烂浸米水服，或浸开
水待冷服。

160

十二方：

药物：蒜盘子叶（又名光漆）
蝴蝶（田蟹） 青苔

用法：①蒜盘子叶擦二流米水咽服。
②三药共捣烂敷喉部。

注：此方治扁桃腺炎。

十三方：

药物：鹧鸪肾皮

用法：熰黄研末，开酒吹入喉部。

二、骨 硬

※一方：

药物：苎麻薯四两 同类骨二两

用法：先将骨头捣烂，后与苎麻薯
和匀捣烂，取一半外敷颈部，
另一半煲水含嗽，从患则慢

161

1949
新 中 国
地 方 中 草 药
文 献 研 究
(1949—1979年)
1979

慢咽下，不久骨头自下。

二方：

药物：千斤拔　沙姜　葫芦茶（细叶
地桃花）　蓖麻叶
苧麻薯　　炮竹药

用法：共捣烂加酒煨热外敷喉部，
如肿痛发炎可用马鞭草、淡
竹叶煎水服。（此方用于治
子弹、针钉刺入肉亦用效）

三方：

药物：叠钱草（笠苑）根二囊皮
用法：捣烂冲二流米水咽服。

四方：

药物：马鞭草　雷公根（生在墙上
长梗的最好）　生油一酒杯

162

用法：加水二碗煎至一碗半，慢慢
吞咽。

五方：

药物：雷公根　鹅屎　大石芒心
用法：捣烂煨热外敷颈部。

六方：

药物：红沙姜
用法：磨水含咽。

七方：

药物：血皮藤根
用法：煎水含咽。

八方：

药物：南蛇勒根
用法：煲水含咽。

1949

新　中　国
地 方 中 草 药
文　献　研　究
(1949—1979年)

1979

九方：

药物：桑白虫　（即蚕蛹）

用法：煨酥研末，开米水含咽。

十方：

药物：手指甲

用法：烧灰研末，吹入喉内。

十一方：

药物：千斤拔根　　南蛇勒根

用法：煲水含咽。

164

第五章、口腔科疾病

一、牙痛

※一方：

药物：松木心半斤　醋一斤
用法：煲水含漱。

二方：

药物：羊不挨（又名灯竟鸡）　茶油
用法：羊不挨去内囊、入生盐放炭
火烧灰存性研末，调茶油搽
虫蛀处，即止痛。
（主治虫牙痛）

165

1949

新 中 国
地方中草药
文 献 研 究
(1949—1979年)

1979

二、牙包(牙周炎、齿龈脓肿)

一方：

药物：红雪豆　　淡水鱼

用法：煮湯服。

二方：

药物：马口牙藤

用法：煲水含漱

三方

药物：黄桑勒根　　豹牙郎根

用法：煲水含服。

※四方：

药物：大沙木根（又名牛微子木）

166

红虫木根　　红背酸

鸡蛋壳（育小鸡的）

用法：煲水先焗后含漱。

三、口腔溃烂

一方：

药物：芒果木皮

用法：煲水含。

二方：

药物：木波罗叶

用法：烧灰研末开蜜糖涂。

三方：

药物：硼砂　　青黛

用法：研末撒患处。

1949

新　中　国
地 方 中 草 药
文　献　研　究
(1949—1979年)

1979

四、流　涎

一方：

药物： 母鸡叮根（又名黄花草）
　　　　鸡蛋白

用法： 母鸡叮根煲水冲鸡蛋白服。

说　　明

　　以上注有"※"这个符号的处方，表示此方已有人经过试用，确实有效。

168

验方汇编

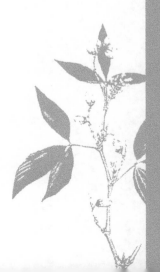

提　要

广东省惠阳地区卫生局编。

1976 年 9 月出版。共 99 页，其中目录 5 页，正文 82 页，索引 10 页，编后话 1 页，插页 1 页。纸质封面，平装本。

全书收录 5 大类疾病，所用处方达 358 个。本书根据疾病科别分为内科、外科、妇儿科、五官科、传染科。每一类下列有病名，具体病名下收集处方若干，少则 1～2 个，多则 20 多个。每方下记载了组成、用法、副作用、禁忌、病例、方源等内容。书中药物剂量以两、钱等为单位。所录处方大多具有简、便、廉、验的特点，既有由 1～2 味草药组成的偏方，也有经草药提纯后制成的注射液。书中对疗效显著的处方附有典型病例，以便读者参考学习。

书末附有草药别名。

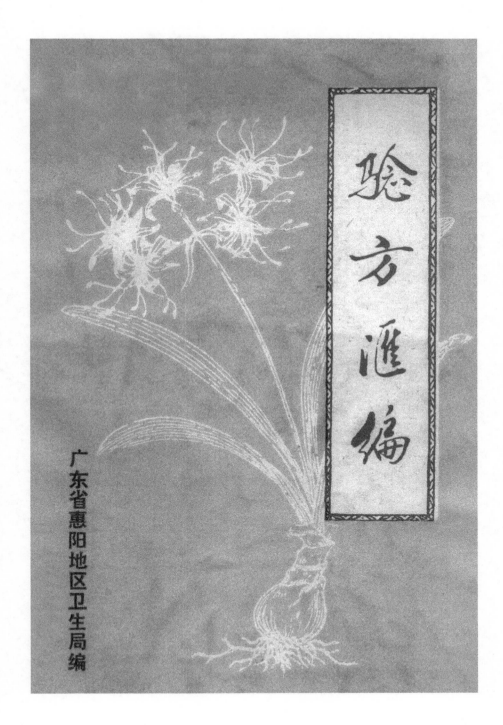

验方汇编

广东省惠阳地区卫生局编

验方汇编目录

内　　科

1

1949
新　中　国
地方中草药
文　献　研　究
(1949—1979年)

1979

2

3

1949

新　中　国
地方中草药
文　献　研　究
(1949—1979年)

1979

4

传 染 科

附草药别名

5

· 白 页 ·

内 科

感 冒

一方：灯笼草、马鞭草各八钱。

用法：水煎、冲米酒服。

禁忌：孕妇忌服。

方源：河源县埔前公社黄××。

二方：枫香树叶、糖梨叶、五指柑、银花藤、
水柳树叶、清明茶、茶叶，均适量。

加减：鼻塞加葱头，呕吐加生姜。

用法：水煎内服。

禁忌：孕妇忌服。

方源：和平县人民医院袁××。

三方：菏荷叶、大青叶各一两（生用）、米酒二两。

用法：用米酒燉，不放水，空腹服。

四方：山芝麻注射液，每二毫升含干药八克。

制法：乙醇提取。

用法：肌注，成人每次二支，小孩每次一支。

付作用及禁忌：此针注射时局部痛感明显，用时可加普鲁卡
因，孕妇禁用。

病例：张××，男性，十一岁，黄龙大队人。
感冒发热40.7°c，经注射山芝麻针一支，体温降至正
常。

方源：紫金县凤安公社东塘医疗站。

1

1949

新 中 国
地 方 中 草 药
文 献 研 究
(1949—1979年)

1979

风 热 感 冒

一方：青漆八钱、酸藤根一两，山芝麻四钱，薄荷三钱。

制法：将上药煎成浓缩液再制成十二片。

用法：上药分三次服。

禁忌：孕妇忌服。

方源：紫金县柏埔卫生院。

二方：酸味草、一包针、崩大碗、水杨梅根、二叶人字草、岗梅根各五钱。

制法：制成片剂，每片0.3克。

用法：每天服三次，每次服四片。也可煎水内服，每天服一剂，连服三天。

禁忌：孕妇忌服。

方源：连平县忠信卫生院。

三方：野菊花、东风桔各三钱，救必应、黄花猛、银花藤各四钱。

用法：水煎内服，每天一剂。

禁忌：孕妇忌服。

方源：惠阳县陈江公社蓝××

四方：二叶人字草、山大颜根各八钱，车前草、灯笼草各六钱，地胆头（去毛）二只，粘身草、崩大碗各一两。（均生药）。

用法：水煎内服。

禁忌：孕妇忌服。

方源：惠东县梁化卫生院赖×。

2

五方：鸭脚木、一包针各二斤，五指柑叶、虱麻头、救必应、
　　　流明草、三桠苦各一斤，鱼腥草、黑老虎、海金沙藤
　　　各半斤。

制法：将上药打粉，压成方块，每块重四至五钱。

服法：成人每次冲服一块。

禁忌：孕妇忌服。

方源：紫金县龙窝卫生院。

风寒感冒

一方：韩信草二两

用法：水煎内服，每天一剂，连服三天。

病例：刘××，女，八岁，患感冒，头痛，四肢疲痛，全身
　　　无力，咳嗽流涕，经服上药而愈。

方源：龙川县赤光公社大洋大队医疗站。

二方：鸭脚木叶、细叶虱麻头各十斤，三加皮、补锅树根、
　　　牛耳枫树、假苏叶、白毛将、土荆芥、防风草各五
　　　斤，大头陈、野菊花各三斤。

制法：上药研末，根茎煎水混成糊状压成茶饼每块五钱。

用法：每次冲服一块，重病者二块。

禁忌：孕妇忌服。

病例：张××，女，十三岁，感冒发热恶寒，无汗，体温
　　　39 ℃，服此药二次而愈。

方源：紫金县凤安公社东塘医疗站。

3

1949

新 中 国
地 方 中 草 药
文 献 研 究
(1949—1979年)

1979

伤风鼻塞

处方：鹅不食草五斤，苍耳子八斤，皂角三斤
制法：将上药研末，过筛，渣头煎水为丸。
用法：每次服三至五钱，每日服三次。
禁忌：孕妇忌服。
方源：紫金县凤安公社东塘医疗站。

感冒吐泻

处方：救必应四斤，鸭脚木叶、海金沙藤各五斤、黑老虎、
流明草各三斤，三叶人字草二斤，樟脑二两。
制法：将上药打粉压成片剂，每片0·5克。
用法：每日服三次，每次服二至四片，温开水送服。
禁忌：孕妇慎用。
方源：紫金县龙窝卫生院。

产 后 风

处方：香附子、土防风、薄荷、苏叶、川芎、地龙、藿香各
半斤，一包针、白面风、土独活、大风艾各一斤，马
鞭草、路边菊各三斤，黑老虎四斤，蜜糖十斤。
用法：上药四成研末，六成煎水和蜜为丸，每丸重三钱，每
次一至二丸。
禁忌：孕妇忌服。

4

方源：紫金县蓝塘卫生院。

备注：蓝塘卫生院常用方，经临床使用效果满意。

支 气 管 炎

一方：叶叶一支花一两，鱼腥草，五指毛桃各五钱，蓝花草三钱。水煎服，一日二次。

方源：龙川县赤光公社大洋大队医疗站。

二方：五指毛桃根一两，细叶牛奶树根一两五钱，甘草一钱。

用法：水煎服，一日一剂。

病例：张××，女，患支气管炎十多年，一九七五年因感冒引发咳痰气喘，经治一个月未效，后服上方三剂咳止喘平，得以缓解。

方源：东莞县凤岗公社竹尾田卫生站。

三方：盐霜柏根一两，倒扣草、花粉、桑白各五钱，勾藤、茯苓各四钱，一包针三钱，蝉退、甘草各钱半，红花虱麻头七钱。

用法：煎水，每日一剂。

方源：连平县青草药门市叶××。

四方：石仙桃一两，飞天禽罗、冬瓜仁各二两，叶叶一支花，东风桔各五钱。

用法：煎服。每日一剂。

方源：东莞县横沥卫生院。

哮 喘

一方：四大天王粉四份，胡颓子树叶四份，穿心莲二份。

5

1949

新 中 国
地 方 中 草 药
文 献 研 究
(1949—1979年)

1979

用法：上药打成粉末，入胶囊，每日三次，每次五丸，四天
　　　一个疗程。

病例：黄××，男，成年，好义公社小古大队人，患支气管
　　　哮喘八年多，服上药二个疗程而愈。

方源：紫金县好义卫生院。

二方：细条蚯蚓一百条，白糖一斤。

用法：将蚯蚓去泥，放在小钵内，白糖复盖蚯蚓面上，用清
　　　洁白纸把钵面封紧七天，后取出药液备用。

用法：每天服三次，每次一匙。

方源：惠东县白花公社甫田卫生所胡××。

三方：青皮果一个（未剪破的，剖开去瓢留壳用，巴豆一
　　　个。

用法：将巴豆一个放入青皮果壳内，用细铁线拴稳放炭火上
　　　烤烧成赤色存性研末，用生姜汁一小盅和老黄酒燉热
　　　入前药物搅匀口服。

备注：虚弱者慎用。

方源：惠阳县新圩卫生院罗××。

四方：辣椒树连根（干）四钱。

用法：用水三碗半，瘦猪肉二两煎至一大碗，临睡时服。

禁忌：食后切戒鱼腥生冷之品。

方源：东莞县厚街公社刘××。
　　　惠州市桥东区黄××。

五方：曼陀罗花七两，胡颓子叶七斤。

用法：上药晒干打粉调水为丸，每次五分，一日二次。

方源：紫金县凤安公社东塘医疗站。

六方：苏子、木通、杏仁各二钱、沉香、南星各五分，石苇

四钱，水煎服。

方源：河源县骆湖卫生院汪××。

肺 积 液

处方：红花热味草二两，煎水代茶。

方源：紫金县凤安卫生院钟××。

肺 脓 肿

一方：千斤拔、飞天禽罗、七叶莲、半边莲、白花蛇舌草各五钱；白花牛大力一两。

用法：水煎服，每天一剂。

病例：张××，男，十九岁，九寿公社在上大队人。七五年四月经某县医院X光照片检查，诊断为肺脓肿，服上方六十剂而愈。

方源：紫金县九寿公社在上大队医疗站张××。

二方：吊鞭蛇适量。

用法：上药捣烂蒸热外敷患侧胸部，每天一次。

病例：吴××，女，三十八岁，好义公社双全大队人，患者七一年十一月经某县医院X光照片诊断肺脓肿，用上药外敷七天后痊愈。

方源：紫金县好义公社吴××。

三方：白花牛大力一两，叶叶一枝花五钱。

用法：煎水代茶，一天一剂，连服一个月。

病例：钟××，男，五十五岁，苏区公社小北大队人。六九

1949

新 中 国
地 方 中 草 药
文 献 研 究
(1949—1979年)

1979

年因咳嗽胸痛，咳脓血性痰，经县医院胸透检查诊断
为肺脓肿，用上方治疗一个月而愈，后无复发。

方源：紫金县苏区卫生院钟××

风湿性心脏病

一方：野菠萝果片（干）一两，瘦猪肉二两。

用法：水煎内服，不加盐，一日一次，连服一个月为一疗程。

病例：张××，男，十八岁，博罗县长宁公社下浪大队人。
十一岁时患病，先后去广州二间医院住院治疗，均诊
断风湿性心脏病。七四年始服上方二十多次，症状减
轻，原不能下床活动，现能参加学校安排轻劳动。

方源：博罗县长宁公社张××

二方：松树主根、红花鬼点火、地稔根、排钱树根各三至五
钱，金丝草、毛冬青各五钱至一两

用法：水煎加糖兑黄酒，睡前服。

方源：罗浮山制药厂叶××。

高 血 压

一方：毛冬青根、凉粉草、生地各一两，杜仲、川牛膝、丹
皮各四钱，覆花一钱。

用法：水煎冲白糖服。

方源：惠东县增光公社卫生院刘××。

二方：水翁树花适量，煲水作茶饮。

方源：博罗县观阁公社卫生院周×。

8

脑血管意外后遗症

一方：盐霜柏根、寮刁竹、三桠虎根、苦楝根各二两，鹅不
食草，灵仙、包公藤、独脚莲根、七叶一枝花各一两。
艾灸双膝眼、委中、昆仑、环跳、曲池、内、外关、
合谷、肩于等穴，每天一次。

用法：将上药浸米酒二斤（五天后可使用）。取酒燉热外搽
偏瘫之手足，每天三至四次。

病例：叶××，男，五十岁，镇隆公社高田大队人。患者原
有高血压史，于七四年八月间小便时跌倒，昏迷不
醒，经抢救后苏醒，但右侧手足不能运动，后依上法
治疗约五十天而愈。

方源：惠阳县镇隆公社高田大队卫生站杨××

二方：寄生三钱，地龙五钱，淮牛膝一两、白芍七钱，生地
八钱。

加减法：消瘦者加麦冬一两，丹皮二钱、北沙参七
钱；体胖者加川贝二钱，天麻七分。

用法：水煎服。

病例：钟××，女，六十七岁，一九七五年三月患中风致左
半身不遂，面瘫，后用上方半个月而愈。

方源：紫金县洋头卫生院廖××

急性肠胃炎

一方：地胆头（去毛）五只，番石榴蕊五钱。

用法：上药放口内嚼烂，冷开水送服。

9

1949
新　中　国
地方中草药
文　献　研　究
(1949—1979年)
1979

方源：紫金县凤安卫生院郑××

二方：大飞扬（生）二两，煎水内服。

病例：黄×，石圳大队人。呕吐、腹泻三天，服上药二次痊愈。

方源：惠阳县陈江公社黄××。

三方：救必应五钱，岗稔三钱，地胆头、海金沙藤各一两。

用法：水煎服。

方源：惠东县黄埠公社东头卫生站。

四方：细叶牛奶树叶三钱，山芝麻五钱。

用法：水煎服。

方源：紫金县城镇莫××

五方：过岗围龙根一两五钱。

用法：水煎服，一日二次。

方源：龙川县赤光公社大洋大队医疗站。

六方：田艾一两，红背菜五钱，漆大姑五钱。

用法：水煎服。

病例：李××，七一年七月腹泻十天，每天拉无粘液水样便六次以上，经服西药、成药未效，后改用上方，服药后第一天大便二次稍烂，第二天大便一次正常。

方源：河源县简头卫生院。

便　　　秘

处方：马齿苋四两（生）。

用法：清水四碗煎至一碗，红糖送服一天一剂；连服二天。

禁忌：孕妇忌服。

方源：惠东县平海卫生院陈××。

10

呃　　逆

一方：草纸条。

用法：把纸点燃后吹熄，近鼻用力吸入余烟一至三次。

付作用：有些人会流泪或打喷嚏。

方源：惠阳县陈江卫生院丘××。

二方：柿蒂十个，川连一钱五分，藕节五钱，泽泻、竺黄各二钱，百合、海石、黄芩、滑石、蒌皮各三钱，水煎服。

方源：河源县上莞卫生院陈××。

胃　脘　痛

一方：老春茶和蜜糖各适量。

用法：每天一早先泡茶，早饭后冷调蜜糖服。

病例：刘××，患胃病十年不愈，后经人介绍服上方（共五两老春茶、一斤蜜糖）而愈。至今十年未复发。

方源：紫金县苏南卫生院刘××。

二方：沉水樟树根（去皮）干四两，瘦猪肉四两。

用法：上药用水四碗煎成二碗，分二次空腹服。

付作用及禁忌：服后欲呕，忌食酸辣煎炒之品，孕妇慎用。

方源：河源县新天卫生院朱××。

三方：珍珠背壳一两，珍珠一分。

用法：上药为末，每次服一钱，每天二至三次。

病例：丘××，县二轻局，患胃病十多年，服完上药后，至

11

1949
新　中　国
地　方　中　草　药
文　献　研　究
(1949—1979年)
1979

　　　　今一年多没有发作。

方源：惠东县黄埠公社林××。

四方：救必应、煅瓦楞子各五钱，一包针、郁金、元胡各三
　　　钱，凤凰衣五只。

用法：上药研成散剂，分成四小包，一日一小包，饭后服，
　　　也可作汤剂，如作汤剂，凤凰衣用一只即可。

禁忌：脾胃弱者忌用，孕妇慎用。

疗效：门诊观察一百一十一人（男六十人，女五十一人），
　　　显效三十例，有效二十一例，治愈三十例。

病例：李××，男，三十五岁，东埔公社胜利大队人。七〇
　　　年十二月因上腹部胀满痛，饭后更甚，作呕嗳气，经
　　　常发作已有二年多，来门诊检查：舌质淡红，薄黄腻
　　　苔，脉弦缓，诊断为肝胃不和，给服上药散剂，每次
　　　三钱，一日三次，二天后痛止，胀满消失，四天得愈。

方源：河源县城镇卫生院。

五方：鸟不企根、铁包金根、黑老虎根、红心漆根各四两，
　　　武夷茶二两。

用法：上方加水五斤煎取浓缩液半斤加入米酒二斤，每天五
　　　钱至一两，一次服。

禁忌：孕妇忌服。

备注：要坚持每天服药方能获效。

方源：博罗县附城卫生院曾××。

吐　血

处方：生地二两，大黄一钱。

用法：生地煎浓汁一百毫升，调大黄末空腹服，或加三七末

12

二钱。

禁忌：凡脾胃虚弱，大便溏泄者和孕妇慎用。

方源：河源县仙塘卫生院丘××。

胃溃疡出血

处方：象皮一两。

用法：上药切成薄片，煲瘦猪肉内服。

病例：邹×，黄村综合厂，长期患胃溃疡病，七五年五月因暴饮引起胃出血，吐咖啡色血块，大便黑色，服上方二剂血即止。

方源：河源县黄村卫生院谢××。

坏死性肠炎

处方：旱莲草、马齿苋（均生用）各半斤。

用法：煲水至大半碗蜜调分次内服。

方源：紫金县龙窝卫生院黄××。

肝脾肿大

处方：白花丹根一至二两，猪胰脏一条，

用法：取白花丹根去皮晒干和猪胰脏共煲空腹服。白花丹初用一两，第二次用两半，第三次用二两，此药有毒，应煎四至六小时以去毒。

禁忌：此药有毒，服后会有头晕，忌食寒凉生冷之品。

方源：河源县新天卫生院朱××。

1949

新 中 国
地方中草药
文 献 研 究
(1949—1979年)

1979

肝硬化腹水

一方：火炭母，生用二两，干用一两。

用法：煎水加红糖内服。

病例：李××，女，四十四岁，河源县黄田公社人。患者于六五年得急性肝炎，六九年肝病复发，头晕纳呆，腹胀如鼓，走路不便。体查：肝大肋下3、5公分，质硬，脾大肋下三横指，肝功能ccFT（卅），经二间医院治疗无效，后用上方连服十余天，腹水逐日消退，食欲增加而愈。一九七五年复查肝功能正常。

方源：河源新丰江电站刘××。

二方：火殃头（干）二两，无尿者加鲫鱼胆草（干）一钱，棕树根一钱。

用法：火殃头切片洗去乳汁晒干煲牛肉或牛骨汤，此药有加强催吐作用，慎之。

病例：钟××，紫金县苏南公社人。一九七一年由某县医院诊断为肝硬化腹水，腹水严重，食欲不振，不能起床。依上方服四十多剂，腹水消退，四年未见复发。

方源：紫金县苏南公社钟××。

三方：白花牛大力根一两，胡颓子树根、老鸦拍根各五钱，白花蛇舌草、五指毛桃根各三钱。

用法：上方俱用干药，煲水作茶饮或用猪骨头共煲更好，每天一剂，连服二个月。

病例：钟××，男，三十八岁，紫金县苏区青溪大队人，七三年经某县医院诊断为早期肝硬化腹水，用护肝利尿

14

等法收效不大，后改用上方连服二个多月，腹水全消，再加用中药金匮肾气丸之类补益剂以巩固疗效。

方源：紫金县苏区卫生院钟××。

四方：1、五指毛桃根、白背叶根、胡颓子根、细叶牛乳树根各二至三两（生品）。

2、香砂六君子汤加泽泻、猪苓、腹皮、内金。

用法：1方煲行鸡一只，放四两糯米酒，二、三剂后服2方，每天一剂。

禁忌：忌食酸辣、烧酒、肥肉、蛋类。

方源：惠东县安墩公社洋潭医疗站张××。

五方：老鸦拍根、白背叶根、五指毛桃根各二两。

用法：上药切片，煲瘦猪肉或鸡蛋服，每日一剂。

方源：紫金县水墩卫生院刘××。

六方：排钱树根二两，野牡丹、地稔根、黄皮果根各一两。

用法：水煎冲糖作茶饮，每天一剂。

副作用和禁忌：1、服上方后，感觉偏热可加岗梅根适量同煲。

2、忌食肥肉和鲤鱼。

病例：田×，男，六十二岁，博罗县石坝农具厂打铁工。一九七二年先后经两间县医院诊断为肝硬化腹水，医治无效，经用上方治疗两个月，腹水消失，欲食正常，恢复原工种，至今三年多未见复发。

方源：博罗县石坝农具厂

七方：鹰不泊八钱，党参七钱，茯苓、白术各五钱，甘草钱半，丹皮六钱，三棱、莪术各四钱，鸡骨草、鳖甲各一两，内金、麦芽各三钱，陈皮二钱。

15

1949
新　中　国
地方中草药
文　献　研　究
(1949—1979年)
1979

用法：上方十剂量打粉炼蜜为丸，每丸三钱重，每日三次，每次一丸。腹水消退后去三棱、莪术。右胁不适加郁金四钱、白芍五钱、柴胡二钱，当归四钱。

病例：李××，博罗县园洲卫生院。患者于一九六九年七月，自觉疲倦，小便短少色黄，大便稀烂，胃口不佳，下肢浮肿，结膜略黄，右胁部不舒，气短，肝大肋下四公分，转氨酶偏高，A、G比值倒置。经某卫生院诊断为肝硬化腹水。依此方制丸服半年症状消失，肝功能检查恢复正常。

方源：博罗县园洲卫生院李××。

八方：三棱草六钱，香附子一两，谷精草、马鞭草各四钱（均干品）。

用法：水煎加黄糖二两晚饭后服，半个月为一疗程。

禁忌：孕妇忌服。

病例：谢××，男，成年，惠东县新庵公社横溪大队人。起病八年，经某县医院诊断为慢性肝炎、肝硬化腹水，面黄肌瘦，腹胀如鼓，下肢水肿。服上药后小便多，腹渐软，肿渐消，经治疗二十二天症状消失。

方源：惠东县高潭公社塘南医疗站钟××。

九方：丹参一两，绵茵陈、糯稻根各六钱，泽泻、云苓、白芍、党参、板蓝根各五钱，甘草二钱。

加减：脾大加鳖甲五钱，桃仁一钱。后期巩固疗效加杞子三钱，腹水加大腹皮三钱。转氨酶高加北味二钱。

用法：水煎服，三个月为一疗程。

病例：黄××，男，五十岁，永湖公社人。某地区医院确诊为早期肝硬化腹水，肝大肋下二公分，脾至脐。经服

16

上方九十剂，现已恢复健康，参加轻体力劳动。

禁忌：忌食老母鸡。

方源：惠阳县永湖卫生院林××。

肾　　炎

一方：茅根一两，枇叶四钱，蝉退三钱，茯苓皮、苡仁各七钱，金丝草、珍珠草、葫芦茶、冬瓜皮各五钱。

用法：水煎服，每日一剂。

禁忌：孕妇忌服。

方源：东莞县太平医院谭×。

二方：珍珠草、海金沙藤、二叶人字草各一两，车前草五钱，灯笼草五钱（均生品），甘草钱半。

用法：水煎作茶饮，每天一剂，十天为一疗程；消肿后要配合使用补肾丸、六味地黄丸等滋补药。

病例：陈××，女，九岁，前进大队人，患急性肾炎，全身水肿，服上方七天消肿，一月治愈，五年未见复发。

方源：紫金县临江卫生院陈××。

三方：白花牛大力一两，金钱草五钱，珍珠草、红背菜各四钱，车前草三钱（均干药）。

用法：水煎内服，每天一剂，小孩分三次服。

方源：紫金县中坝卫生院黄××。

四方：救必应皮四两，樟树皮二两，糖梨头皮、枫香树皮各三两，九节茶、两面针各一两，胡椒十粒。

用法：将生药打碎，用水一盆（约二十五斤），放锅内煮出味后，先取一杯（约二至三两），胡椒送服。余液温

17

1949
新 中 国
地方中草药
文 献 研 究
(1949—1979年)
1979

洗全身，每天一次。

禁忌：孕妇忌服。

方源：紫金县苏南卫生院钟××。

五方：防巳一两，红花热味草、排钱树叶各五钱，石苇三钱。

用法：水煎内服，每天一剂。

病例：张××，男，十六岁，患急性肾炎，全身浮肿，尿检查蛋白（＋＋），管型（＋），服上方五天，浮肿消退，半个月后复查尿正常。

方源：紫金县中坝公社塔坳卫生站张××。

六方：地胆头（生）半斤，乌豆二两，丝瓜络、通草、白花牛大力各一两，五指毛桃二钱至一两。

用法：水煎内服。

禁忌：孕妇慎用。

病例：谢××，十四岁，七三年冬患肾炎，全身浮肿，在当地卫生院住院及门诊治疗近年未愈，至一九七四年八月由我站接诊，服上方十二剂而愈，至今未见复发。

方源：惠东县安墩公社热汤医疗站赖××。

血　　尿

一方：白花墨菜、茅根各二两，荠菜三两（均生品）。

用法：煎水服。

禁忌：孕妇忌服。

病例：钟×，男，二十岁，苏南公社黄浩大队人。七三年疴血尿，小便疼痛，发热，经用上方四剂而愈。

方源：紫金县苏南卫生院钟××。

18

二方：三加皮根（生）半斤。

用法：煲猪肉分三次服，每日一剂。

禁忌：孕妇忌服。

方源：惠东县梁化公社陈××。

三方：倒扣草二两，鱼闪子一两五钱（均生品）。

用法：水煎饭前服，每日一剂。

禁忌：孕妇忌服。

方源：紫金县中坝公社发昌医疗站。

四方：李树根二两。

用法：切片，煲猪脚或猪肉内服。

备注 梅树根也可。

方源：紫金县中坝公社贺×。

五方：半边莲二两，白花墨菜一两，海蚌含珠五钱。

用法：水二碗煎成一碗，冷调蜜糖服。

方源：紫金县中坝公社温××。

六方：半边莲二两，白花墨菜、珍珠草各一两。

用法：煎调蜜糖空心服。

方源：紫金县敬梓卫生院温××。

肾 绞 痛

一方：木患根（干）一两。

用法：煲瘦猪肉内服，每天二次，连服三天。

禁忌：孕妇忌服。

方源：紫金县乌石公社叶×。

二方：早禾树根一两，白花蛇舌草一两，桑螵蛸三钱。

19

1949
新 中 国
地 方 中 草 药
文 献 研 究
(1949—1979年)
1979

用法：煎水内服。

付作用及禁忌：药后半小时略有头晕，孕妇慎用。

病例：吴××，男，成人，宝安县蛇口公社人。一九七三年八月不明原因肾绞痛，用一般止痛解痉药未效，服上方后疼痛很快缓解。

方源：宝安县蛇口卫生院杨××。

遗　尿

处方：白面风五钱。

用法：根切片晒干。酒炒煲水冲酒服。

方源：和平县医院袁××。

风湿性关节炎

一方：三寸钉根十二条（去皮毛），生鸡一只，黄酒或米酒二两。

用法：生鸡去毛与肠什，切碎和上药炖二小时冲酒服。

禁忌：孕妇忌服。

病例：朱××，男，河源县新天公社红光大队人。一九六八年患风湿性关节炎月余，不能走路，服上方六剂而愈。

方源：河源县新天公社朱××。

二方：秦艽、灵仙、桑枝、石楠藤、海风藤、黄精、首乌、祈蛇各一两，川乌、独活、牛膝、香加皮、川断、川芎各五钱，仙茅、狗脊各八钱，淫羊藿三钱。

用法：上药浸酒四斤。一日三次，每次五钱至一两。

20

禁忌：孕妇忌服。

方源：惠东县多祝卫生院湛××。

三方：马胎、防风、独活、鸡血藤各五钱。山苍根、鸡骨香、
半枫荷各四钱，熟草乌、熟川乌、白附子各三钱。

用法：浸米酒二斤半，十天后可服，每次五钱至一两，一日
三次。适量外擦患处。

禁忌：孕妇忌服。

方源：惠东县铁冲公社光明卫生站戴××。

四方：半枫荷两半、金耳环、金丝风各三钱，松树寄生一两。

用法：水煎内服。

禁忌：孕妇忌服。

方源：惠东县多祝卫生院湛××。

五方：野芋头（生）适量。

用法：上药切片外擦患处，每天数次，局部加艾灸。

方源：博罗县麻坡卫生院钟××。

六方：半枫荷根、生苡仁各一两，续断五钱，拖地白面风、
地龙、买麻藤各三钱。

加减法：贫血加当归三钱、首红二钱；有湿加茯苓一两、苍
术二钱；有肿痛加赤芍三钱、生栀七分、牛膝二钱。

用法：水煎冲酒服或燉猪脚服。

方源：紫金县洋头卫生院廖××。

关 节 炎

一方：水蕹菜适量。

用法：取叶擂米浆加酒蒸热，汁擦患处，渣湿敷患处。每日

21

1949

新　中　国
地方中草药
文　献　研　究
(1949—1979年)

1979

二次，茎加瘦猪肉水煎代茶。

病例：李××，女，四十二岁，惠东县平海公社大水坑人。右手腕关节红肿热痛，伸屈困难，发热，经上方治疗二天，症状缓解。

方源：惠东县平海公社××。

二方：小罗伞（全草）、盐霜柏根二层皮、五月艾、马鞭草各适量。

用法：上药共捶烂和酒糟炒热隔纱布外敷患处，一日一次，有红肿者重用小罗伞。

方源：博罗县长宁公社张××。

三方：浪伞根三钱，九里香、红心乌柏根各四钱，血枫藤、金英根各五钱。

加减：病在脚加牛膝三钱，桂枝三钱；病在腰加五加皮、木瓜、杜仲各三钱。

用法：水三碗煎成半碗内服。

禁忌：孕妇忌服。

方源：惠东县港口公社东方医疗站张×。

糖　尿　病

一方：金瓜仁、熟花生仁、含阿甘草片。

用法：每天用金瓜仁粉三两，花生仁六两，甘草片六片，分早、午、晚三次服。

病例：郑××，博罗县麻陂卫生院，一九七五年患糖尿病，按上法服用一年而愈，至今未见复发。

方源：博罗县麻陂卫生院郑××。

22

二方：生地、麦冬、元参、花粉、葛根、石斛、沙参各三钱，甘草二钱。

用法：水煎服。

方源：惠州市汝湖公社欧××。

坐骨神经痛

一方：小叶铁包金根（生）一两五钱。

用法：上药切碎燉鸡一只，一日一次，连服三天。

方源：博罗县长宁公社张××。

二方：枫树寄生（生）三两，瘦猪肉三两。

用法：上药煎水冲酒内服。

方源：河源县义合公社缪××。

头　痛

一方：望江南四钱，猪脑一付，白糖少量。

用法：将上药蒸熟，去药渣内服，每天一剂。

方源：惠东县多祝卫生院湛××。

二方：粪箕笃叶一至二两。

用法：上药加水大半碗，煎至小半碗内服，每天一次。

禁忌：孕妇慎用，

方源：惠阳县陈江公社丘××。

癫　狂

一方：水牛角、生枝子、石决、蒙石各一两，苦参、海石各五钱，生地二两。

加减：狂走不能眠者加大黄、川连；安静少语者加胆星、郁

23

1949

新 中 国
地方中草药
文 献 研 究
(1949—1979年)

1979

金。

用法：水煎服，每日一剂。

病例：钟××，男，二十岁，苏区公社永光人，一九七四年发狂十多天，打人骂人。不知羞耻，狂走不安，服上药十剂而愈。

方源：紫金县苏南卫生院钟××。

二方：竺黄八钱，丁香、木香、沉香、降香、檀香、菖蒲、远志、辰砂各三钱。

用法：上药研末过筛，每天三次，每次二钱姜水送服。

付作用：个别病例服后出现呕吐，重者糖水可解。

病例：张××之妻，三十二岁，惠东县梁化公社小和洞人。因患癫狂症，日夜奔走，自言自语，打人毁物，服药七天，清醒如常人。

方源：惠阳县平潭公社蕫××

癫　　痫

处方：红蓖麻头二两，鸭蛋二只。

用法：清水二碗，酸醋适量同煎去渣，取汤和蛋服。

禁忌：孕妇忌服。

病例：陈××，女，成人，惠东铁冲圩人。患癫痫八年，经常发作，一至二月大发作一次，服上药六剂后，至今五年未见复发。

方源：惠东县铁冲卫生院。

重症肌无力

处方：白花牛大力二两，千斤拔二两。

24

用法：水煎或煲瘦猪肉内服。

病例：许××，男，成人，紫金县古竹公社潮沙大队人。一九六六年六月经广州某医院诊为重症肌无力。一九六九年十月开始用本方治疗，半年后症状消失，服药至一年痊愈。一九七五年走访时，患者可担七、八十斤重东西，参加集体劳动。

方源：紫金县古竹卫生院赖××。

甲亢

处方：白花牛大力根一两，石黄果根五钱。煎水作茶饮。

方源：紫金县苏区卫生院钟××。

高热不退

一方：生地龙三至五条。

用法：洗净捣烂加冷开水一碗搅匀，取上清液服。

方源：连平县陂头卫生院吴××。

二方：珍珠草一两。

用法：水煎服。

病例：邹××，女，一岁，不明原因高热十二天不退，服上方二次而愈。

备注：本方治疗五例不明原因发热症，均效。

方源：紫金县中坝公社中心医疗站温××。

大茶药中毒

一方：地稔适量。

用法：将药捶烂和十岁以下小童尿适量，再加一些黄泥，拌

25

1949

新 中 国
地 方 中 草 药
文 献 研 究
(1949—1979年)

1979

匀，取清液灌服。

方源：紫金县苏南卫生院刘××。

二方：崩大碗二至三两。

用法：鲜草擂烂冲冷开水服。

病例：林××，成人，芦洲公社青塘大队人。一九七二年一月服大茶药中毒，用上药抢救，服第一碗后腹部发响，服第二碗后腹部不痛，服三至四碗后解除中毒症状。

方源：惠阳县芦洲卫生院。

木茨中毒

一方：三桠苦（生）适量。

用法：上药洗净擂烂冲开水，待冷洗胃。

方源：博罗县横河卫生院。

二方：鲜萝卜二至三斤。

用法：捶烂取汁灌服，若无萝卜可用白菜代之。

方源：惠东县梁化卫生院赖××。

敌敌畏中毒

处方：冷浓盐水灌服。

病例：刘××，男，成人，茶山大队人，服敌敌畏中毒，急用浓盐水一杓半灌服，服后呕吐而愈。

方源：连平县惠化公社刘××。

26

外　　科

肠　梗　阻

一方：大黄、朴硝、麻仁各五钱，李仁三钱，甘草一钱五分。
　　　加减：如津液干枯者加生地二两；活血导滞加生花一
　　　钱，镇痉加赤芍或白芍五钱。
用法：水煎至二百毫升，少量多次分服，服完为止。
禁忌：孕妇忌服。
疗效：我院观察治疗八例，效果显著。
病例：黄××，男，五十三岁，于一九七〇年十二月因患急
　　　性兰尾炎并发局限性腹膜炎入院。经保守疗法治愈了
　　　兰尾炎，二天后，病人阵发性腹痛，第四天腹痛加
　　　剧，腹账伴有肠环，诊断为粘连性肠梗阻，服上药一
　　　剂，当晚排出大量粪水和气体，清晨腹胀消失肠梗阻症
　　　状解除。
方源：紫金县龙窝卫生院。
二方：崩大碗一至二两。
用法：煎水冲蜜糖一至二两，连服一至二次。
病例：曾××，男，七岁，一九六〇年患蛔虫性肠梗阻，服
　　　二剂后得缓。
方源：紫金县古竹卫生院。

急性兰尾炎

一方：园根草四至五两。

1949

新 中 国
地 方 中 草 药
文 献 研 究
(1949—1979年)

1979

用法：取鲜园根草擂烂取汁冲米酒适量，分次内服，药渣燉酒外敷患处。

备注：服后有轻度腹泻。

方源：惠东县平海卫生院。

二方：1，大蒜适量擂烂；2，大黄末二两、朴硝粉六两。

用法：先将兰尾部位用猪油或酸醋涂搽，然后敷大蒜糊二小时，改用2方醋调外敷六小时，每天用上法一次。

疗效：本方曾治愈十五例。

方源：惠东县新庵卫生院。

三方：一包针（生）、红花热味草一两五钱，白花蛇舌草一两，鸡骨香五钱，水煎服。

方源：宝安县公明公社唐家卫生站曾××。

疝　气

一方：鲫鱼胆草（生）二两，灯笼草（生）一两。

用法：将上药擂烂加冷开水取汁，加米酒适量，饭前服。

方源：紫金县蓝塘卫生院邓××。

二方：倒扣草（生）一两，水煎服。

病例：惠州市汝湖公社长湖大队杨××，一九七〇年患腹股沟疝，经用上方八剂而愈。

方源：惠州市汝湖公社长湖大队张××。

泌尿系结石

一方：金钱草、车前草各五钱，牛膝、内金、泽泻各四钱，地龙三钱、蝉退一钱五分，穿破石八钱，

加减：如尿少、尿痛者加滑石六钱、琥珀二钱；肾结

28

石加砂牛牯二十只，土狗十只打粉冲药服。

用法：煎水内服。

禁忌：妊娠忌服。

病例：叶××，男，五十五岁，于一九七〇九月间引起肾绞痛，血尿，尿量极少，经服上方四天痛减，至第六天排出如黄豆大结石一个，至今五年未见复发。

方源：紫金县青溪公社青水大队医疗站周××。

二方：鱼闪子二两、白背根、细叶虱麻头各一两五钱；包粟心（或用须、叶、根、茎）八钱，车前草、金丝草各一两（均生品）。

用法：煎水代茶饮，连服五至七天。

禁忌：孕妇慎用。

方源：紫金县中坝公社发昌大队医疗站温××。

三方：苍耳子根二至三两。

用法：水煎，连服三至五剂。

禁忌：孕妇忌服。

病例：林××，黄埔船厂，患泌尿系结石，服此方四剂后排出结石。

方源：惠东县黄埔公社卫生院。

四方：光罂勒根一两，内金二钱，黄花虱麻头一两五钱，旱莲草，珍珠草，荠菜，赤勒根，五指毛桃各五钱，滑石，金钱草各四钱。

加减：有痛者加两面针，沙姜各三钱。有血尿者加茅根、海蚌含珠各五钱。

用法：上药煲瘦猪肉煎成二小碗，冲蜜糖饭后分二次服。日服一剂，连服五剂为一疗程。如石不下，可再间服二

29

1949

新 中 国
地 方 中 草 药
文 献 研 究
(1949—1979年)

1979

至三个疗程。

疗效：治疗二十多例均排出结石。

方源：紫金县医院黎××。

五方：拐仔草半斤，金钱草，车前草各一两。

用法：水煎服，每天一剂。

方源：河源县埔前公社莲塘岭大队医疗站罗××。

六方：金钱草、白花蛇舌草各二两，内金三钱，海金沙五钱，车前草一两，牛膝、穿破石、滑石各八钱，

加减：剧痛者加两面针三钱，血尿重者加旱莲草、紫珠草各五钱。

用法：每日一剂，清水八碗煎至二碗，分二次服。

病例：邝××，男四十岁，一九七三年患右侧肾绞痛，血尿，小便检查红血球卅，白血球廿，有少许草酸钙，诊为泌尿系结石，投本方二剂，排出黄豆大结石二粒，诸症随之消失，

方源　东莞县大朗公社卫生院。

七方：马鞭草、铁线草、牛牯草各一两。

用法：上药切碎，水煎空心服，每天二剂，较严重者可酌加牛膝、黄花虱麻头。

方源：河源县上莞公社卫生院肖××。

八方：狗屎闷根半斤，枫树正根半斤，车前草二株，流明草三钱，水煎服。

方源：河源县黄田公社卫生院陈××。

九方：黄牛角一两（烧灰）、砂牛牯十只（焙干存性）。

用法：共研末冲水内服一至二剂。

禁忌：孕妇忌用，

30

病例：甘××，三岁，紫金县蓝塘公社河塘大队人，因小便
　　　阻塞，服上方一剂，随小便排出如黄豆大结石一粒，
　　　尿即通畅。

方源：紫金县蓝塘公社黎××。

睾　丸　炎

一方：蚯蚓适量。

用法：将生蚯蚓去肚内杂，不洗水入糖少量，稍候取液外涂
　　　患处。

病例：李××，本社建联大队人。一九七五年患睾丸炎，红
　　　肿热痛，用上方涂十多次治癒。

方源：惠阳县澳头卫生院。

二方：金英根（生）四两。

用法：此药煲糖或瘦猪肉连服五剂。

方源：惠阳县镇隆卫生院李××。

鞘　膜　积　液

处方：小茴香一两，食盐一钱。

用法：将药放锅内文火炒焦后研末分五包，每天一次，每次
　　　一包，用鸡蛋二只与药调匀，在锅内蒸熟后加少量米
　　　酒服，连服五天为一疗程，隔五天再服第二疗程。

方源：紫金县洋头卫生院何××。

前列腺肥大

处方：白花蛇舌草、五指毛桃根、茅茄子根各五钱，金钱
　　　草、三加皮根各四钱。

31

1949
新 中 国
地 方 中 草 药
文 献 研 究
(1949—1979年)

1979

用法：水煎服。

方源：东莞县凤岗卫生院。

多发性脓肿

一方：白花牛大力（生）四两。

用法：上药煲生鸡一只内服。

方源：河源县上莞卫生院陈××。

二方：斑蝥（晒干）三钱，糯米一斤，蜜糖适量。

用法：先用糯米一斤放在锅内炒黄为度，拿起七两待用，剩下的九两仍放在热锅内，即加入斑蝥三钱拌匀，停火加盖，焙干后，把斑蝥取出，与预先拿起的七两糯米共研末，蜜糖为丸，每丸约二钱。成人每次服三丸，日服三次，五天为一疗程，如病人服后口渴甚，不要饮用开水，以蜜糖水解之，小孩药量酌减。

付作用：药后稍有口干、口渴、头晕、孕妇忌服。

病例：吴××的小孩，惠东县文化局。患多发性脓肿，多次应用抗菌素治疗和切开排脓术，但仍未能控制，后用上方治疗而愈。

方源：惠东县平山卫生院叶××。

乳 腺 炎

一方：细叶石斑树、细叶牛奶树各适量。

用法：擂酒外敷。

方源：惠州市三栋公社沙凹大队医疗站黄××。

32

二方：排钱树、细叶黄花猛各一两。

用法：排钱树煲酒服，细叶黄花猛捶烂外敷，

方源：惠州市三栋公社卫生院邬××。

三方：细叶了哥黄叶一至二两。

用法：用上药煲鸡蛋一只，仅吃蛋，不服汤。一天一次，连服三至五天。

方源：惠阳县横沥公社蔗埔大队张××。

四方：水芙蓉、一支黄花各适量。

用法：捶烂加少量米酒、黄糖外敷。

方源：惠州市汝湖公社赤光大队杨××。

五方：地稔根四两，

用法：水煎服，日一次，并用生药捶烂敷患处。

病例：黄××，博罗长宁公社人。哺乳期间患急性乳腺炎，当时高热至40°C以上，即用上方，二次而愈。

方源：博罗县长宁公社卫生院黄××，

疮　疖

一方：远志五钱研末加少量食盐外敷。银花一两煎水内服。

方源：和平县彭寨卫生院陈××。

二方：老鼠耳、红梗马屎苋叶各适量。

用法：上药捶糖外敷患处。

方源：惠州市桥东区黎×。

三方：紫花地丁适量捣烂外敷，

方源：惠州市五七公社合作医疗站李×。

四方：五指柑嫩叶三两，地卑子三至五只。

用法：加糖捶烂，敷三小时后取出，隔三至四小时再敷药一

33

1949

新 中 国
地 方 中 草 药
文 献 研 究
(1949—1979年)

1979

次。

方源：惠阳县秋长公社叶××。

五方：一支黄花适量酒浸或研末调茶油外敷患处。

禁忌：忌食蛋类、豆类。

方源：惠东县平海公社黄××。

六方：地虎一只（生长在油茶树下）。

用法：上药擂黄糖少许外敷，一日换一次，拔毒后伤口敷消炎药膏。

禁忌：忌煎炒。

备注：此方主治毛下虎。

方源：紫金县龙窝卫生院邓××。

七方：山棉花叶、落地生根、岗稔叶各适量。

用法：上药打成粉外敷患处。

方源：博罗县响水公社响水大队曾××。

八方：红背菜、白花虱麻头、半边莲各适量。

用法：加少量食盐捶烂外敷患处。

方源：惠州市林场卫生所。

九方：月月红花芯适量捶红糖外敷患处。

方源：紫金县城镇卫生院杜××。

十方：炒白芷二份、枯矾一份。

用法：研末调茶油外敷。

方源：龙川县龙母公社巫××。

十一方：两面针、细叶颠茄各适量，

用法：上药等分加米汤捶烂蒸热外敷。

方源：惠州市五七公社马庄小学刘××。

十二方：1、辣椒、黄糖少许。

34

2、了哥王（根、皮、叶）及槽适量。

用法：1，用于无破口的蛇指头，将药捶烂外敷。

2，用于有破口的蛇头指，将药捶烂外敷。

方源：和平县长塘公社钟×

十三方：吊鞭蛇根适量。

用法：上药切碎用瓦煲煲出药味后薰患指。

方源：龙川县细坳卫生院马×。

十四方：土半夏适量捶黄糖外敷患处。

方源：惠东县多祝公社卫生院湛××。

十五方：辣椒叶、黄烟丝各适量。捶烂外敷患处。

方源：宝安县西乡公社蚝业大队卫生站冯××。

异 物 刺 伤

主治：竹木刺伤

一方：十八学士适量。加盐少许捶烂外敷患处。

方源：惠州市三栋卫生院邬××。

二方：石斑树叶、黄花猛叶、土狗仔、推车子各等量。

用法：捶烂加少许白醋外敷伤处。

方源：惠州市五七公社马庄小学刘××。

主治：铁钉刺伤

处方：老生姜一块，生油五钱。

用法：生姜捣烂和生油和匀外敷伤口，一日一换。

方源：东莞县太平人民医院谭×。

主治：竹木、玻璃刺伤

处方：沙田柚核适量，

35

1949

新 中 国
地 方 中 草 药
文 献 研 究
(1949—1979年)

1979

用法：将上药去衣捣烂外敷伤处。

方源：惠州市桥东区黄××。

主治：伤口污物

处方：龙眼树嫩芯。

用法：上药捶烂调黄糖外敷伤处，日换三次。

方源：紫金县蓝塘公社甘××。

飞　疡

一方：石斑树叶（生）一斤，抹草（生）一两。

用法：上药捶烂冲沸水薰患处。

方源：紫金县龙窝公社李××。

二方：细叶铁马鞭（全草）适量。

用法：加水适量，隔水蒸，用时加少量米酒外擦患处。

方源：连平县隆街公社隆兴小学廖××。

三方：两面针叶、白花臭草、鸟不企叶各适量，

用法：捶烂加适量酒外擦患处。

方源：惠东县安墩公社卫生院曾××。

皮　炎

一方：葫芦茶一斤，水煎外洗。

方源：紫金县古竹卫生院。

二方：土大黄、九里香各五钱，金钱草、七叶一枝花各三钱。

用法：水煎服，每天一剂。

方源：紫金县上义公社温××。

36

三方：大黄粉一两，熟鸡蛋黄一至二只，梅片一钱。

用法：上药加热拌匀涂患处。

方源：河源县新丰江张××。

四方：冰片一钱，儿茶、芦甘石各三钱，胡椒、枯矾各五分，红丹二钱。

用法：上药共为末煮茶油涂患处。

方源：惠东县梁化卫生院周×。

五方：半边莲适量。

用法：用生药浸于75％酒精中，三天后外搽患处。

方源：惠州市林场卫生所。

六方：白矾、细茶、生姜各一两。

用法：水煎外洗。

方源：河源县灯塔卫生院张××。

七方：山姜漆适量。

用法：上药打粉调茶油外搽患处。

方源：紫金县洋头卫生院钟××。

八方：独脚九里明三两。

用法：燉酒内服外搽。

方源：紫金县蓝塘卫生院邓××。

九方：土射干半斤，臭丸二只，95％酒精四斤，20％碘酊100毫升。

用法：土射干泡酒精二天去渣加入臭丸、碘酊密封备用，用时搽患处。

禁忌：忌内服。

备注：此方主治稻田性皮炎。

方源：紫金县中坝公社中心大队合作医疗站。

37

1949

新 中 国
地 方 中 草 药
文 献 研 究
(1949—1979年)

1979

粉　瘤

处方：生南星、生草乌、马钱各等量。
用法：浸酒一月后备用，外搽患处。
方源：惠阳县水口卫生院

汗　斑

一方：硼砂三两，硫磺一两五钱，白花丹叶二两。
用法：上药研粉调米酒用姜蘸药涂患处。
方源：紫金县蓝塘圩冯××。
二方：寒水石、雄黄、硫磺、密陀僧、轻粉、毕拔、硼砂各
　　　等量，信石、冰片少许共研末。
用法：用姜蘸上药粉涂患处，每日多次。
禁忌：治疗期间忌食酸辣等刺激物。
方源：惠阳县澳头卫生院戴×。

癣

主治：手脚癣
一方：百部、古山龙各二两。
用法：水煎外洗患处。
禁忌：忌内服。
方源：惠东县白芒公社古××。
二方：三桠虎叶粉、马缨丹叶粉、硫磺粉各十克。

38

用法：用凡士林１００克调上药涂患处，每日三至四次。

方源：惠东县白花公社古××。

主治：甲癣

一方：榕树叶适量。

用法：上药捶烂加适量米酒，用棉花浸药液涂患处。

方源：惠州市汝湖公社张××。

二方：大茶药叶、羊角扭（生）各一两。

用法：上药煲水洗患处。一天二次。

禁忌：此药有剧毒，切勿内服。

方源：惠州市医院李×。

主治：股癣

处方：了哥黄根二层皮适量，捣烂擦患处。

禁忌：忌内服，孕妇慎用。

方源：惠东县白花公社古××。

主治：皮肤癣

一方：雄黄、硫磺各一两,铁石粉六钱,轻粉、信石各四钱。

用法：将上药共为细末调煤油擦患处。

方源：惠州市桥东区黄××。

二方：硫磺、雄黄、三仙丹、樟脑、水银、穿山甲、梅片、
　　　锡粉、明矾、松香各等量。

用法：研末调茶油蒸沸涂患处。

方源：惠东县白花公社古××。

三方：川椒一钱，川连五钱。

用法：将上药打粉浸60％酒精适量外搽患处。

方源：河源县城镇卫生院黎××。

主治：水癣

39

1949

新 中 国
地方中草药
文 献 研 究
(1949—1979年)

1979

处方：1、外擦方：白花丹、拿柳根（二层皮）各半斤，樟
脑、黄丹各一两，轻粉二钱，蜜陀僧、雄黄各五钱。
2、外洗方：白花鬼点火根、辣蓼草各二钱，茶麸五
钱。

用法：外擦方：研末调茶油搽患外，
外洗方：水煎洗患处每日一次。

方源：紫金县蓝塘圩镇冯××。

疥　　疮

处方：猪板油、姜各一小块，捶烂外搽。
方源：连平县大湖卫生院邬××。

石　硬　伤

处方：仙人掌
用法：用时将药横切成片用火烤热，以切面贴紧患处。
方源：宝安县蛇口公社黄××。

鸡　　眼

处方：蜜糖适量
用法：先挑破鸡眼，后将蜜糖点入，每天早晚各一次，约
二十天可愈。
方源：紫金县苏区公社卫生院钟××。

40

下肢溃疡

处方：豆腐渣。

用法：外敷溃疡面，日换二至三次，直至愈合。

病例：叶××，和平县东水公社梅花大队人。一九五一年间左小腿中段外伤感染，形成15×8公分溃疡面，二十年未愈，后用豆腐渣外敷二十天痊愈。

方源：和平县东水公社伍××。

烫火伤

一方：鸭脚树叶、木棉树叶、榕树叶各等量。

用法：上药晒干研末调茶油外涂，如伤口不洁，可用金银花（叶）煎水外洗后再涂。

方源：惠阳县平潭卫生院董××。

二方：九节茶叶。

用法：研粉调茶油外搽患处。

方源：惠东县安墩卫生院李×

三方：救必应叶捣烂外敷。

方源：河源县叶潭公社双桥大队医疗站。

四方：1、金针头、硬骨草头、银花藤各一两（均生药）。

2、油茶树嫩叶。

用法：1、煎服以退热用；2、擂生米浆外搽伤处。

禁忌：服药期间不饮浓茶。

方源：紫金县洋头公社温××。

1949

新　中　国
地 方 中 草 药
文 献 研 究
(1949—1979年)

1979

五方：山大颜叶、丝瓜叶、布渣叶各适量（均生药）。

用法：上药共捣烂加茶油外涂。

方源：惠东县梁化卫生院李××。

六方：滑石粉一两，水粉（化装用品）半个，鸡蛋滑一只量。

用法：上药搅匀，用干净鸭毛涂患处。

方源：惠东县港口公社欧××。

七方：杉树嫩芯五钱，牛胶铁根二两，金樱根、六月雪各一两。

用法：煎水外洗。

病例：李××，七五年四月十五日下午因高压消毒器爆炸，上下肢烫伤面积达百分之三十五，其中深二度占百分之十五，余为浅二度，三天后发生感染，体温38.5°C，经用上方外洗一剂，体温降至37°C，疼痛明显减轻，洗第二剂后，水泡自动破裂，创面逐渐干燥，洗第三剂后，创面结痂自溶或脱落，八天共洗西剂即告痊愈。

方源：龙川县麻布岗公社杨××。

备注：上方草药六月雪，我们所见标本为"莫受"，菊科，飞蓬属植物（见惠阳地区中草药第二集第415页）。

外 伤 出 血

一方：一枝黄花、翠珠草各适量。

用法：上药晒干为末外敷患处。

方源：东莞县寮步公社李××。

二方：白胡椒三至五钱，捶饭敷患处。

方源：紫金县蓝塘公社赖××。

42

三方：酒糟芝麻叶、排钱树叶。

用法：捣来外敷伤口。

方源：东莞县凤岗公社赖××。

四方：野茨菰浸人尿三至六个月后洗净晒干打粉外敷。

备注：此药有毒。

方源：连平县中信卫生院。

瘰　疬

一方：假花生根三两，煲瘦猪肉服。

方源：龙川县鹤市酒厂杨××。

二方：芙蓉叶、金钮扣、曼陀罗叶、救必应各一两，生南星、生半夏、生川乌、生草乌、生慈菇各五钱，至黄散一两五钱。

用法：上药研粉外搽，有红肿者调醋无红肿者调酒。另用龙船花根、元参、生地、海藻适量，煲瘦猪肉内服。

方源：惠阳县马安公社居民卫生所余××。

三方：巴豆（去壳）、薏苡仁（去壳）各四两，木鳖子三十个（去壳），大黄二两，郁金一两，蜂房、马钱各五钱，茶油一斤，黄丹半斤。

制法：上药除黄丹外，置锅内浸二、三天后加热，熬煎至药呈焦黄色，滤去药渣，再慢火熬至油滴水成珠时离火加入黄丹搅匀，即成膏药。

用法：膏药贴于病核上面，数天一换，至愈为度。

附注：1、如治一月病核不散者，则屉沙猫粉开口（取沙猫置瓦上焙酥研粉，放膏药中间贴之）。

43

1949

新中国
地方中草药
文献研究
(1949—1979年)

1979

2、已开口要拔病核者，则加白降丹放膏药中间贴之。

3、病核已拔出，须合口生肌者，则加象皮粉、橱桂于伤口内，并贴膏药。

4、一般五至六个月为一疗程，散尽为准。

方源：河源县涧头卫生院李××。

淋巴结肿大

一方：桐油树根二层皮（生）一两。

用法：上药放水一碗煎至六分，另用瘦猪肉一两煎熟调匀（色象牛奶），服药三至五次。

方源：和平县优胜卫生院徐××。

二方：1、外用方：

木鳖子五钱，细辛、生川乌、生草乌、山慈菇各四钱，生南星六钱，寮刁竹七钱，七叶一枝花头一两，樟脑粉五分。

2、内服方：

牡蛎、元参各五钱，贝母、海藻各四钱，山慈菇、僵蚕、昆布各三钱，甘草二钱（如无贝母可加海藻四钱，射干五钱）。

用法：1方将上药切碎用米酒一斤浸半个月后外涂患处，每天搽七至八次，搽至消散为止。

2方煎水内服，每天一剂。

禁忌：忌食煎炒酸辣，孕妇慎用。

方源：河源县新天卫生院朱××。

三方：1、草决明根一两，青皮鸭蛋一只。

2、葡萄叶五钱，瘦猪肉适量。

用法：1方二味共煎（要先将鸭蛋壳打出裂缝，但不要使蛋白流出），鸭蛋熟后吃蛋饮汤。

2方二味切碎蒸熟吃。

方源：宝安县大鹏卫生院。

四方：1、野芹菜、崩大碗各适量。

2、银花、没药、生地、陈皮、半夏、归尾、桔梗、枯草、红花、胆草、大黄、花粉、连翘、川贝、射干、乳香、牛膝各三钱，昆布、海藻各五钱，元参一钱。

用法：将第一方二种草药蒸熟后加酒外涂患处（切勿内服）。第二方水煎内服，每日一剂，至痊愈为止。

禁忌：孕妇忌服。

方源：河源县新天公社朱××。

五方：大叶榕树根（生）一两。

用法：上药加瘦猪肉一两水煎服。

禁忌副作用：孕妇忌服，服后有些头晕。

病例：黄××，女，兴明大队人。因颈淋巴结肿大，依法服上方四剂治愈。

方源：惠阳潼湖华侨农场职工医院邱××。

六方：老鼠勒根一两。

用法：上药煲瘦猪肉内服，每天一剂。

病例：赤脚医生赖××的爱人，响水公社下径大队，左耳后淋巴结肿大（如一分钱硬币大），疼痛三个多月，轻服老鼠勒根约二市斤后，症状消失。

方源：博罗县响水卫生院叶××。

1949
新 中 国
地 方 中 草 药
文 献 研 究
(1949—1979年)
1979

七方：雄黄五钱，川连□梅片□□钱□白芷五钱□蜈蚣二条。

用法：将上药研末调米酒外涂患处。

病例：邓××，男，十六岁，患淋巴腺炎，红肿热痛，外搽
上药而愈。

方源：龙川县赤岗公社大洋合作医疗站。

扭 挫 伤

一方：桃树叶、青漆叶各适量。

用法：上药捶烂兑少量米酒加热外敷伤处。

方源：紫金县凤安卫生院邓××。

二方：细辛□疗刁竹□麻黄各五钱，田七一钱五分，牛膝二
钱，制川乌二钱五分，制草乌二钱五分，红花一钱，
血竭二钱，白芷三钱，大黄三钱，制半夏一钱五分，
制南星二钱，过山龙二钱，白花蛇一条，米酒四斤。

加减：头部加川芎、白芷、藁本；身加枳壳、三棱、莪术；手
加麻黄、桂枝；脚加牛膝、川七、马胎；背加枇杷、
川贝。

用法：取蛇（去肠杂）和药物一起浸酒外搽。内服每次五至
六钱药酒，不可多服。

禁忌：孕妇忌服。

方源：河源县涧头卫生院李××。

三方：藜芦大黄□□□各一斤。

用法：上药浸酒七天，每次服五钱。

付作用及禁忌：服上药如有呕吐者瘦猪肉婴脬即止。孕妇忌
服。

46

方源：河源县叶潭卫生院郑××。

四方：白木香、伸筋藤、鸟不企、豆枞虎、倒水莲、两面针、浪伞根（叶）、老鸦拍、透骨消、大驳骨草各适量，米酒适量。

用法：上药浸米酒十五天后即可使用，搽擦患处。

方源：惠州林场卫生所。

五方：鹅不食草、韭菜头、透骨消、大驳骨叶、小驳骨叶、倒水莲叶、金花草。

用法：上药捶烂加适量跌打酒煮热外敷患处。

方源：惠州林场卫生所。

六方：当归、桃仁、铁包金、苏木、鹅不食草、浪伞根、红花、两面针根各三钱。

用法：共研末加混粘剂制成二十丸，日服一至二次，每次一丸。

禁忌：孕妇忌服。

方源：惠东县港口公社张××。

七方：鹅不食草、木棉树二层皮各等量。

用法：将上药捶烂加少许面粉、米酒共蒸熟热敷患处。

方源：惠州市五七公社马庄小学刘××。

八方：两面针三两、黑老虎三两五钱、赤勒根、细叶生风树、乌柏树根、白背树各三两、红稠藤二两、浪毒树正苏黄各二两半、卷柏四两。

用法：上药浸酒适量十日取用，内服每日三次，每次卅毫升。

禁忌：孕妇忌用。

方源：紫金鸟石卫生院严××。

九方：九里香叶、二叶人字草叶、细叶浪伞树叶各适量。有

447

1949

新　中　国
地方中草药
文　献　研　究
(1949—1979年)

1979

红肿者加红囊柚子叶、生姜二片。

用法：上药捶烂外敷患处。

方源：惠东县白花卫生院沙××。

十方：细叶榕叶、木贼草各一两、伤寒草一钱，桃叶三钱（均生药）。

加减：敷第三剂时应加五月艾二钱，第四剂起加爬墙虎。

用法：上药共捣烂加酒或醋，少量米粉拌匀蒸待冷后外敷患处。

禁忌：忌食酸辣及蛋类食物。

方源：惠阳县良井公社二联大队卫生站杨××。

十一方：黄烟丝适量。酒饼五至六个。

用法：上药炒干研粉捶饭粒调水外敷患处，重者加鹅不食草一两。

方源：连平县大湖公社石马大队何××。

十二方：老贼骨三两，猪尾一条。

用法：上药水煎兑米酒少许顿服。

禁忌：勿吃豆类，生冷食物，孕妇忌服。

方源：惠东县港口公社欧××。

十三方：鹅不食草一两，辣蓼根二两。

用法：捶烂兑米酒燉热外擦并敷伤处。

方源：河源县灯塔卫生院张××。

十四方：地胆头、山大颜、赤勒心各一钱五分，一枝黄花五钱。

用法：上药捶烂加适量米酒蒸五至十分钟取汁内服，渣擦患处。每天一次，连用三天。服上药后十分钟内不要饮开水。

48

方源：惠东县大洲公社温××。

十五方：红囊柚子皮、陈皮、红花牛大力各三两，辣蓼根、马胎、桃仁、香附子、粘身草各一两，红花五钱。

用法：上药浸米酒二斤，十天可用，内服每次三至五钱，并外擦伤处。

禁忌：孕妇忌服。

方源：紫金县敬梓公社廖××。

十六方：1、丹皮五钱，枝子、赤芍各四钱，桔梗三钱，元胡、甘草、田七各一钱五分。吐血者加生地一两，茅根五钱；严重吐血者加犀角一钱五分。

2、川芎、川断各二钱，田七、儿茶、姜黄各一钱五分，归尾三钱，黄柏、红花、木香各一钱。

用法：1、水煎内服，二天一剂。2、研末开水搅匀外敷患处。

方源：惠阳县镇隆公社黄×。

十七方：三月泡叶、勒牯树叶、三加皮、鹅不食草、浪伞树叶各一两，红花三钱，乳香、没药各二钱。

用法：上药捣烂加米酒燉热外敷患处。

方源：惠阳县秋长公社叶××。

十八方：九节茶根、三桠苦根、金英根、倒水莲根、老贼骨根、两面针根各一两。

用法：上药浸米酒二十四小时后，内服及外搽。

禁忌：孕妇忌服。

方源：惠阳县秋长公社叶×。

十九方：大驳骨、小驳骨、山桔叶、榕树叶、臭茉莉、韩信草、鹅不食草、三寸钉各适量（均生品）。

49

1949

新 中 国
地 方 中 草 药
文 献 研 究
(1949—1979年)

1979

用法：上药捣烂加酒煮成糊状外敷患处，每隔三至五天换药
　　　一次。
禁忌：皮肤损破者及敷后皮肤过敏起泡者不用，孕妇忌用。
方源：惠阳县平潭卫生院陈××。

腰 腿 痛

一方：小金英根、老鸦拍根各五钱。
用法：水煎服，一日一剂。
禁忌：孕妇忌服。
方源：博罗县长宁公社张××。
二方：山苍五钱，过江龙一两，千斤拔、半枫荷、北芪、大
　　　枣各一两，党参、熟地、当归各五钱，鸡蛋二只。
用法：上药用五碗水与鸡蛋同煎至大半碗，服蛋和药水，
　　　日一剂。
方源：东莞县横沥卫生院李××。

骨 折

一方：1、伤寒草、一枝香、韭菜头、五月艾各二两，生雄
　　　鸡一只（去头、足、羽　内脏）。
　　　2、归尾、生地、自然铜、勾藤、地龙、土鳖、三棱、
　　　莪术各三钱，宽筋藤、川断、碎补各四钱，赤芍、
　　　血竭、红花、泽兰、没药、海马各二钱。
用法：1　捣烂加米醋半斤，放锅内炒至半生熟为度。复位
　　　固定后局部外敷，天气冷三天一换。天气 热 一 天 一

50

换。第二次敷药去生鸡，只用醋、酒各半同炒，连敷七天即可。 2、水煎内服。

禁忌：孕妇忌服。

方源：紫金县城镇卫生院刘××。

二方：1、虎杖、胡颓子、木患子根各二两，五月艾一两共为末，公鸡一只（去肠杂），共捣烂兑米酒外敷。

2、三棱、莪术、自然铜、五加皮、红花、血竭各二钱。手加桂枝三钱，脚加牛膝、马胎各四钱。

用法：先正骨复位，夹板固定，外敷1方，三天一换药，一般二十至三十天拆去夹板即可。2方内服，一日一剂。

方源：紫金县龙窝卫生院。

三方：了哥黄二层皮、羊角扭叶 生艾叶、韭菜各适量。

用法：上药煮沸待冷后和生鸡一只（去羽毛、肠杂）共捣烂外敷一小时后改用一般跌打酒外敷。

方源：惠东县吉隆公社钟××。

四方：石射香叶、花研末。

用法：复位固定后，用上药调米酒成糊状敷患处。

病例：陈××，男，十七岁，平海西河村人。因锄土塌方受伤，经X光透视发现胫腓骨下三分之一与中二分之一处完全斜行骨折，经上法治疗三天止痛，九天消肿，十八天出院，三十天痊愈。

方源：惠东县平海卫生院。

五方：石菖蒲适量，生鸡仔一只（一斤以下去羽毛、肠杂）。

用法：上药捶烂蒸熟，调酒外敷，一小时后去药，再用纱布块浸药酒外敷患处。

方源：紫金县上义公社廖××。

1949
新 中 国
地 方 中 草 药
文 献 研 究
(1949—1979年)
1979

骨 髓 炎

一方：白花鬼点火根半斤（生）。

用法：煲猪骨冲酒适量内服，每天一剂。

病例：黄××，男，二十六岁，龙川县陀城公社亨渡大队人。一九七一年在原来有外伤史的右下肢发红，肿痛，经某县医院诊断为骨髓炎，服上方一个月而癒。

方源：龙川县陀城公社沙××。

二方：蟾蜍一只（选用腹部有黑点者），辣蓼叶十片。

用法：蟾蜍去肠杂在背部剌几个小孔，另取辣蓼叶十片捶烂放入蟾蜍肚内，伏盖患处，每日换二次，连用十天。

禁忌：治疗期间忌食辣椒等刺激食品。

方源：惠阳县澳头卫生院林××。

三方：独脚莲三钱，七叶一枝花三钱。

用法：水煎服。发热加银花、甘草。

方源：龙川县陀城公社黄××。

四方：苎麻根、大罗伞、络石藤各等量，蓖麻仁五粒。

用法：捣烂外用

方源：宝安县公明公社唐家医疗站曾××。

痔 疮

一方：红背树根二两。

用法：将药洗净切碎放入瓦煲内，加适量米酒用炭火炖一小

52

时，冷却备用。**内服适量，外用棉花浸润药液**放入肛门，用绷带托住，每日换二至三次。

病例：吴××，博罗县公安局，患混合痔，便后痧血，**经治**疗无效，用上方治疗三**次痊癒**。

方源：惠州市汝湖公社张××。

二方：1，勒牯树叶、鸟不企叶、茶麸各适量。

　　　2，土牛膝（全草）适量。

用法：1，捶烂煲水作熏洗用。

　　　2，捶烂局部外敷，每日一**次**，连用三天。

方源：博罗县麻坡公社温××。

三方：1，内痔方：猪蹄甲六只烧灰，梅片五分，调茶油适量搽之。槐角子一两五钱，银花七钱，地丁草四钱煲水外洗。

　　　2，外痔方：白矾七钱用酸醋二两煮干后用棉花拭患处。

方源：河源县灯塔卫生院黄××。

四方：1，木棉树二层皮三斤，舂茶叶一两。

　　　2，红心乌桕树根一两。

　　　3、叶叶一枝花、一枝黄花、昂天罢、茯苓各等量。

用法：1，二药相搓稍晒后阴干，每次二两煲水坐盆一小时。

　　　2，药要蒸熟与瘦猪肉一两煲水每天早饭前服，连服三天。

　　　3，研末混匀，每服五分，一日三次，连服七至八天。

禁忌：鲤鱼、生鸡、泥鸭、鹅、牛肉、酸辣、龙炒之食物，孕妇忌服。

方源：紫金县临江公社李××。

1949

新 中 国
地 方 中 草 药
文 献 研 究
(1949—1979年)

1979

五方：三加皮根四两，瘦猪肉四两。

用法：水煎服，日服一次。

禁忌：鱼、辣椒。

方源：河源县义合公社缪××。

六方：胡颓子根一两。

用法：煲瘦猪肉内服，连服三至五剂。

方源：惠东县安墩公社热汤大队医疗站张××。

脱 肛

一方：用95％酒精二毫升，肛门封闭于十二点、三点、六点、九点处。用2毫升注射器，5号针头直刺，每隔五天一次，二至三次为一疗程。

病例：朱××，紫金县洋头公社洋头大队人，一九七〇年患脱肛，多方治疗未效，在一九七四年用上方法一次而愈，至今未复发。

方源：紫金县洋头卫生院何××。

二方：屋内大蜘蛛五只。

用法：在瓦上焙干研末放在红心蓖麻叶上面，用手将药粉托在脱肛处，肛入后即可。

禁忌：孕妇忌用。

方源：惠阳县镇隆公社叶×。

蛇 虫 咬 伤

主治毒蛇咬伤。

54

一方：两面针四两，鸟不企根二两，七叶莲三两，竹叶花椒根（或叶）四两，大叶双眼龙叶三两，山慈菇三两，浸米酒三斤。

用法：1、药酒一茶匙，冲酒（按各人酒量）内服。

2、用药酒外搽伤口周围（伤口不搽）。

3、较严重者加服中药：甘草、灵仙、黄连、吴萸、黄芩、半夏、红花、白芷、连翘、灵脂各三钱，田七一钱五分，每天一剂，连服三天。牙关紧闭加射香一分冲服。

方源：紫金县龙窝卫生院邓××。

二方：雄黄五钱，灵脂三钱。

用法：研末调酒外擦伤口周围并内服少许。

方源：紫金县乌石卫生院严××。

三方：九里香根、双眼龙根、半边旗根、一枝黄花全草、两面针根各一两，旋覆花、细辛各五钱，田七三钱。

用法：上药浸米酒二斤，内服五钱至一两，少许外擦。

禁忌：孕妇忌服。

方源：紫金县凤安公社张××。

四方：一枝黄花、白花鲫鱼胆、岗梅根、两面针、细叶亚婆巢各五钱。

用法：上药浸酒一斤，一日服三次，每次服五钱，并外搽患处。

禁忌：孕妇忌服。

方源：惠阳县平潭公社×××。

五方：两面针根、七叶一枝花、九里香、单根木、防已、用基黄、半边莲各五钱，水芙蓉三钱。

55

1949
新 中 国
地 方 中 草 药
文 献 研 究
(1949—1979年)
1979

用法：上药切碎加白酒一斤，浸七至十天，每次内服一两，日服三次。亦可擦肿胀部位。

禁忌：忌辛酸辣等，孕妇忌服。

方源：惠东县白花公社古××。

六方：半边莲、白花蛇舌草各一两。

用法：上药加酒擂烂取汁内服，渣外敷伤口周围。

加减：1、脚肿可加一枝黄花一两，加上药擂烂内服。用盐霜柏、山大颜、油甘叶煲水浸脚。

2、腹胀不舒用二叶人字草一两煲水内服。

3、牙关紧闭用二叶人字草一两，蜈蚣一至二条，蝉退五钱煲水内服。

方源：惠东县黄埠公社郑××。

七方：蛇床子、没药各二钱，金钱草、生地、地丁草各五钱，归尾、桂枝、枝子、红花、木通各三钱，通草、田七、牛膝各一钱。

用法：上药水煎服。

加减：1、高热者加紫雪丹一支冲服。

2、有肚痛、大便不通者加生大黄五钱。

3、有呕吐者加生姜二钱。

禁忌：孕妇慎用。

方源：惠阳县良井公社杨××。

八方：文蛤五分，川足二条，地丁草、谷芽、麦芽、金钱草各五钱，山枝子、吴茱萸、枳实各三钱，蛇床子、鸡内金、桑叶、菊花各二钱，珍珠二分（冲服）。

用法：1、水煎冲米酒一两，分两次内服。

2、痰多加制半夏二钱、马兜铃五钱，再加珍珠三分。

3、咬伤手加桂枝三钱，咬伤脚加牛膝五钱。

4、孕妇去文蛤、川足。加金箔一张、白银同煲。

5、麻痹未解者加生姜、甘草。

方源：惠阳县良井公社杨××。

九方：1、乌不企、两面针、五指柑、百眼藤根各三钱。

2、蛇尾草、半边莲、沙钻草、蛤壳草各适量。

3、灸穴：百会旁开一寸、男左女右。阳溪、肩髃、膝眼。

用法：1方煲水内服。

2方捣烂加酒搽患处及全身。若伤口紫黑用半边莲、背带树、冰片捣烂敷伤处。

禁忌：孕妇忌服。

方源：惠阳县良井公社杨××。

主治：山万蛇咬伤

处方：雄黄、浙贝、白芷、灵仙、田七、甘草、细辛各三钱，尖槟、乳香各二钱，没药一钱五分。

加减：上肢伤加桂枝二钱，下肢伤加牛膝三钱。

用法：上药加清水三碗煎至一碗一次内服。

备注：伤口应先清创处理。

方源：惠东县松坑公社吴××。

主治：眼镜蛇咬伤

一方：两面针、乌柏树叶、地胆头、苦楝树叶（选用未结果实的树），三月泡各一两。

用法：共捣烂取汁兑米酒、蜜糖服，渣外敷伤口周围。

方源：宝安县蛇口公社屈××。

二方：八月黄、九里香根，木患子根、白面风根、纽子颠茄

1949

新 中 国
地方中草药
文 献 研 究
(1949—1979年)

1979

根、鸭脷红各一两、马钱一具。

用法：上药浸米酒二斤，先内服15至30毫升，后外擦。

禁忌：孕妇忌服。

方源：惠东县良化公社赖××。

三方：三角草二两、韩信草二两、水芙蓉五钱。水煎服。

方源：惠东县白花公社黄塘大队古××。

四方：半边旗、叶叶一枝花各三钱。

用法：鲜草用口嚼烂酒送服，或干药打粉酒送服。

方源：惠阳县水口公社袁××。

五方：大浪伞根二层皮五钱。

用法：上药擂烂冲米酒内服，严重者每隔二小时一次。

禁忌：孕妇忌用。

方源：宝安县公明公社唐家卫生站曾××。

六方：大罗伞根二层皮、鸦胆子叶、细叶亚婆巢、白冬瓜各
　　　适量。

用法：捣烂煮酒内服，渣外敷伤口周围。

禁忌：孕妇忌服。

方源：宝安县公明公社塘尾卫生站麦×。

主治：青竹蛇咬伤

一方：大叶马鞭草叶一两至一两半。

用法：上药捣烂取汁兑米酒，蜜糖内服。渣外敷伤口周围。

方源：宝安县蛇口公社屈××。

二方：1、山芝麻根、两面针根各一两。

　　　2、羊角扭叶一两。

用法：1方炖酒内服；2方擂烂炖米酒外敷伤口周围，切忌
　　　内服。

58

方源：惠阳县秋长公社叶××。

川方：一枝黄花、盐霜柏根、两面针根、木患根各一两。

用法：上药浸米酒一至二斤，每次服五钱至一两，并外搽伤口周围，或用上药研末，每次服五钱至一两酒送服。

副作用：服后有些头晕。

方源：惠东县梁化卫生院蓝××。

四方：雄黄一钱五分，蜈蚣一条（法头足）。

用法：上药为末冲水服。

禁忌：孕妇忌服。

方源：河源县黄村公社卫生院李××。

蜈蚣咬伤

一方：木鳖子或大茴适量。擂酒外敷

方源：惠州市三栋卫生院邬××。

二方：1、手指甲磨酒一至二毫升。

2鲜野芋头切片。

用法：外擦伤口。

方源：惠阳县平潭卫生院陈××。

松毛虫病

处方：1、山苍皮四钱，大茶药皮二钱共捣烂外敷（忌内服）。

2、归尾、红花、赤芍、没药等内服以活血止痛去瘀。严重者可用仙方活命饮。

1949

新 中 国
地 方 中 草 药
文 献 研 究
(1949—1979年)

1979

用法：先浸洗热皂水半小时，后敷1方，同时服第二方。
方源：宝安县松岗公社潭头大队卫生站文××。

妇 儿 科

崩 漏

一方：老芥菜籽一两。
用法：将上药炒黄，水煎内服。
方源：和平县安坳卫生院萧××。
二方：祈艾二两。
用法：取生鸡一只（去肠杂，不洗水），将药放入腹中，炖半个小时左右，冲米酒分次服。
方源：宝安县横岗公社刘××。
三方：臭茉莉干粉三钱。
用法：上药炒蛋加行鸡肉同煎加适量老糯米酒内服。
禁忌：忌用生鸡。
备注：此方并治月经过多。
方源：紫金县乌石公社卫生院黄××。

产后大流血

处方：五月艾、苎麻头、糯米酒各四两，猪前脚一只。
用法：久煎内服，糯米酒后下。
方源：河源县黄村卫生院谢××。

60

妊娠呕吐

处方：红砖水五磅，

用法：取红砖一块，分成数段，烧红后放入冷开水中，待水
澄清取上清液当茶饮。

疗效：本院门诊产科常用此方，效果显著，

病例：××嫂，太平镇人，妊娠反应甚剧，呕吐频作，甚则
呕出血，用上方一次即止呕。

方源：东莞县太平医院妇产科。

胎盘滞留

处方：当归、川芎各二两，龟板一两，牛膝、朴硝、桃仁、
香附子、龙衣各五钱，红花一钱五分。

用法：水煎内服。

方源：惠东县增光卫生院陈××。

闭　　经

外方：1，生蒲黄一两，2，马鞭草四两。

用法：1、水煎先服，或研末冲水服。

　　　2、水煎内服，日一次，连服三天。

禁忌：贫血病人忌用，服药期间忌食酸辣。

方源：河源县灯塔公社灯塔大队卫生站张××。

1949

新 中 国
地 方 中 草 药
文 献 研 究
(1949—1979年)

1979

子 宫 下 垂

处方：锡叶藤二两，升麻（醋炒）五钱。
用法：上药煲猪肠头，每天一剂。
方源：紫金县好义卫生院邓××。

白 带

一方：地稔（干）一两半煲瘦猪肉内服，日一剂。
方源：紫金县龙窝卫生院钟××。
二方：白背根一两，益母草、首红、当归、黄芩各五钱。
用法：水煎饭后服，每天一剂，连服二十天。
方源：河源县灯塔卫生院黄××。
三方：硫磺三分，胡椒五分，干姜、百草霜各一钱。
用法：取鸡蛋一只打个小孔，将药粉装入蛋内，封口蒸熟，
　　　早上服，连服二剂。
方源：河源县上莞卫生院陈××。
四方：葫芦茶、金英根、三加皮各适量。
用法：上药煲猪脚内服。
方源：和平县长塘公社税务所。

阴 道 滴 虫

处方：1、蛇床子一两，白矾五钱，没石子二钱。
　　　2、鸡肝一具备用。

62

用法： 1方煎水分二次冲洗阴道。

2方将鸡肝稍加热成半熟后，切成长条状，睡前纳入
阴道，约二十四小时取出，肝上即有许多滴虫引出，
再用一方冲洗二次可愈。

方源：河源县上莞卫生院潘××。

小儿消化不良

一方：拨仔叶芯三钱，鸡屎藤叶三片，生米一撮。

用法：将上药和生米放锅内炒黄，然后加水一碗煲好分次
服，按年龄一至三岁一小杯，五至十岁一大杯。

方源：惠东县港口公社联合诊所欧××。

二方：吴茱萸适量。

用法：上药为末，加少量饭搅匀外敷脐中。

方源：宝安县蛇口卫生院杨××。

三方：五加皮根四两，火炭母三钱，凤尾草二钱，竹茹一钱。

用法：水煎服。

方源：宝安县松岗公社潭头大队卫生站文××。

小儿麻痹症后遗症

一方：鹅不食草十七两，血竭四钱，田七六钱，艾叶二两，
生川乌，生草乌各一两，当归、白芷各半斤；生地四
两，桐油十斤，黄丹三斤。

制法：取桐油、当归、白芷、川乌、草乌、生地置锅内加
热，炖至白芷等变成焦黑。捞去药渣，继续慢火炖至

63

1949
新 中 国
地 方 中 草 药
文 献 研 究
(1949—1979年)
1979

油滴水成珠为度，加入黄丹搅匀待冷即可。

用法：将膏药摊于新布上，厚薄适度，贴大椎、肩井、腰俞、肾俞穴位上面，数天换一次，敷至痊愈。

病例：骆××，女，二岁，惠阳马安公社上湾大队西湖队人。一九七三年二月，发热、呕吐、烦躁不安，而至昏睡。二天后发现下肢软瘫，不能站立。经地区医疗单位诊为小儿麻痹症，住院二十天出院。下肢软瘫后遗症未愈。于一九七三年七月按上法治疗五十二天基本痊愈。

方源：惠阳县马安卫生院郭××。

二方：三叶竹梅一两，叶叶一枝花五钱。

用法：煲水服，渣加酒外敷。

方源：河源县船塘卫生院邓××。

新生儿硬皮症

用法：取打铁店的铁水煮沸后，待温度适宜洗浴全身。

方源：博罗县公庄公社卫生院叶××。

小儿夏季热

处方：火炭母（生）一两，猪血半碗。

用法：共炖分次服。

方源：河源县新丰江卫生所占××。

64

新生儿臀红症

处方：枯硼砂、枯矾各一钱，雄黄二钱，梅片五分，蟑螂屎三钱。

用法：将上药共为末，分为七天量。洗浴时，将药粉泡水小半碗，洗婴儿口腔，剩下药液倒入水中洗全身，再用药粉外擦婴儿的臀部及头部。

病例：钟××的小孩，苏区小北人。初生几天臀部开始发红，逐渐蔓延至下半身，用上方治疗五天痊癒。

方源：紫金县苏区公社卫生院钟××。

小儿疳积

处方：鸡内金五钱、使君子叶一两、钱鼠二只。

用法：钱鼠二只去肠杂焙干与鸡内金，使君子叶共研细末分七次服。

方源：河源县东埔卫生院萧××

五 官 科

眼 外 伤

一方：生地五钱，红花三钱，梅片五分。

用法：将上药洗净捶烂加入人乳调匀敷患眼，连敷五天。

85

1949

新　中　国
地 方 中 草 药
文 献 研 究
(1949—1979年)

1979

方源：紫金县敬梓卫生院廖××。

二方：酒大黄、白菊、谷精各四钱，生地、枯草各五钱，蒺藜、朴硝、乳香、没药、归尾、连翘、血竭、赤芍各三钱，川连、甘草各钱半，红花一钱。

用法：水煎服。另加田基黄捶烂塞鼻，左眼塞右鼻孔，右眼塞左鼻孔。

方源：惠东县梁化卫生院李××。

三方：千斤树叶适量，虾仔十至二十个。

用法：上药共捶烂敷患眼，每晚敷一次。

禁忌：忌酸辣、刺激食物。

方源：惠东县高潭公社马山卫生所黄××。

四方：半边莲二两，虾仔十二只（取肉），人乳五毫升。

用法：上药捶烂外敷患眼，每天一次。

方源：连平县医院杨××。

角 膜 白 斑

一方：1、胆草、枝子、黄芩、大黄各三钱，生地四钱，前子、泽泻、木通、甘草、蝉退各二钱，当归一钱五分，龙衣一钱。

2、鹅不食草二分，龙衣、凤凰衣、人手甲各一钱，蝉退、龙骨各二钱，谷精一钱半，瓜蒂一分。

用法：用1方水煎服；2方研细末，每天吹鼻三次，每次用少许吹入鼻孔内。

禁忌：孕妇忌服。

方源：博罗县杨村公社显村卫生所王×。

56

二方：企头勒叶一两，酸丁勒叶一两半。

用法：上药捶黄糖贴脉门，左眼贴右脉门，右眼贴左脉门。

禁忌：忌食煎炒。

方源：紫金县龙窝公社黄××。

角 膜 炎

一方：三加皮叶一两。

用法：上药捶烂加人乳敷患侧脉门，如两眼发炎，敷两手脉
门，加服六味汤疗效更佳。

方源：惠阳县澳头卫生院李××。

二方：白花地胆头叶适量。

用法：上药捶烂外敷患处，如外伤充血可加桑叶。

方源：紫金凤安卫生院郑××。

青光眼、白内障

一方：朱砂、磁石、生地、天冬各二两，白芍、泽泻、远
志、丹皮、柴胡、当归、枣仁、杞子、五味子各三至
五钱，吐丝子五钱。

用法：共研细末，炼蜜成丸，每丸三钱，日服二次，每次一
丸，淡盐水送服。当疼痛明显减轻时，上药中可加党
参、肉苁蓉、巴戟各五钱。

病例：王××，男，成年，供销社干部，患青光眼（县人民
医院诊断），经服上方药丸而愈。

方源：博罗县杨村公社上岭大队王××。

67

1949

新 中 国
地 方 中 草 药
文 献 研 究
(1949—1979年)

1979

二方：胆矾二钱，砂仁、川椒各一钱，乌梅三只，杏仁十粒，绣花针二枚。

用法：将上方各药打末和绣花针一起入磁口盅，用沸水太半碗封浸七天，待针溶后，取清液使用，搽外眼眶，每天几次。

病例：刘母，女，六十岁，九和公社人。双目患白内障而失明，用上法治疗后，双目复明，能料理家务。

方源：紫金县蓝塘公社居民大队医疗站陈××。

外 耳 道 疖

一方：田螺

用法：田螺一只去笃，然后用烟火烧灼田螺盖，田螺即流水，滴入耳内。

方源：惠州市五七公社马庄小学刘××。

二方：香附（鲜）一两。

用法：捣烂煲醋过滤喷耳。

方源：紫金县九寿卫生院刘××。

68

中 耳 炎

一方：老鼠勒根（生）一两。

用法：浸酒滴耳。

方源：和平县人民医院袁××。

二方：白鸽骨晒干煅灰加梅片少许研匀。

用法：先用白榄取汁洗耳，后用上药散吹入耳内。

方源：东莞县横沥公社邓××。

三方：1、马钱子。

　　　2、石蚧（取骨）。

用法：治绞耳蛇将马钱子磨米酒滴入耳内；治中耳炎取石蚧骨焙酥研成粉。把耳内脓液清除后吹入耳内。

方源：惠东县梁化卫生院李××。

鼻 衄

一方：丝瓜络适量。

用法：将此药烧灰存性，成人每次服一至二钱，冲酒或开水内服。

方源：紫金县洋头公社朱××。

二方：稻草根一两，猪鼻嘴一个。

用法：上药放水四碗煎至一碗顿服。

方源：惠州市郊区卫生院何××。

慢性鼻窦炎

处方：坑螺、沙葛各适量。

1949

新 中 国
地 方 中 草 药
文 献 研 究
(1949—1979年)

1979

用法：煎水内服。

方源：宝安县公明卫生院陈×。

慢 性 鼻 炎

一方：辛荑一两，白芷、苍术、鹅不食草各五钱、川芎、细
辛、甜瓜蒂各四钱、枯矾一钱半，上冰片四分。

用法：研末吹鼻，十天为一个疗程，隔七天后进入第二个疗
程，连用三个疗程。

付作用：轻度痛感。

病例：杨××，男，成人，东莞县塘下大队人。五年来，鼻
常流清涕，有时较粘，量多，嗅觉失灵；经常头痛，
经用上药散后，症状消失。

方源：宝安县观兰公社圩镇医疗站陈××。

二方：土牛膝根、倒扣草、黄花猛、苍耳子根各一两。

用法：上药煲猪肉，三碗煎至一碗，每天一剂连服四天。

方源：惠州市林场廖××。

鼻 息 肉

一方：辛荑、苍耳子根各五钱，银花、菊花各三钱，当归二
钱。

用法：水煎加蜜糖服。

方源：龙川县通衢公社林××。

二方：鹅不食草五钱，枯矾一两，梅片三分，煨砒霜二分。

用法：上药研末同猪板油捣烂，用消毒棉花粘药塞入鼻内，

70

早晚各一次。

病例：黄××，女，龙川县通衢公社人。于一九七二年患鼻息肉，用此法治疗七天而愈，至今二年未见复发。

方源：龙川县通衢公社林××

三方：杏仁七粒（去油），轻粉二钱，白矾五钱。

用法：上药研末吹鼻，早晚各一次。

方源：惠阳县沥林卫生院李××。

扁桃腺炎

一方：盐霜柏根、山大颜根、岗梅根、鬼点火根各八钱，地稔根四钱，山芝麻根三钱，山豆根五钱（均生药）。

用法：上药加水二碗半，煎至大半碗含服，小孩酌量分服。

禁忌：孕妇慎用。

方源：惠阳县梁化卫生院赖×。

二方：岗梅八钱、大罗伞、地胆头各四钱，半边旗、倒扣草各二钱，崩大碗、马甲勒根各三钱。

用法：水煎内服，每天一剂。

方源：宝安县松岗公社潭头卫生站文××。

咽喉炎

一方：野牡丹四两。

用法：上药加水三碗煮成一碗含服。

禁忌：忌食酸辣煎炒。

方源：河源县新天卫生院朱××。

71

1949
新　中　国
地　方　中　草　药
文　献　研　究
(1949—1979年)
1979

二方：地稔（生）二两煲水含服。
方源：惠州市三栋公社沙凹大队医疗站何××。

口　腔　炎

一方：白花蛇舌草、茅根各二两，鱼闪子一两。
用法：煲水含服。
病例：何××，男，六十四岁，惠州市三栋公社人。一九七
　　　一年口腔溃疡，饮食不得，用上法治疗三天而愈。
二方：石螺四至五只，老蟹二只，叶叶一枝花二两，黑豆七
　　　至八粒。
用法：石螺、老蟹、黑豆共捣烂，与叶叶一枝花共煎，加蜜
　　　糖冲服。
方源：惠东县新庵公社赖××。

牙　　痛

处方：明矾四份，朴硝六份。
用法：将药物外擦患处。
病例：陈××，女，三十岁，黄埠公社望京洲生产队人。牙
　　　痛面肿，用此药一次止痛，三次消肿而愈。
方源：惠东县黄埠公社望京洲大队医疗站黄××。

牙　龈　出　血

处方：僵蚕一两。

72

用法：将上药放在新瓦面煅成灰后，取药末涂牙龈处立即止血。

方源：惠东县港口公社联合诊所欧××。

重　舌

处方：土黄连、山大颜根各三钱，白花蛇舌草、叶叶一枝花、半边莲、三竹叶梅各二钱，穿心莲钱半。

用法：水煎服，每天一剂。

病例：黄××，女，成年，和平县彭寨公社人。一九七五年十一月中旬发病，舌肿，讲话不清。不能进食，曾用青、链霉素等药治疗皆未效，后服上药六剂而愈。

方源：和平县彭寨卫生院池××。

食道异物

一方：十八学士头一两。

用法：煲酸醋含服。

禁忌：孕妇忌服。

方源：惠州市三栋卫生院邬××。

二方：乌骨排钱树根二两，五倍子三钱，乌贼骨二两（打粉）。

用法：水煎一碗外搽颈颏并含服。

禁忌：孕妇忌服。

方源：连平县大湖公社何××。

三方：海螺角草头（生）二两，

用法：上药放水三碗煎至一碗含服。

1949

新　中　国
地　方　中　草　药
文　献　研　究
(1949—1979年)

1979

方源：紫金县水墩卫生院刘××。

四方：鸭肫皮或鸡内金适量。

用法：焙干打成粉喷喉。

病例：刘××，庄田大队人，鸡骨哽在喉中，用此药一次而愈。

方源：紫金县苏南卫生院刘××。

五方：葵叶（干）适量烧灰开水冲服。

方源：惠东县松坑公社林××。

六方：急性子适量研末吹喉。

禁忌：孕妇忌用。

方源：惠东县梁化卫生院李××。

七方：青蛙骨粉适量含服。

方源：和平县长塘公社中峯大队林××。

八方：灯心二十扎、冰片五分。

用法：将灯心烧灰。二味擂烂成粉，分二次吹喉，喷后十分钟禁说话，隔半小时喷一次。

方源：河源县上莞卫生院池××。

九方：五味子五钱。

用法：打末吹入喉内。

病例：余×，男，三十岁，上洞大队人。一九七五年十月三十日鸡骨哽喉，用上药治疗而愈。

方源：惠东县石塘卫生院骆××。

74

传 染 科

急性黄疸型肝炎

一方：土菌陈、鸡骨草、田基黄、布狗尾各一两；鸟不企、
　　　滑石、石上柏各五钱。

用法：水煎内服，日一剂。湿重者加苍术、佩兰各三钱；热
　　　重者加黄柏、大黄或板蓝根各三钱。

疗效：经治五十例，临床观察均能在一周内退黄，疗效满意。

方源：东莞大朗卫生院。

二方：黄果根、狗屎树一两，地龙粉五钱。

用法：水煎服。每天服一剂，七天为一疗程。

禁忌：孕妇忌服。

方源：惠阳县水口公社凌××

三方：山茛茨头（生）半斤，鲫鱼三条。

用法：水煎分二服。

方源：惠阳县秋长公社叶××。

四方：白花鬼点火头、溪黄草、黄果根、铁包金根、田基
　　　黄、布菜各五钱至一两。

用法：上药晒干煎水作茶饮。

方源：和平县公白公社新聚大队医疗站黄××。

五方：溪黄草、枫树寄生、算盘子根（生）各一两。

用法：水煎内服，后期加野牡丹根八钱、山白芷一两。

病例：曾××，男，六十三岁，和平县良溪公社梅埔大队

1949

新 中 国
地 方 中 草 药
文 献 研 究
(1949—1979年)

1979

人。于一九七五年七月发病，经公社卫生院诊断为急性黄疸型肝炎，因病情严重，建议上送县医院治疗，病者未从，后服上药十余剂恢复健康。

方源：和平县良溪公社叶××。

六方：三不正叶。

晒干研粉，每日服三次，每次三钱，糖水送服。

方源：惠东县梁化卫生院。

七方：地黄果根三两，黄花猛二两。

用法：水煎冲白糖内服。

方源：惠阳县澳头卫生院

慢 性 肝 炎

处方：鲫鱼胆草、细叶黄果根、车前草各四两、铁线草二两（均生药）。

用法：煎取药水七斤，冲适量白糖作茶饮，一日一剂，连服三天。

禁忌：孕妇忌服。

方源：紫金县洋头公社东塘合作医疗站邓××。

痢 疾

一方：鸦胆子（去油）一钱，乌梅肉、诃子肉各四钱，大枣肉八枚。

用法：上药共为末，米糊为丸如绿豆大，日服三次，每次服五分。

76

备注：主治久痢，初起痢忌用。

病例：梁××，东莞横沥公社人。患痢疾四年，久治未效，服上药六剂而愈。至今一年多未见复发。

方源：东莞县横沥卫生院。

二方：鸡骨草、小叶凤尾草各二两；槟榔五钱。

用法：上药加水煎至一碗，去渣，加鸡蛋一个，糖适量炖服。日服一剂，七天为一疗程。新症及实症者不可使鸡蛋。

病例：谢××，大便脓血月余，经多方治疗未效而住院。粪检发现阿米巴原虫，服本方四剂症状消失。六剂出院，一年多无复发。

方源：东莞县大朗卫生院。

三方：黄牛木叶（生）三两，大米一小撮。

用法：将上药与大米一起于锅内炒黄，泡开水当茶饮，不拘时，不拘量频频饮之。

疗效：治愈十四例，其中一例是阿米巴痢疾。

病例：黄××，惠东县物资局干部。粪检确诊为细菌性痢疾，日下脓血便多次，里急后重，不能起床，多次服抗菌素未效，改用上药二口盅次日即愈。

方源：惠东县防疫站朱××。

四方：马屎苋（生）二两，红糖一两。

用法：水煎服（红糖要加入煎沸），日服二剂。

方源：惠东县平海卫生院梁××。

五方：地稔半斤。

用法：上药捣烂冲开水（加食盐少许）空腹服。

方源：惠阳县秋长公社叶××。

97

1949
新 中 国
地 方 中 草 药
文 献 研 究
(1949—1979年)
1979

六方：土黄连、马屎苋、四方草各一两。

用法：上药三碗水煎至大半碗服。

方源：惠阳县镇隆公社高田大队卫生站杨××。

七方：首红头（生）三两，广木香二钱。

用法：水煎饭前内服，日一剂，连服十天。

病例：赖××，男，三十五岁，晋塘人。患阿米巴痢一年多，经服上药十剂而愈。

方源：河源县上莞卫生院萧××。

八方：狗脚迹二两，过岗园龙一两。

用法：上药水煎调蜜糖内服。

方源：紫金县洋头公社黄竹塘合作医疗站朱××。

九方：凤尾草二两，车前草五钱，鱼腥草六钱，土茯苓八钱，金银花四钱，老鼠耳一两半。

用法：水煎调蜜糖内服。红痢者加白花墨菜五至八钱；慢性痢者加算盘子根一两、石榴皮三钱。

方源：紫金县城镇卫生院马××。

十方：三月泡全草一至二两。

用法：上药炒瘦猪肉加水及少量米酒煮沸内服。

病例：何××，地区外贸汽车队，患慢性痢疾十年，经服西药无效，后服上药几剂痊愈。

方源：惠阳县潼湖卫生院杨××。

十一方：白头翁六钱，土茯苓二两，大飞扬三钱、凤尾草、马屎苋、老鼠耳各五钱。

用法：水煎调蜜糖服。

方源：紫金县敬梓卫生院温××。

十二方：海蚌含珠五钱，火炭母二两，四方全草、凤尾草各

78

一两。

用法：将上药洗净水煎去渣调蜜糖服。

方源：紫金县敬梓卫生院温××。

白　　喉

一方：山大颜嫩心一两，地胆头（去毛）二株。

用法：水煎含服。可加适量酒。

禁忌：孕妇忌服。

方源：紫金凤安卫生院郑××。

二方：倒扣草四钱，山大颜二两（生）。

用法：水煎分次含服，一天一剂，连服三至五剂。

方源：紫金龙窝中心卫生院。

三方：1、一枝黄花一两，野牡丹二两。

　　　2、山大颜、野牡丹根各一两，青梅根五钱。

用法：水煎分次含服。1、2方可交替使用。

禁忌：孕妇忌服。

方源：紫金县临江卫生院。

四方：1、生地、元参各一两，麦冬、菊花、川贝、丹皮各
　　　四钱，薄荷钱半，甘草一钱。

　　　2、胆草、板蓝根、生石膏、菊花、枝子、蒌仁、兜
　　　铃各三钱，元参、生地各一两、黄柏钱半，甘草
　　　二钱。

　　　3、冰硼散：硼砂五钱，五倍子、雄黄各钱半，儿茶
　　　一钱，川连、朴硝霜各二钱，梅片五分，珍珠、
　　　麝香各一分，共为末。

1949

新　中　国
地 方 中 草 药
文　献　研　究
(1949—1979年)

1979

用法：1、2方间服八天，以冰硼散吹喉，每天吹多次。

方源：紫金县敬梓卫生院廖××。

五方：算盘子根（去粗皮）二两，煎水含服。

备注：如寒者取药入锅炒至呈黄褐色煎水用。

方源：紫金县中坝公社贺光大队陈××。

六方：木患根、青梅根各八钱，山大颜一两，山芝麻根六钱，倒扣草、七叶莲各五钱，山豆根四钱。

用法：上药水煎服三分之二，其余含漱喉内。日含服二剂。高热加三丫苦、地黄果各五至八钱。

方源：紫金县城镇卫生院马××。

肺结核洛血

一方：山大颜根一两。

用法：水煎内服，日一剂。服时可加适量红糖。

方源：惠东县平海公社成衣社杨××。

二方：白花墨菜二两。

用法：将药擂烂冲开水，过滤后加蜜糖适量内服。

病例：丘××，黄埠公社三联大队人，一九七三年间患肺结核洛血，经用西药无效，后用此方连服三天止血。

方源：惠东县黄埠卫生院。

三方：白花鬼点火一两，白花牛大力，五指毛桃各五钱。旱莲草四钱。

用法：水煎内服，每天服一剂，连服三至四剂。

方源：龙川县赤光公社大洋合作医疗站。

四方：红藤仔（生）一两。

80

用法：上药加水三碗煎至一碗，一次顿服，亦可治消化道出
　　　血。
病效：已治愈四十多例。
方源：惠东县港口卫生院。

流行性乙型脑炎

处方：红背菜、崩大碗、二叶人字草、酸味草、韭菜头、朱
　　　砂。
用法：鲜草冷水冲洗净，榨取自然叶（不必加水）。五岁内
　　　取用韭菜汁30毫升，其它药汁各15毫升，再用朱砂五
　　　至七分兑适量白糖调服（或鼻饲）；五岁以上患者酌
　　　情加减。高热或腹胀者倍用二叶人字草，头痛剧者倍
　　　用酸味草；抽搐较频者倍用韭菜头；腹痛者倍用崩大
　　　碗。
疗效：自一九七〇年以来治疗近百例，疗效满意。
方源：惠阳县澳头卫生院。

乙脑后遗症

处方：三丫苦、三叶竹梅、白花牛大力各五钱。
用法：水煎服，日一剂。另每天用田鸡、鲜鱼、黄鳝等煮粥
　　　（其中田鸡用活的投入粥内煮后取去肠杂食之），连
　　　服数月。
方源：惠东县平山医院。

1949
新中国
地方中草药
文献研究
(1949—1979年)
1979

防治流感

一方：榕吊根、岗梅根、三加皮各二斤。

用法：水煎内服，可供一百人量作茶饮。

病例：一九四九年黄埠公社沙埔大队流感二百多人。东头大队又散发流行，服用此方后。得到及时控制，已发病者，眼此药后也很快好转，疗效满意。

方源：惠东县黄埠卫生院。

二方：银花藤、山甘草、野菊花、狗肝菜各三斤，火炭母一斤半，黄皮叶一斤。

用法：上药加水一百斤煎至六十斤，供一百人服，每七天服二至三次。

方源：惠州市林场卫生所。

疟　疾

处方：千斤拔一两。

用法：上药根煲瘦猪肉内服，每天一剂。

方源：宝安县松岗公社潭头大队卫生站。

82

附草药别名

一　　划

一枝黄花：**老虎尿、辣尿子、羊牯须、黄花草、山马兰、大叶七星剑、土细辛、山白菜、一枝香。**

一包针：**金盏银盘、老蟹夹、亚婆针、鬼针草。**

二　　划

二叶人字草：丁葵草、沙甘葛、青茎乌蝇羽。

七叶一枝花：草河车、金线重楼、枝花头、蚤休、针打塔。

七叶莲：细叶鸭脚木、汉桃叶。

九里香：千里香、半天雷、七里香。

九里明：千里光、九里光。

九节茶：**酒色茶、驳节茶。**

十八学士：化骨龙、文殊兰、没骨蓉。

了哥王：假黄皮、地绵根、九信药、黄花了哥王。

三　　划

三加皮：苦勒葱、鹅掌勒、乌揽勒。

三丫苦：三丫虎、三叉虎、跌打王。

三叶鸡骨香：细叶鸡骨香。

1949

新 中 国
地 方 中 草 药
文 献 研 究
(1949—1979年)

1979

三叶人字草：鸡眼草、人字草、花叶乌蝇羽。

三月泡：细叶蛇泡勒、三叶坡、茶泡仔。

三寸钉：小松秧。

三不正：尿桐公、蛟龙木、洗头树。

三叶竹梅：丝线吊金钟、拖地三丫虎。

三棱草：力子草。

大驳骨：**大还魂**、**大叶老贼骨**、**大膝头**、**白鹤脚**。

大飞杨：**大叶乳汁草**、**节节花**。

大叶蛇总管：**土大黄**、**虎仗**、**花斑竹**、**黄竹榆**

大风艾：**冰片艾**、**大艾**、**大枫艾**、**牛耳艾**。

大叶虱麻头：**大叶地桃花**。

大头陈：地松茶、球花毛射香，千锤草。

大罗散：大叶散血丹，大叶浪伞树。

大茶药：钩吻、断肠草。

大叶双眼龙：巴豆树。

小金英：赤勒、吊鞭勒、钩子勒。

小罗伞：土丹皮、散血丹、朱砂根、**落地禽罗**。

千斤拔：土北芪、老鼠尾、金牛尾、**大力牛**、一条根。

千斤树：冬青树。

土独活：大肚姑娘、土前胡。

土牛膝：多须公、六月雪、高脚流民。

土射干：剪刀告。

土半夏：屈头鸭、野茨菇。

山苍树：豆豉姜、过山香、**满山香**。

山棉花：野棉桃、假棉桃。

山芝麻：假油麻、山油麻、岗芝麻。

84

山姜漆：紫金川心莲、姜老头。

山大颜：山大岸、山大刀、吹同树，九节木。

山良茨：山良粉、蕉芋。

马鞭草：铁马鞭、龙牙果草、玉龙鞭。

马缨丹：如意花、五色梅、臭花、头晕花。

马甲勒：麻甲勒、麻甲头、金刚勒。

马齿苋：老鼠耳、瓜子菜。

马屎苋：野苋菜、勒苋菜。

四　　划

水芙蓉：水薄荷。

水翁花：水榕树、水龙树。

水杨梅：假杨梅、假塘梅，水团梅、穿鱼柳。

毛冬青：毛披树、暗野子、细叶白银香。

火殃头：霸王鞭、祸秧格、洋丫。

火炭母：抓炭叶、火炭星。

木棉树：木棉花、英雄树、英雄花。

木患子树：洗衫园、洗手果、肥猪仔树、油罗树。

五指柑：蚊惊、布惊、黄荆、牡荆。

五指毛桃：五爪龙、五指槟、五指山槟榔。

五月艾：家艾、祈艾。

牛牯草：鸭跖草、竹节草。

牛耳风：白牛耳风、红牛耳风。

牛胶铁：潺稿木、大胶木。

乌桕树：木仔树　红远乌桕树、千里马。

1949

新　中　国
地 方 中 草 药
文 献 研 究
(1949—1979年)

1979

月月红：月季花、月月花。
凤尾草：井栏茜、小叶凤尾草。

五　　划

白花鬼点火：长叶白花鬼点火、大叶白花鬼点火、锯倒蛇。
白花蛇舌草：蛇舌草、节节一枝花。
白花臭草：白花咸虾花。
白花墨菜：旱莲、白花膨蜞菊。
白面风：山白芷、山纸煤、毛老虎。
白毛将：土丁桂、白鸽草、分阳草。
白花牛大力：牛大力、大力茨、大口唇。
白花丹：照药、白雪花叶。
白背叶：白膜树根、白帽顶。
白木香：土沉香、烂丝绸。
石上柏：地柏、蓝地柏。
石仙桃：石上莲、石柑榄。
石麝香：石上香、割鸡草。
石斑树：春花树、山逐角、细叶石斑生。
半边莲：急解索、白筋草。
半边旗：关公刀、单片牙、顺风草。
半枫荷：白半枫荷、红半枫荷。
四方全草：四方草、蛇针草、四方拳草。
四大天王：四块瓦、细叶细辛。
叶叶一枝花：紫背金牛、五羊草、千里马。
田艾：土头翁、土茵陈、黄花艾、鼠曲草。

86

田基黄：禾虾气、黄花草、地耳草。

玉叶金花：凉藤仔、昂天罂、白纸扇、山甘草、凉茶藤。

东风桔：山桔勒、狗骨勒。

仙人掌：仙巴掌、霸王树、火掌、玉芙蓉。

布渣叶：破布叶。

布菜：破布艾。

布狗尾：猫尾草、猫尾射、狗尾射。

古山龙：黄连藤。

鸟不企：细叶鹰不泊、细叶鸟不企、画眉跳架。

六　　　划

红花牛大力：蛇葛。

红藤仔：红丝线。

红扁藤：背带藤。

红背菜：一点红、羊蹄草、叶下红、假芥兰。

红花猛：狗脚迹、地桃花、细叶虱麻头、细叶地桃花。

红花热昧草：热痱草、狭叶莛宇。

地毯：地脚毯、连地毯、挞地毯。

地胆头：土公英、草鞋根。

羊角扭：羊角藕、羊角赖。

吊鞭蛇：吊干蛇。

光罂勒：无勒金英根。

伤寒草：消山虎、夜牵牛、夜香牛、红花一枝香、枝香草。

竹叶花椒：癙椒子。

老鼠勒：猫芝勒。

1949
新　中　国
地方中草药
文　献　研　究
(1949—1979年)
1979

老贼骨：乌药，

老鸦拍：白心勒挡树、大叶鹰不拍、大叶鸟不企。

血枫藤：老人藤、五叶鸡血藤。

冰糖草：土甘草、伤风草、驱风草。

过岗园龙：羊蹄夹、白丫口。

过江龙：过岗龙、过江扁龙。

企头勒：和尚勒、水勒、铙拔勒。

灯笼草：打额泡草、锦灯笼。

防己：独脚乌柏、万丈深。

买麻藤：驳节藤、脱节莲。

百眼藤：咸鱼头、大甘草、爬山虎。

七　　　划

岗　梅：青梅根、苦梅根、点秤星、土甘草。

岗　稔：山稔、桃金娘、稔树。

鸡骨草：细叶龙舞草、广东相思、甘藤。

苍耳子：白花虱麻头。

补锅树：闭背树。

园根草：多组蛇舌草、园肩草。

两面针：入地金牛、山椒。

八　　　划

金耳环：杜衡、土细辛。

金英根：糖罂勒根、勒仔根、糖罂子根。

金钱草：铜钱射。

金丝草：猫毛草。

金花草：矢鸡尾、野地柏。

金钮扣：白芫金钮仔。

金针菜：萱草、黄花菜。

细叶阿婆巢：甲猛草、地耳草。

细叶牛乳树：竹叶牛奶树、挞地牛奶树、单鞭救主。

枫香树：枫树。

狗屎树：狗屎闷树、狗喷烟。

狗肝菜：土羚羊、青蛇仔、金龙棒、梨根青。

刺黄连：土黄连、鹿角黄连、三棵针。

拐哥草：叩吊子、盐酸子。

青　漆：黑面神、鸡肾叶、鬼画符。

抹药草：落马衣、土防风、秽草。

苎　麻：野苎。

鱼闪子：盆上芫荽、铺地金钱。

鱼腥草：狗贴耳、佛耳草。

拖地白面风：铺地白面风。

九　　划

穿心莲：印度草、斩蛇剑、榄核莲、救死草。

穿破石：黄霜桐、三斗米温、牵牛入石。

胡颓子：顶宫树、挡吊树、鸡挞树。

独脚莲：无叶一枝花、深山不出头。

珍珠草：叶下珠、夜合草。

荠　菜：纸角草、米西草、地米菜。

钮仔颠茄：毛茄子、金钮子。

1949

新　中　国
地 方 中 草 药
文　献　研　究
(1949—1979年)

1979

十　　划

臭茉莉：马英风、臭屎茉莉。

铁包金：乌咀根、仲追藤、乌龙根。

铁线草：乌脚鲁箕、黑脚浪箕、乌脚枪。

盐霜柏：五倍子树、盐苋木、盐白木。

鸭舌红：细叶一点红。

鸭脚木：鹅掌柴。

倒扣草：牛膝头、倒钩草、倒梗草。

倒水莲：吊黄。

透骨消：连钱草、活血丹、驳骨消、金钱文。

凉粉草：仙人冻。

海蚌含珠：人苋、蚌壳草。

海金沙藤：虾蟆藤、金沙藤。

流明草：八月白、鹅脚板。

宽筋藤：舒筋藤、伸筋藤。

十　一　划

望江南：羊角豆、野扁豆、望江南决明。

野牡丹：猪姆稔、高脚稔。

野芹菜：毛茛、水老虎、自灸草、四季草。

野　芋：广东狼毒、痕芋头。

野菠萝：路兜勒、猪姆锯、路花。

90

野菊花：路边菊。
黄牛木：黄牛弹、黄牛茶、土苏木。
黄花蒻：黄花母、黄花兔、黄花痴头芒。
假花生：假地豆。
假　苏：臭苏、白苏。
崩大碗：老公根、钱菖口、积雪草。
排钱树：乌骨排钱、毛排钱、掌牛郎、亚婆钱、笠碗树。
救必应：白橡树、大叶白兰香、白银香。
曼陀罗花：闹洋花、醉仙桃树。
紫珠草：大叶紫珠、长叶紫珠，裸花紫珠。
粘身草：蜈蚣草、亭憩草。

十　二　划

硬骨草：海螺角草、虎骨草。
胡芦茶：田刀柄、咸鱼草、剑板菜。
落地生根：叶生芽、百日晒、贴叶生、生内药。
黑老虎：酒饭团，钻地风。
鹅不食草：小拳头、千打捶、地胡椒。
粪箕笃：犁头藤、水斗叶。
韩信草：挖耳草、牙刷草。
蓖麻树：红蓖麻根、白蓖麻树。

十　三　划

溪黄草：血风草

1949

新 中 国
地 方 中 草 药
文 献 研 究
(1949—1979年)

1979

蓝花草：吐红草、地狗胆、青藤。

葵树：葵扇树、葵树子。

锡叶藤：涩叶藤、糙米藤。

十 四 划 以 上

鲫鱼胆草：广东甜茶、甜囊。

酸藤根：入地龙。

酸钉勒：酸梅勒、酸钉叶。

酸味草：酢浆草、斑鸠酸、老鸦酸。

算盘子：细叶果盒树、蔓头树。

漆树叶：红远漆树叶、漆树根。

漆大姑：毛果算盘子、毛漆、漆大伯。

辣蓼草：旱蓼、水蓼、田蓼。

樟树根：细叶樟树根。

榕树吊须：榕吊须。

寮刁竹：千云竹、英雄草、山刁竹、逍遥竹。

勒牯树：牛牯树、牙白勒。

颠茄：红颠茄、野颠茄。

92